Gebhardt (Hrsg.)
Stauffers
homöopathisches Taschenbuch

Stauffers homöopathisches Taschenbuch

Kurzgefaßte Therapie und Arzneimittellehre zum Gebrauche für die ärztliche Praxis

Herausgegeben von Dr. med. Karl-Heinz Gebhardt

26., grundlegend neu bearbeitete und verbesserte Auflage

HAUG

Karl F. Haug Verlag · Heidelberg

Die Deutsche Bibliothek – CIP-Einheitsaufnahme

Gebhardt, Karl-Heinz:
Stauffers homöopathisches Taschenbuch : kurzgefasste Therapie und Arzneimittellehre zum Gebrauche für die ärztliche Praxis / hrsg. von Karl-Heinz Gebhardt. – 26., grundlegend neu bearb. und verb. Aufl. – Heidelberg : Haug, 1996
(Homöopathie)
Bis 25. Aufl. u. d. T.: Schlegel, Martin: Stauffers homöopathisches Taschenbuch
ISBN 3-7760-1580-2
NE: Stauffer, Karl [Begr.]; HST

11. Auflage 1972 bis 25. Auflage 1992 Karl F. Haug Verlag GmbH & Co., Heidelberg
26. Auflage 1996

Titel-Nr. 2580 · ISBN 3-7760-1580-2

Satz: Filmsatz Unger & Sommer GmbH, 69469 Weinheim

Druck: Druckerei Kösel GmbH & Co., 87409 Kempten

Inhalt

Vorwort zur Neubearbeitung

Ein Werk wie das vorliegende von Stauffer begründete Taschenbuch, das sich ganz überwiegend auf ärztliche Erfahrung stützt, dürfte eigentlich nicht veralten. Dennoch wurde es schon früher von Martin Schlegel und danach von mir überarbeitet, denn die moderne Medizin befindet sich in einer rasanten Entwicklung. Nicht nur die Nomenklatur hat sich zum Teil erheblich geändert, sondern neue Krankheiten sind hinzugekommen oder erstmals definiert worden, wie der Reizmagen und das Colon irritabile. Andere früher häufige Krankheitssymptome, wie Folgen von Quecksilber-Mißbrauch, spielen heute keine Rolle mehr. Für einige Krankheiten, wie den Skorbut, wurde eine kausale Therapie gefunden, bei anderen wieder ist eine antibiotische Therapie unerläßlich, z. B. bei Syphilis, Gonorrhoe, Endokarditis lenta, Tuberkulose. Damit werden die Indikationen für eine Homöotherapie einerseits eingeschränkt, andererseits häufen sich gerade in unserer Zeit zunehmend chronische Krankheiten. Das hängt mit der höheren Lebenserwartung vieler Menschen zusammen, ist aber zum Teil auch eine Folge der vielfach unterdrückenden Therapiemaßnahmen der naturwissenschaftlichen Medizin. Hier eröffnet sich der Homöopathie ein neues, weites Feld. Dies alles wurde bei der Neufassung des ersten Teils des Buches über „Die klinischen Anweisungen zur homöopathischen Behandlung der wichtigsten Erkrankungsformen" berücksichtigt.

Bei den homöopathischen Arzneiformen sind die Verreibungen weggefallen, da sie kaum noch verordnet wurden, weil sich die Tablettenform als praktischer erwies, obwohl diese galenisch notwendige Zusatzstoffe enthält.

Bei der Neubearbeitung der homöopathischen Arzneimittellehre wurden wichtige Leitsymptome, besonders auch aus dem psychischen Bereich, eingefügt, manche Ausdrücke modernisiert, obsolete Indikationen eliminiert, dafür wichtige, bewährte Indikationen aus meiner eigenen Erfahrung und der anderer Autoren ergänzt. Einige wichtige Mittel wie *Opium* und *Okoubaka* kamen neu hinzu.

Möge sich das Büchlein in der vorliegenden modernisierten Form noch besser als bisher bei der praktischen Arbeit am Krankenbett bewähren, wobei der Benutzer nie vergessen sollte, daß ein solch kurzer Leitfaden Gedächtnisstützen liefern, aber das Studium des Organon und großer Arzneimittellehren nicht ersetzen kann.

September 1995 *Karl-Heinz Gebhardt*

Vorwort zur 18. Auflage

Das homöopathische Taschenbuch Stauffers erfreut sich seit Jahrzehnten gleichbleibender Beliebtheit bei seinen Lesern. In erster Linie wegen der knappen Formulierung und der Zuverlässigkeit seiner therapeutischen Hinweise.
Der Verlag stellte mir die Aufgabe, das Buch auf den neuesten medizinischen Stand zu bringen, ohne die bestehende Form wesentlich zu verändern. Deshalb mußte ich mich auf kleinere Verbesserungen beschränken.
Der klinisch ausgebildete Leser wird sich wundern, daß im Indikationsverzeichnis auch schwere Krankheitsbilder wie Endocarditis lenta und septische Angina mit rein homöopathischer Therapie erwähnt sind. Grundsätzlich gilt, daß der Therapeut bei jeder Krankheit die Mittel einsetzen muß, die im vorliegenden Fall am schnellsten und schonendsten zum Ziel führen. Das werden bei den genannten Krankheitsbildern Antibiotika sein, die es zu Stauffers Zeit noch nicht gab. Dies gilt natürlich auch für die Geschlechtskrankheiten. Auch dort, wo ich keine speziellen Hinweise auf solche Therapiemöglichkeiten eingefügt habe, gilt dies für das ganze Buch. In vielen Fällen, in denen zunächst eine schulmedizinische Behandlung angezeigt ist, erweist sich dennoch die Mit- oder Nachbehandlung mit homöopathischen Arzneien als hilfreich, um Therapieschäden und Nachkrankheiten möglichst zu vermeiden. Deshalb wurden die Kapitel über die homöopathische Behandlung schwerer klinischer Erkrankungen auch bewußt belassen.
Dem klinisch geschulten und mit der Homöopathie nicht vertrauten Arzt bereiten in der Homöopathie häufig gebrauchte Begriffe wie Psora, Diathese, Miasma, Skrofulose Schwierigkeiten. Ich habe mich deshalb bemüht, solche Bezeichnungen durch moderne zu ersetzen, wo dies möglich war. Die Bezeichnung Skrofulose oder skrofulös mußte ich jedoch stehenlassen, da sie fast auf jeder Seite gebraucht wird. Deshalb sei dazu eine kurze Erklärung vorausgeschickt.
Die klinische Medizin versteht unter Skrofulose ein Syndrom bei tuberkulin-positiven, meist sogar tuberkulosekranken Kindern mit exsudativer Diathese. Dazu gehören 1. eine Kerato-Conjunktivitis scrophulosa, 2. eine chronische Rhinitis, häufig mit sekundär ekzematösen Veränderungen oder Ulzerationen am Naseneingang, 3. eine rüsselförmige Verdickung der Oberlippe, 4. chronisch impe-

tiginöse Infekte im Gesicht, besonders an Ohren und Nase, oft auch eine Otitis media, 5. Lymphknotenschwellungen an Nacken, Hals, Unterkieferwinkel und in anderen Regionen, teils tuberkulöser, teils unspezifischer Art.
Für Stauffer ist dagegen die Skrofulose nicht identisch mit der Tuberkulose, oft aber ein Vorstadium dieser Erkrankung. Sie entwickelt sich auf dem Boden der sogenannten „Psora" Hahnemanns, worunter eine tiefsitzende konstitutionelle Schwäche des Organismus verstanden wird, welche die Entwicklung chronischer Krankheiten begünstigen kann. Solche können sich an der Haut, an den Lymphknoten, aber auch an den inneren Organen entwickeln. Zur Psora Hahnemanns gehören auch die in der klinischen Medizin unter „Lymphatismus" und „exsudativer Diathese" bezeichneten Syndrome. Stauffer unterscheidet die erethische Form der Skrofulose bei Kindern von grazilem Körperbau mit feinen Haaren, auffallend roten Lippen und Wangen, durchscheinenden Venen, Neigung zu Farbwechsel, zu trockenen Ekzemen, zu Schweißen bei jeder Anstrengung, rascher Ermüdbarkeit und fieberhaften Infekten. Dabei besteht eine besondere Empfindlichkeit gegen naßkaltes Wetter oder kalte Bäder. Das Temperament ist sanguinisch. Den Gegensatz dazu bietet die torpide Form der Skrofulose mit pastösen schwammigen, gedunsenen und meist fetten Kindern mit rauher Haut mit Ausschlägen, Schwellungen an Nase und Lippen, stupidem Aussehen, grobem Knochenbau, aufgetriebenem Leib und mageren Beinen. Es besteht eine große Neigung zu Schleimhautkatarrhen und adenoiden Wucherungen sowie Frostempfindlichkeit. Das Temperament ist phlegmatisch. Die Formen der Skrofulose, die sich im Kindesalter am besten ausprägen und häufig in der Pubertät verschwinden, können trotzdem bis in das Erwachsenenalter hinreichen oder zumindest die Wurzeln späterer chronischer Krankheiten sein. In diesem Sinne, nicht ausschließlich in dem der klinischen Medizin, versteht Stauffer diesen Begriff, das muß sich der Leser bei der Lektüre des Buches stets vor Augen halten. Man wird aber sehen, daß eine solche erweiterte Betrachtungsweise der Patienten und ihrer Krankheiten unter konstitutionellen Gesichtspunkten viele wertvolle Ansätze für therapeutisches Handeln in der Praxis ergibt.
Möge auch diese neue Auflage des „Stauffers" beim Leser freundliche Aufnahme finden.

September 1978 *Karl-Heinz Gebhardt*

Einleitung

Die 1925 erfolgte Veröffentlichung von Geheimrat Professor Dr. August Bier: „Wie sollen wir uns zur Homöopathie stellen?“ hat großes Aufsehen erregt und nicht nur in den medizinischen Fachzeitschriften, sondern auch in der Tagespresse einen lebhaften Meinungsaustausch hervorgerufen. Bier ist auf Grund von langjährigen Forschungen und Versuchen zur Überzeugung gekommen, daß die so oft geschmähte homöopathische Lehre denn doch nicht so ohne weiteres mit einer vornehmen Geste abgefertigt oder totgeschwiegen werden könne; er erkennt an, daß in der Homöopathie ein guter Kern stecke, und sagt, daß seine eigenen Forschungen ihn schließlich zu den Anschauungen der homöopathischen Schule hinführten und daß er sich viele Irrtümer, viele Umwege und Irrwege hätte ersparen können, wenn er 30 Jahre früher mit dem Studium der homöopathischen Literatur begonnen hätte. Das sind offene Mannesworte.
Bemerkenswert ist, daß Bier seine Versuche nicht anstellte, um die Behauptungen der Homöopathie einer Nachprüfung zu unterziehen. Seine Forschungen und Beobachtungen sind ganz selbständige, und die Erklärungsversuche mündeten schließlich in die Lehren von Hugo Schulz ein und machten ihn mit der Lehre Hahnemanns bekannt; freimütig sagt er, daß manches, was er als sein geistiges Eigentum ansah, schon von anderen gefunden war, wie er aus dem Studium der älteren Literatur erkannte. Das Wertvollste ist, daß Bier die Homöopathie nicht vom Standpunkte des Theoretikers beurteilt, sondern auf Grund praktischer Versuche und erreichter vorzüglicher Erfolge, deren Berechtigung und Wert er erkannte, und er vertritt damit einen Standpunkt, den die homöopathischen Behandler schon lange behaupten, indem sie immer und immer wieder darauf hinwiesen, daß ein Urteil über Wert oder Unwert der Lehre Hahnemanns nur abgeben könne, wer nicht nur theoretische Studien über Homöopathie, sondern auch praktische Heilversuche mit zuverlässig zubereiteten homöopathischen Heilmitteln lege artis gemacht habe.
Mit einem Schlage ist die Homöopathie eine Frage für den Praktiker geworden, und die Nachfrage nach den von Bier empfohlenen Mitteln ist so groß geworden, daß die Industrie sie anfangs kaum zu liefern vermochte. Dazu kamen zahlreiche Anfragen über prak-

tische Literatur, die kurz und bündig in die Homöopathie einführe. Um diesem Wunsche entsprechen zu können, wurde dieses kurzgefaßte Taschenbuch herausgegeben. Denn es gibt in der homöopathischen Literatur kein derart kurzgefaßtes Lehrbuch, das in knapper Form in die Lehre Hahnemanns einführt. Es kann in einem derartigen Taschenbuche nur ein Überblick über die therapeutische Verwendung der Arzneikörper bei den verschiedensten Krankheiten gegeben werden, und eine kurzgefaßte Arzneimittellehre muß wissenschaftlich den Weg zeigen zur richtigen Arzneimittelwahl. Selbstredend kann auf diese Weise die homöopathische Heillehre nur angedeutet werden, und es besteht die Gefahr von Mißverständnissen und von Mißgriffen, so daß unserer Sache dadurch sogar ein Nachteil entstehen könnte. Aber irgendwie muß der Praktiker doch den Anfang mit seinen Versuchen machen, und da soll das Büchelchen die Anregung und Anweisung geben. Wer tiefer in die Lehren der Homöopathie eindringen will, dem kann das Studium der Spezialliteratur nicht erspart bleiben; wir zweifeln jedoch nicht, daß mancher Fachgenosse auf Grund befriedigender Heilerfolge veranlaßt wird, sich eingehend mit der Homöopathie zu befassen.

Wer sich erst einmal in den Geist der Homöopathie eingearbeitet und Heilversuche gemacht hat, der wird allmählich ganz von selbst die weiteren Beobachtungen Hahnemanns schätzen und beherzigen lernen und nicht enttäuscht sein, so daß er die theoretischen Erörterungen und Erklärungsversuche dieses genialen Beobachters nicht von vornherein als indiskutabel von der Hand weisen wird. Viele Theorien Hahnemanns sind heute ja unhaltbar, aber die Beobachtungen, auf denen sie aufgebaut sind, sind richtig, und man findet in Hahnemanns Schriften wahre Perlen von ärztlicher Erkenntnis und Weisheit in nicht geringer Menge.

Das Axiom: „Similia similibus curentur“ bildet die Grundlage der Lehre Hahnemanns; Voraussetzung ist die Arzneiprüfung am gesunden Menschen, und Folgerung ist die homöopathische Gabenlehre. Gewonnen wurde letztere durch die Beobachtung der Arzneiwirkung am kranken Menschen, und die Tatsache der Arzneiverschlimmerung und der homöopathischen Erstverschlimmerung hat zur Abschwächung der Arzneidosis geführt. Homöopathie und Biologie sind untrennbar voneinander. Hahnemann schaute intuitiv das Ähnlichkeitsgesetz, und in der Folge suchte er es wissenschaftlich zu begründen. In den meisten Fällen, besonders in akuten Erkrankungsformen, hat es sich ohne weiteres bewahrheitet, auch in sehr vielen chronischen Krankheiten. In einer Reihe von Fällen scheint es jedoch zu versagen, und in der Tat muß man mit Bier sagen, daß es nur eine Ähnlichkeitsregel gibt. Den Grund der gestörten Gesetzmäßigkeit versuchte Hahnemann auch zu ergründen, und in anschaulicher Erkenntnis sah er die Hemmungen, die sich dem nach dem Simile-Prinzip gewählten Heilmittel entgegenstellten. Seine diesbezüglichen Ansichten sind in der Konstitutionslehre festgelegt. Die Hahnemannsche Psoralehre bedeutet: Irgendwelche vererbten oder erworbenen Schwächen und individuellen Eigenheiten haben die Reaktionskraft des Organismus so verändert, daß er auf gewisse Arzneireize nicht in der sonst beobachteten gesetzmäßigen Weise antworten kann, und der Heileffekt bleibt aus. Diese Hemmungen hat Hahnemann richtig erkannt und auch den Weg gezeigt, wie sie behoben werden können, indem die passenden Konstitutionsmittel verabreicht werden, die dann entweder selbst die Krankheit überwinden oder aber das passende Heilmittel durch Klärung des Symptomenbildes anzeigen oder angezeigten Mitteln die Wege ebnen.

Die homöopathisch-biologische Betrachtungsweise der Erkrankungsformen hat nicht nur die Aufgabe, die Krankheitssymptome zu analysieren, sie muß auch die verschiedenen Erscheinungen des gestörten Lebensprozesses miteinander in Beziehung zu bringen suchen, sie muß versuchen, den inneren Zusammenhang der Störungen zu erkennen, sie muß gewissermaßen das Gesamtkrankheitsbild zusammenschauen. Jede Störung in einem kranken Organismus ist zustande gekommen infolge innerlich gegebener Bedingungen und durch von außen wirkende Ursachen – Krankheitsdisposition und auslösende Noxen –; ist erstere nicht gegeben, so können letztere nicht haften. Sehr lehrreich kann der homöopathisch-biologische Behandler die unzweideutigen Selbstversuche Biers betrachten: Jodpräparate verursachen in starken Gaben Schnupfen, in abgeschwächter Dosis hat Jod regelmäßig die periodisch auftretenden Schnupfenanfälle rasch gebessert oder bei frühzeitiger Anwendung den Ausbruch des Erkältungskatarrhs verhütet. Das ist praktische, reine Homöopathie. Einen Grippeanfall konnte Jod nicht verhüten, aber der Anfall verlief leicht; Jod war eben hier nicht das Simillimum. Jahrzehntelang besteht diese Neigung zu Erkältungskatarrhen der oberen Luftwege. Der Homöopath wird sich in ähnlichen Fällen folgende Fragen vorlegen: Warum folgen sich jahrzehntelang die Rezidive von Schnupfen und Rheuma, bis die Krankheitsprozesse durch das spezifisch wirkende

Jod bzw. durch die unabgestimmte Reiztherapie günstig beeinflußt wurden? Besteht vielleicht ein innerer Zusammenhang zwischen jenen Erkältungskatarrhen und dem chronischen Muskelrheumatismus? Wenn ja, welcher Art ist der Zusammenhang, und wie könnte man von Grund auf allen Krankheitssymptomen beikommen und das Übel mit der Wurzel ausrotten?
Dem Schüler Hahnemanns stellt sich die Sachlage so dar, daß hier auf konstitutionellem Boden sich sowohl das Muskelrheuma wie die Katarrhrezidive entwickeln. Es handelt sich um eine Anlage, die man rheumatische Diathese nennen mag; sie kann vererbt oder erworben sein. Es liegt eine stete Krankheitsbereitschaft vor, und wenn dann gewisse Schädigungen (Durchnässung, Erkältung usw.) oder eine Überanstrengung den Organismus treffen, dann treten die Krankheitserscheinungen sofort auf. Auch tritt eine gewisse Krankheitsanfälligkeit bestimmten Infektionskrankheiten gegenüber zutage, z. B. eine Disposition zu Grippe rheumatischen oder katarrhalischen Charakters, wenn gerade der auf rheumatische Konstitution abgestimmte Genius epidemicus herrscht. Es besteht ein innerer Zusammenhang zwischen der Schleimhautaffektion und dem Rheumatismus. Jeder sachliche Beobachter hat häufig die Wechselbeziehungen zwischen Rheuma und Schleimhautkatarrhen festgestellt und gesehen, daß eine Erkrankungsform die andere abzulösen vermag, und es hat dabei den Anschein, als ob der Rheumatismus durch die katarrhalischen Symptome auf dem Wege über die Schleimhäute sich nach außen hin entladen wolle, ähnlich wie dies ein andermal durch einen kritischen Schweiß durch die Haut erfolgt. Wird dann der Katarrh nicht gepflegt und gefördert, vielleicht sogar mit Gewalt unterdrückt, so werden sich die oft viel lästigeren rheumatischen Beschwerden geltend machen, und gewöhnlich weicht der rheumatische Schmerz nebst Entzündung erst, wenn der Organismus auf anderem Wege (über Haut, Niere, Darm usw.) sich der Krankheitsstoffe entledigt. Es bestehen eben auch noch weitere Wechselbeziehungen, und die findige Natur weiß sich auf die verschiedenste Weise zu helfen. Jahrzehntelang mag sich derart auf rheumatisch-gichtischer Grundlage die Disposition zu Katarrhen und Muskelrheuma erhalten; mögen homöopathische Arzneimittel und die Reiztherapie Besserung herbeiführen, die Konstitution ist dadurch wenig oder nicht beeinflußt worden, d. h., die Grundlage des Übels ist nicht saniert, weshalb in der Zukunft bei gegebener Gelegenheit wohl immer wieder Rezidive erfolgen werden. Erst wenn es gelänge, die konstitutionelle Anlage, also die

Wurzel des Übels, zu treffen und zu ändern, dann wäre die definitive Heilung zu erwarten. Hahnemann hat diesen Gedanken in seiner Psoratheorie ausgeführt, nachdem er gezeigt hat, daß durch konstitutionell wirkende Mittel auf die Grundlage der hartnäckigsten chronischen Krankheiten Einfluß gewonnen werden kann. Mit seinem wichtigsten antipsorischen Mittel Sulfur wurden auf diese Art die glänzendsten Heilungen erreicht oder wenigstens eingeleitet. Je nach den Symptomen hat er eine ganze Reihe solcher Konstitutionsmittel empfohlen und erprobt. Auch der chronische Rheumatismus und die ewig rezidivierenden Schleimhautkatarrhe beruhen zum Teil auf Psora, und Sulfur ist deshalb ein Hauptheilmittel.

Will man das passende Konstitutionsmittel finden, so muß in jedem Einzelfall durch ein eingehendes Krankenexamen die individuelle Eigenart festgestellt werden; dann wird die Arzneimittellehre zum Vergleiche herangezogen und die klinische Erfahrung benutzt. Von diesem Gesichtspunkte aus müßte im Sinne Hahnemanns zu erwarten sein, daß durch Anwendung des passenden Konstitutionsmittels die Krankheitsdisposition trotz des langjährigen Bestehens doch noch überwunden werden könne. Die Krankengeschichte müßte bezüglich der Haut-, Schleimhaut- und Drüsensymptome vervollständigt werden, ebenso bezüglich der Blutzirkulation (Varizen, Hämorrhoiden usw.), in der Gemütsverfassung usw. Dann wäre unter Mitteln wie Sulfur, Thuja, Natrium sulfuricum, Calcium carbonicum usw. die Wahl zu treffen, und das konstitutionell angezeigte Medikament müßte mit Ausdauer auf lange Sicht eingenommen werden. Es gibt auch Arzneikörper, die in ihrem Prüfungsbilde die Wechselbeziehungen zu verschiedenen Organen zeigen. Genannt sei als Beispiel hier Abrotanum, die Eberraute; sie zeigt ausgesprochene Affinität zu rheumatischen Erkrankungen an Muskeln, Gelenken und Serosa und auch zu Schleimhautkatarrhen. Dabei hat das Mittel die Eigentümlichkeit, daß bei seiner Prüfung z. B. rheumatische Schmerzen schwinden und dafür andere Störungen sich einstellen, wie Hämorrhoiden, Blutungen oder Katarrhe. Nebenbei verursacht und heilt Abrotanum Rücken- und Kreuzschmerzen, ähnlich dem Lumbago, speziell wenn Witterungswechsel zu Nässe und Kälte die Gelegenheitsursache abgibt; oft sind dann Fieberzustände, Blasenstörungen und dgl. zugegen. In passenden Fällen kommt dieses Medikament als abgestimmtes Reizmittel in Betracht. Der Homöopath wird noch an weitere Mittel denken, die ähnlichen Wechsel der Krankheitserscheinungen be-

wirken, z. B. an Antimonium crudum, Dulcamara oder Ammonium muriaticum usw.
Durch diese skizzierte Betrachtung sollte nur die Arbeitsmethode des homöopathischen Behandlers beleuchtet werden. Es handelt sich nicht um eine symptomatische Behandlung, um die sog. Symptomendeckerei, so eingehend sie sich auch mit den Krankheitssymptomen befaßt, im Gegenteil, jeder Erkrankungsfall wird zuerst von allgemeinen großen Gesichtspunkten aus beurteilt und dann wegen der Wahl des Heilmittels bis ins kleinste durchgearbeitet, denn nur so können wirkliche Dauerheilungen erzielt werden.
Im übrigen besagt die homöopathische Regel: Krankheiten sollen zu heilen versucht werden durch Arzneimittel, die am Gesunden den Krankheitssymptomen ähnliche Erscheinungen hervorrufen. Digitalis nun verursacht am Gesunden zuerst verstärkte Herzaktion, vollen, langsamen Puls, Stechen und Zusammenschnüren am Herzen mit Oppression und Angst, ferner Erbrechen, Ekel, Würgen usw., in der Folge Herzschwäche und Herzflattern mit kleinem, schnellem, schwachem und aussetzendem Puls mit zunehmender Schwäche und schließlich Stillstand des Herzens in der Diastole. Wenn diese Symptome vorliegen, dann ist Digitalis angezeigt. Nur die Erfahrung entscheidet, welche Arzneidosis angezeigt und hilfreich ist; sie muß ohne Zweifel auf die Reizempfindlichkeit individuell eingestellt sein, wenn sie wirklich heilen soll.
Die wissenschaftliche Homöopathie wird jeweils nur ein Arzneimittel bei Erkrankungen anwenden, denn lediglich auf diese Weise kann ein Einblick in die Wirkungsweise eines einzelnen Arzneikörpers gewonnen werden. Die Arzneigemische sind deshalb für die rein wissenschaftliche Prüfung nicht geeignet, selbst das abwechselnde Verabreichen von zwei Medikamenten ist unter diesen Gesichtspunkten zu vermeiden. Je mehr Arzneien gegeben und je häufiger sie gewechselt werden, desto unsicherer werden die Forschungsergebnisse. Die Klinik wird stets die einzelne Substanz zum Gegenstand ihrer wissenschaftlichen Forschung haben müssen, während die Praxis ihren von der Empirie her gezeigten Weg gehen muß, wenn sie sich nicht in ein lebensfremdes Dogma festfahren will.
Wer deshalb ein Interesse für die Homöopathie gewonnen hat, der beschreite selbst den Weg der praktischen Nachprüfung, um sich ein sachliches und maßgebendes Urteil über die Wirksamkeit homöopathischer Arzneimittel zu bilden. Die theoretischen Betrachtungen sollen unbedingt erst an zweiter Stelle stehen. „Macht's

nach", sagt Hahnemann, „aber macht's genau nach!" Macht die Arzneiprüfungen am Gesunden nach, macht speziell solche Arzneiprüfungen am eigenen Leibe, macht die Versuche am Krankenbette nach, und macht die Arzneibereitung genau nach! Die Wirkung einer homöopathisch gewählten Arznei hängt, abgesehen von der richtigen Anwendung nach dem Ähnlichkeitsgesetz, ab von ihrer Reinheit und richtigen Herstellung. Die Wirkung bleibt aus, wenn diese Voraussetzungen fehlen.

Sollte man in der Praxis einen Mißerfolg haben, so denke man logisch und stelle sich die Fragen: Habe ich das richtige Mittel verordnet und in der geeigneten Potenz? Habe ich ein zuverlässiges Präparat gereicht? War der Erkrankungsfall überhaupt für homöopathische Behandlung geeignet? Denn es gibt Kranke, deren Reaktions- und Lebenskraft so schwach ist, daß eine Heilung unmöglich ist; schließlich muß ja alles Leben einmal erlöschen, und man verlange von einer Heilmethode nicht mehr, als sie leisten kann.

Im folgenden Abschnitte werden in alphabetischer Anordnung die wichtigsten, sich für homöopathische Behandlung eignenden Erkrankungsformen angeführt nebst den bei normalem Krankheitsverlauf angezeigten Hauptheilmitteln. Es ist selbstverständlich, daß der Praktiker auf diese Weise die Homöopathie nicht in ihrem vollen Umfang und ihrer ganzen Bedeutung kennenlernt, denn nicht alle homöopathischen Möglichkeiten können bei einer derart kurzen Betrachtung auch nur annähernd behandelt werden; es wird aber auf die umfassenderen Lehrbücher verwiesen, wo weiterer Rat eingeholt werden kann. Wer, durch Versuche und erzielte Erfolge ermutigt, eingehende homöopathische Studien machen will, dem kann nicht die Durcharbeitung der ganzen homöopathischen Literatur erspart bleiben, speziell der Arzneimittellehre.

Der letzte Abschnitt des Taschenbuches ist der Arzneimittel-Lehre gewidmet; es werden die im zweiten Abschnitte genannten Heilmittel mehr vom klinischen Standpunkte aus besprochen unter Hervorhebung der Haupt- und Leitsymptome, die für die Mittelwahl entscheidend sind. Der Leser wird dort auch die Indikationen der Heilmittel finden. Man wolle aber stets bedenken, daß das Taschenbuch nur als Notbehelf für den Anfänger gelten kann; ein Urteil über den wahren Wert der Homöopathie wird man erst durch ein eingehendes Studium der Fachliteratur gewinnen.

Klinische Anweisungen zur homöopathischen Behandlung der wichtigsten Erkrankungsformen

Vorbemerkung

Die den genannten Heilmitteln beigesetzten Zahlen bedeuten die bei den entsprechenden Krankheiten gebräuchlichsten Arzneiverdünnungen = Potenzen nach der Dezimalskala (D). Wegen der individuellen Reizempfindlichkeit der Kranken ist es unmöglich, die jeweils am raschesten und sichersten wirkende Arzneidosis anzugeben; es muß deshalb ein gewisser Spielraum bestehenbleiben, und der Verordner muß die richtige Arzneidosis und deren Wiederholung zu treffen sich bemühen. Akute Krankheiten erfordern in der Regel niedrige oder mittlere Potenzen, chronische höhere; erstere verlangen häufigere, letztere seltenere Wiederholung der Arzneigabe. Bindende Regeln gibt es nicht; das Optimum muß durch Erfahrung und aus dem Erfolge festgestellt werden. Was jedoch in langjähriger Erfahrung in der Praxis sich am meisten bewährt hat, das wird angegeben werden. Wo bei akuten Krankheiten eine deutliche Besserung nach einigen Gaben der gewählten Arznei einsetzt, soll deren Nachwirkung ohne weiteres Einnehmen abgewartet werden, solange diese Besserung andauert. Bei chronischen Krankheiten sei man stets auf Reaktionen gefaßt, die gewürdigt und nicht durch zu frühe Wiederholung des Mittels gestört sein wollen. Natürlich setzt dies voraus, daß man sich mit den Kraftlinien des verordneten Arzneikörpers zuvor etwas vertraut gemacht hat.
Nur die löslichen Arzneikörper werden als Verdünnungen = Dilutionen mit Weingeist, alle unlöslichen als Tabletten mit Milchzucker hergestellt. Die Tablettenform erleichtert vor allem den Berufstätigen am Arbeitsplatz das Einnehmen und gibt Gewähr für exakte Dosierung. Streukügelchen-Potenzen eignen sich besonders in der Kinderpraxis.
Als Beispiele der homöopathischen Verordnungsweise folgen einige Rezepte:

Rp. Aconitum D4 dil. 10,0 Original DHU
D.S. Zweistündlich 5 Tropfen
(in einem Löffel Wasser)

Rp. Echinacea ∅ 10,0 Original ISO
D.S. Dreimal täglich 10 Tropfen
(ein- bis zweistündlich 10 Tropfen in akuten Fällen)

Rp. Calcium phosphoricum D3 tabl. 10,0 Original Staufen-Pharma
D.S. Dreimal täglich eine Tablette eine halbe Stunde vor dem Essen trocken im Munde zergehen lassen

Rp. Chamomilla D3 glob. 10,0 Original Arkana
D.S. Dreistündlich 5 Kügelchen trocken auf der Zunge zergehen lassen

Abortus

Bei **drohender Fehlgeburt** Bettruhe, Fasten, evtl. Aderlaß. An Arzneien kommen in Frage nach **Schreck** oder **Furcht**, wenn heftige **Blutwallungen**, Erregung, Unruhe und **Angst** bestehen *Aconitum* D6; das gleiche Mittel ist angezeigt, wenn heftiges **Erkältungsfieber** einen Abortus befürchten läßt. Man gibt am besten 5–6 Tr. in 1 Weinglas Wasser gelöst ½–1 stdl. einen Teelöffel voll, bis Beruhigung und Schweiß eintritt, dann seltener. *Chamomilla* D6 paßt, wenn bei **überempfindlichen** Frauen eine Gemütserregung, besonders **Ärger**, schneidende Schmerzen vom Kreuz zum Unterleibe verursachte mit heftigem Harn- und Stuhldrang. Frostschauer überlaufen die Frauen, sie lärmen und sind äußerst unruhig.
Bei **einsetzenden Blutungen** ist das bestbewährte Mittel *Sabina* D6 in der ersten Schwangerschaftshälfte, *Secale* D6 in der zweiten Hälfte. (Die Sadebaumzweige sind das bekannte Volksabortivmittel.) Sabina hat oft die homöopathische Regel bestätigt, selbst bei habituellem Abort.
Arnica D4–6 ist angezeigt, wenn sich nach äußeren **Verletzungen, Stoß, Fall**, nach heftigen Bewegungen **Geburtswehen mit Blutungen** einstellen mit dumpfen Schmerzen im Unterleibe; es paßt auch gut bei Nachblutungen. Das Mittel reguliert vorzüglich die Blutzirkulation.
Bei **habituellem Abortus** werden die **Grundkrankheiten** zu behandeln sein; man denke an die **Lues** und **Lageveränderungen** des Uterus. Bei **Anämien, Stoffwechselstörungen** usw. wird man konstitutionell vorgehen, und die besten Mittel sind hier: *Sepia, Sulfur, Calcium carbonicum, Pulsatilla* und *Alumina* in mittleren und hohen Potenzen.

Abszeß

Eiterungsprozesse im allgemeinen, innere und äußere. (Im speziellen vergleiche man bei Phlegmone, Panaritium, Furunkel usw.)
Akute, meist infektiöse Entzündungsprozesse mit klopfenden Schmerzen, wenn also eine Abszeßbildung droht, erfordern zuerst *Belladonna* D3–6, ½–1 stdl. 3 Tr. Bei zunehmender Infiltration mit Stechen und Ödembildung würde *Apis* D3–6 zu folgen haben, evtl. *Hepar sulfuris* D4–6; kommt es trotzdem zur Vereiterung, so befördert *Hepar* die Eiterbildung, man gibt dann besser aber die

D2–3 in Tabl. alle 2–3 Stdn. eine. Auch *Mercurius solubilis* D6 ist in diesem Stadium ein vorzügliches Mittel. Verzögert sich der spontane Durchbruch des Eiters (man inzidiere nur im Notfalle), so wirkt sehr günstig das „homöopathische Messer" *Myristica* D3–6. Nach der spontanen, evtl. künstlichen Eröffnung eines Abszesses gibt man *Silicea* D6 3mal tgl. 1 Tabl. bis zur Vernarbung, die in der Regel rasch erfolgt, wenn es sich nicht um Tuberkulose handelt. **Kalte Abszesse**, meist tuberkulös, können neben der notwendigen klinischen Therapie ebenfalls mit *Mercurius* und *Hepar* behandelt werden; die langwierigen **Fisteln** erfordern **Silicea** D6, tgl. 1–2 Gaben, oder später *Calcium sulfuricum* D6; beide Mittel sind aber längere Zeit fort zu geben, und zwischendurch wird man ab und zu, etwa alle 8–14 Tage, eine Gabe *Sulfur* D6 verabreichen oder *Tuberculinum* D10 als Konstitutionsmittel zur Anregung der Reaktion. **Äußerlich** wird neben Bierscher Stauung usw. mit Vorteil die *Echinacea-Tinktur* in Form von Kompressen oder Bädern angewendet, indem 20 Tr. in ½ Tasse Wasser gelöst werden. Dieses herrliche Mittel fördert die Granulationen und ist besonders bewährt bei allen septischen Prozessen; es werden auch innerlich in D1–6 2 stdl. 3–5 Tr. mit gutem Erfolg gegen Fieber und Entzündung gegeben; es wirkt sozusagen als innerliches Antiseptikum. Bei empfindlicher Haut ist *Echinacea-Salbe* empfehlenswert.

Adenoide Vegetationen

Blasse, dicke, frostige Kinder mit nächtlichem Kopfschweiß *Calcium carbonicum* D30 2mal tgl., bei tuberkulöser Familie dazu *Tuberculinum* D30–100 1 mal monatlich. Magere Kinder mit schwammigen, blassen Tonsillen *Calcium phosphoricum* D3. Ferner sind wirksam die Jodverbindungen *Sulfur jodatum* D3, *Mercurius bijodatus* D6, *Barium jodatum* D4 Tabl.

Adnexitis

Die akuten Entzündungen verlangen zunächst *Mercurius corrosivus* D6 mit *Bryonia* D3 (stechender Schmerz, Verschlimmerung durch Bewegung) oder *Belladonna* D6 (klopfender Schmerz) im Wechsel, bei Besserung durch Kälteanwendungen und Durstlosigkeit *Apis* D3. Wenn Abszeßbildung droht, kann *Hepar sulfuris* D3 versucht werden, um ihn zur raschen Abgrenzung und Aufsaugung zu bringen und so vielleicht einen operativen Eingriff zu vermeiden. In chronisch gewordenen, um den Uterus liegenden Infiltrationen sind gute Resorptionsmittel *Mercurius jodatus flavus* D6 mit *Sepia* D4 abwechselnd je 2mal tgl. gegeben.

Afterfissuren

Sind die Einrisse Folgen von harten, knolligen Stühlen, die mit Schleim bedeckt sind, besteht gleichzeitig ein Ekzem in der Aftergegend, so ist *Graphites* D12, wöchentlich nur 2 Gaben, angezeigt. Besteht Splittergefühl im After und Brennen bei Wundsein und Blutung oder stinkender Sekretion und Neigung zu Durchfällen, so ist *Acidum nitricum* D6 das Hauptmittel. Auch *Sulfur* D6 und *Silicea* D6 sind in Betracht zu ziehen, letztes besonders, wenn der Stuhl bei jedem Versuche, ihn herauszupressen, wieder zurückgleitet wegen des heftigen Schmerzes. Diese lassen sich bedeutend lindern, wenn der Kranke während des Stuhlgangs einen Finger kräftig zwischen After und Steißbein drückt.

Afterjucken

Hier ist das Grundübel zu behandeln (Würmer, Obstipation, Hämorrhoiden, Ekzeme usw.). Neben seltener örtlicher Anwendung von *Ichthyol-Glyzerin* 10% oder *Verbascum-Salbe* (∅) kommen in Frage *Ignatia* D6, *Acidum nitricum* D6, *Antimonium crudum* D6.

Aftervorfall

Der akute Vorfall wird schonend reponiert, und wenn man dann *Belladonna* D6 oder *Arsenicum* D6 2stdl. gibt, verschwinden die Beschwerden in der Regel rasch. Die Neigung zu Prolaps bei jedem Stuhlgange oder auch bei sonstigem Pressen, wie man bei schwächlichen Kindern beobachtet, wird durch *Ignatia* D6 günstig beeinflußt. Auch *Aloe* D6 und *Ruta* D2 können angezeigt sein. Wenn der Vorfall bei heftigen Durchfällen auftritt, meist schon vor der Entleerung, dann ist das Hauptmittel *Podophyllum* D3–6 in häufigeren Gaben. Für unterleibschwache Frauen ist das beste Mittel *Sepia* D3–6, sonst vergleiche man noch bei Hämorrhoiden.

Akne vulgaris

in ihren verschiedensten Formen. *Sulfur* D6, *Hepar sulfuris* D4–6, *Sulfur jodatum* D3–6 sind die besten Mittel. Ihnen folgt gut *Mercurius solubilis* D6. Jod und Brom verursachen Akne, sie heilen sie auch; man gibt am besten *Arsenicum jodatum* D12 oder *Kalium bromatum* D3. Alle diese Mittel sind längere Zeit fort zu geben, indem man tgl. 1–2 Dosen verabreicht. Skrofulöse Kinder und bleichsüchtige Mädchen, die zu Verstopfung und Regelverspätung neigen, sind mit *Natrium muriaticum* D6 oder mit potenziertem Meerwasser *Thalattin* D4 geheilt worden. Frauen, die zur Regelzeit stärkere Akne zeigen und zu Verdauungsstörungen und Fluor albus neigen, gebe man *Sepia* D6.
Akne rosacea. Bei diesem hartnäckigen Übel mag man *Carbo animalis* D6 versuchen, wenn gewöhnliche Blutstauungen vorliegen, oder *Ledum* D3–6 bei der Pfundnase der Säufer; es sind Besserungen beobachtet worden, ebenso von *Sulfur* D12, *Acidum nitricum* D12, *Lachesis* D30. Im ganzen sind die Ergebnisse unbefriedigend.

Anämie

Die **hypochrome** oder Eisenmangelanämie nach Blutverlusten, chronischen Eiterungen, Krebs wird neben eventuell notwendigen Eisengaben mit *China* D3–6 behandelt oder mit *Chininum arsenicosum* D4, 3mal tgl. eine Gabe; manchmal wirken höhere Potenzen von *China* D7–10 noch besser. *Arnica* D3–6 ist ein vorzügliches Blutbildungsmittel und Roborans in der Rekonvaleszenz; hier gibt man mit Vorteil auch einen *Arnica-Wein*, der besonders alten, entkräfteten Leuten sehr zusagt. Ein vorzügliches Rekonvaleszenzmittel ist auch *Acidum phosphoricum* D3, wenn große körperliche und geistige Schwäche, ferner heftiger Durst und Schweiße aus Schwäche bestehen. Ein anderes Roborans ist *Avena sativa*, das als Urtinktur, 15–20 Tr. in etwas Wasser, 1–2mal tgl. gegeben wird bei bestehender Neurasthenie, Schlaflosigkeit und darniederliegendem Appetit, speziell nach Grippe.
Ein weiteres Blutmittel ersten Ranges ist *Natrium muriaticum*; es kann in den verschiedensten Potenzen wirksam sein. Besteht Verstopfung und Appetitlosigkeit mit Magenverstimmung, so gebe man D3–4 in Tabl., früh und abends eine Tabl.; bei ausgesprochener Schwäche und Erschöpfung mit Herzflattern, Kreuz- und

Rückenweh, bei starkem Durst, zunehmender Abmagerung und großer nervöser Reizbarkeit verordne man höhere Potenzen, z. B. D6, eine Gabe tgl. Das Kochsalz ist ein Heilmittel, das in gewissen Fällen durch kein anderes ersetzt werden kann. Von Pflanzenmitteln ist neben *China* hauptsächlich *Hydrastis* D1–3 zu nennen, es wirkt bei Marasmus und kachektischen Zuständen; die Kranken sind abgemagert, sehen fahl und blaß aus, sind immer müde; dabei neigen alle Schleimhäute zu hartnäckigen Katarrhen und zu Blutungen. Hydrastis ist ein Blutbildungs- und Blutstillungsmittel, wie Arnica, China und Ferrum; alle diese Blutbildner müssen jedoch längere Zeit gegeben werden.
Hyperchrome Anämie. Hier werden *Chininum arsenicosum* D4, *Phosphorus* D4, empfohlen. Bei einer Perniziosa ist selbstverständlich Vitamin B12 indiziert.

Angina

Bei den leichten Formen der gewöhnlichen **Erkältungs-Halsentzündungen** verabreicht man am besten *Belladonna* D6 in häufigeren Gaben; das Mittel zeigt bei der Prüfung die ausgesprochenen Symptome der **Angina katarrhalis** (hellrote, trockene Schleimhäute, klopfende Schmerzen). Man kann dagegen auch *Aconitum* D6 geben, und sehr zweckmäßig ist es, gleich zu Anfang mit *Arnica-Tinktur*, 10–15 Tr. in einer Tasse Wasser, öfters gurgeln zu lassen; dieses Mittel hat spezifische Beziehungen zum Halse, und es vermag einem schlimmen Verlaufe vorzubeugen. Handelt es sich um eine schwere Angina mit ödematösen Anschwellungen des weichen Gaumens mit Stechen und Brennen der Teile, so ist *Apis* D3–6 angezeigt. *Guajacum* ∅ ist wirksam bei schmerzhafter Angina mit Ausstrahlung in die Ohren.
Die **lakunäre Angina** verlangt *Mercurius sublimatus* D6, alle 2–3 Stdn. eine Gabe, und man hüte sich vor starken Gaben, da sonst leicht Abszedierung eintritt. **Angina abscedens** verlangt *Hepar sulfuris* D3–6, anfangs versuche man durch die höhere Potenz der Vereiterung noch zuvorzukommen; kann man den Abszeß bereits feststellen, dann beschleunigen die niederen Verreibungen den spontanen Durchbruch. Sollte sich die Ausheilung der Abszeßhöhle verzögern, dann wird *Silicea* D4–6 zu geben sein oder *Kalium bichromicum* D4, wenn sich fortgesetzt neue Eiterpfröpfe in den Kypten zeigen. Die **septische Angina** schwerster Art mit typhö-

sem Verlaufe und Metastasen in anderen Organen erfordert klinische Behandlung. Wo dies nicht möglich ist, haben sich häufige Gaben von *Lachesis* D8 bis D12 oder *Arsenicum* D6 bewährt. Man lasse hier auch mit *Echinacea*-Tinktur, 10–12 Tropfen in einer Tasse Wasser, fleißig gurgeln oder gebe *Echinacea* D4 als Injektion i. v. *Phytolacca* D3 scheint günstig auf die chronische **Tonsillitis** zu wirken; wenn sich fortgesetzt Gelenkrheumatismen zugesellen, dann ist jedoch stets auch die Tonsillektomie zu diskutieren. Die **Rezidivneigung zu Anginen** ist konstitutionell zu behandeln, man vergleiche deshalb bei Skrofulose; *Barium carbonicum* D12 ist hier das Hauptmittel, wöchentlich 1–2 Gaben. Zurückbleibende Tonsillenschwellung nach Anginen wird behoben durch den Gebrauch von *Sulfur* D6 oder *Barium jodatum* D4, tgl. 2–3 Gaben. **Chronische Tonsillitis** muß konstitutionell behandelt werden, die Hauptmittel sind: *Calcium carbonicum* D6, *Lycopodium* D6 und die *Jodpräparate* in mittleren Potenzen. Wegen der möglichen Folgeerkrankungen (Endokarditis, Glomerulonephritis) erfordert die homöopathische Behandlung der Angina tonsillaris besondere Erfahrung. Im Zweifelsfall gebe man deshalb lieber ein Antibiotikum.

Angina pectoris

Bei der mehr nervösen Form des Herzkrampfes (Angina pectoris spuria) ist als erstes Mittel zu versuchen: *Tabacum* D6–12, wenn heftige Herzstiche, Angst, Schwindel und Brechreiz vorherrschen mit kleinem, aussetzendem Puls und kalten Schweißen. Das Mittel ist auch hilfreich, wenn Nikotinvergiftung vorliegt. Bei drohendem Kollaps mit kaltem Stirnschweiß, und bei auftretenden Krämpfen, besonders in den Waden, ist *Veratrum album* D6 zu geben. Die Tinktur davon, 10 Tr. in 1 Tasse heißem Wasser gelöst, wird mit Erfolg in Form von Kompressen in der Herzgegend aufgelegt. Wenn beim Herzkrampf der Puls voll und gespannt und aussetzend ist, wenn besonders die Kopfarterien pulsieren und die Jugularvenen strotzend gefüllt sind, dann wird man von *Glonoinum* D6 gute Wirkung erwarten dürfen. Bei der **Angina pectoris vera** infolge von Herzleiden, Aortitis und Koronarsklerose sind die Hauptmittel: *Aconitum* D30 (große Unruhe, glaubt zu sterben), *Arsenicum* D12 bei nächtlichen Anfällen mit heftigen Schmerzen, Todesangst und Asthma cardiale. *Arsenicum* wirkt besser in höheren Potenzen, ebenso *Arnica* D30, das bei Arterienverkalkung oft gelindert hat, wenn man 10 Tr. in einem Glas heißen Wassers löst und alle 5–10 Minuten einen Teelöffel voll einnehmen läßt; unter Ausbruch von heißem Schweiß folgt Linderung. *Crataegus* ∅ 5–10 Tr. in öfterer Wiederholung ist bei schwacher Herztätigkeit eines der zuverlässigsten Heilmittel, auch *Spigelia* D3–6 in häufigen Gaben wirkt günstig, wenn Klappendefekte bestehen mit heftigem Herzstechen, das durch jede Bewegung gesteigert wird und nach hinten ausstrahlt. Um den Anfällen vorzubeugen, muß das Grundleiden behandelt werden, und da ist *Aurum* D6 eines der zuverlässigsten Mittel, wenn es sich um alte Klappenfehler, Lues und auch Arteriosklerose handelt, auch *Naja* D8–12 bewährt sich, wenn bei Herz- und Gefäßleiden Neigung zu Herzschwäche und Kollaps besteht, ferner *Cactus grandiflorus* D1–D3, oft besser noch *Myrtillocactus* ∅ bis D2, wenn asthmatische Anfälle sich öfter zeigen mit dem Gefühle, als sei das Herz mit der Hand gepackt. Die letztgenannten Mittel müssen längere Zeit gegeben werden, auch in schmerzfreien Zeiten, und man verordnet tgl. 2–3 Gaben. Es kommt natürlich je nach Konstitution und Grundleiden noch eine ganze Reihe von Mitteln in Betracht.

Apoplexie

Drohend bei kongestivem Kopfschmerz der Plethoriker *Nux vomica* D6–30. *Arnica* D30.
Anfall: *Arnica* D6 und *Belladonna* D6 im Wechsel, beide angezeigt durch ihre Neigung zu Blutung und zu zerebralen Affektionen. Tiefes Koma, dunkelrotes Gesicht weist auf *Stramonium* D6 (Pupillen weit), ähnlich *Opium* D6 (Pupillen eng, heiße Schweiße). Späteres Stadium mit Zuckungen der Glieder *Lachesis* D12.

Appendizitis

Diese oft alarmierend auftretende Krankheit kann sehr wohl und erfolgreich innerlich behandelt werden, wenn der chirurgische Eingriff innerhalb der ersten 12 Stdn. aus äußeren Gründen unmöglich ist.
Man gebe im ersten Stadium *Ferrum phosphoricum* D6, stdl. 1 Gabe. Es wirkt günstig gegen Fieber, Entzündung, Erbrechen und Stuhlstörungen, man kann es abwechselnd geben mit *Bella-*

donna D6 oder *Colocynthis* D6 bei heftiger Kolik oder krampfartigen, anfallweisen Entzündungsschmerzen. Bei fortschreitender Entzündung sind angezeigt: *Bryonia* D2, wenn die Exsudation beginnt, oder *Mercurius solubilis* D6, wenn die Eiterung droht. Die leichte Appendizitis nimmt bei Gebrauch dieser Mittel einen günstigen Verlauf. Bleibt nach Operation eine Fistel zurück, so wird die Ausheilung gefördert durch *Sulfur* D6, *Sulfur jodatum* D4–6 und *Silicea* D6. Bei chronischer Appendizitis mit Neigung zu Rezidiven der Entzündung gebe man für längere Zeit 2mal tgl. eine Gabe von *Sulfur jodatum* D3 oder auch von *Mercurius solubilis* D12; beide Mittel haben oft den Stuhl reguliert und die Anfälligkeit behoben, auch *Natrium muriaticum* D3–4 und *Natrium choleinicum* D4 waren gute Heilmittel. Eines der besten Mittel bei Rezidiven ist *Colocynthis* D4–6, wenn es bei Auftreten der Kolikschmerzen mit Fieber sofort in häufigeren Dosen verabreicht wird. Natürlich behält auch der homöopathische Behandler fortgesetzt die Notwendigkeit einer Operation im Auge; es ist aber kein Zweifel, daß oftmals die innerliche Behandlung auch zur völligen Ausheilung geführt hat. Wegen etwaiger Komplikationen wird auf die betr. Abschnitte verwiesen.

Appetit

Fehlend nach akuten Krankheiten *China* D2, *Thalattin* D4 namentlich bei Kindern sehr wirksam. *Ignatia* D6 bei seelischen Ursachen. *Ferrum* bei Blutarmen.
Gesteigert zu Heißhunger: *Jodum* D3. Es können ferner angezeigt sein je nach begleitenden Umständen *Abrotanum* ∅, *Graphites, Phosphorus, Psorinum, Sulfur.*

Arteriosklerose

Es kommen außer dem vielgebrauchten und auch in kleinen Dosen recht wirksamen *Jodum* D12 noch eine Reihe von Medikamenten in Anwendung. Erwähnt seien: *Arnica* D6, das bei längerem Gebrauch die Angst und Unruhe, die Schlaflosigkeit und den Schwindel der Patienten lindert und behebt; es ist bei alten Leuten hilfreich, die zu Apoplexie, Blutungen und Angina pectoris neigen. Ein anderes gutes Mittel ist *Secale* D3–6 bei Parästhesien in den Gliedern, bei Krämpfen und Neigungen zu Blutungen und Ödemen. Auch bei drohender Gangrän- und Raynaudscher Krankheit ist es bewährt. *Aurum* D4–6 paßt besonders nach Lues, wenn schwere Gemütsdepressionen vorliegen, auch bei Leber- und Nierenleiden und bei Angina pectoris. *Plumbum aceticum* D6–30 wirkt analog seiner degenerativen Wirkung auf die Arterien mit Erhöhung des Blutdruckes und bei Schrumpfniere. Blutdrucksenkend wirken auch *Viscum album* ∅ und *Vanadium* D12.

Arthrosis deformans

s. Gelenkrheum., chron.

Asthenopie

Sofern sie nicht durch Brechungsfehler und Astigmatismus bedingt ist, sondern im Gefolge schwächender Krankheiten auftritt, wird *Ruta graveolens* D3–6 helfen. Bei nervöser und sexueller Schwächung gebe man *Phosphorus* D6 (kann bei Kindern auch die Entwicklung einer Myopie hemmen), bei Augenflimmern, Schwindel *Gelsemium* D6–30, nach Überanstrengung der Augen *Natrium muriaticum* D12 und Ruta D4.

Asthma

Da es sich beim Bronchialasthma selten um ein von den Lungen ausgehendes Übel, vielmehr um ein konstitutionelles Leiden handelt, so muß jede rationelle Behandlung eine kausale sein. Hier werden nur einige bewährte Mittel für den Asthmaanfall angeführt, die konstitutionelle Behandlung erfordert ein Studium des Einzelfalles. Am häufigsten ist hilfreich im Anfalle selbst *Arsenicum*, und zwar wirken höhere Potenzen, D6–30, besser als niedrige; man gibt häufige Dosen. Der Husten ist trocken, es besteht Angst und höchste Atembewegung, die schlimmste Zeit ist nachts, der Patient muß vor Unruhe aus dem Bett, die Brust brennt innen, und es besteht Todesangst. *Sulfur* D6–30 hat geheilt, wenn Hautausschläge zurückgetreten sind und dafür das Asthma auftrat; der Ausschlag erscheint wieder, und das Asthma bleibt aus. *Ipecacuanha* D1–3 Tabl. ist hilfreich, wenn schweres Schleimrasseln besteht mit verfallenem Gesichtsausdruck, nächtlichen Erstickungsanfällen, dabei Übelkeit

und Erbrechen. *Acidum formicicum* D6–12 als Injektion i.v. hat sich oft bewährt. Die Injektion ist alle 8–14 Tage zu wiederholen. Räuchern im Anfall verhindert nach Reuter die Wirkung der Ameisensäure. *Ambra* D2 und *Naphthalinum* D12 wirken oft wohltätig. Bei Anhäufung von Schleim in den größeren und kleineren Bronchien mit hochgradiger Atemnot, wie sie bei alten Emphysematikern und Kindern mit Bronchiolitis auftritt, ist das Hauptmittel *Antimonium arsenicosum* D3–4, alle 2–3 Stdn., evtl. öfter 1 Gabe; das Mittel fördert sehr die Expektoration und kräftigt das Herz; sobald der Husten trocken wird, gebe man seltenere Gaben und gehe zu anderen Medikamenten über, von denen eines der besten *Calcium carbonicum* D3 ist. Ein weiteres gutes Mittel ist *Senega* D1–3, wenn der Husten schmerzhaft und erschütternd, der Schleim zäh, eiweißartig und schwer löslich ist; die Kranken fühlen sich besser im Freien, schlechter in der Ruhe. *Kalium jodatum* D1–2 löst den Schleim bei trockenen Katarrhen mit asthmatischen Zuständen, es ist auch hilfreich bei reichlichem Schleimrasseln; der Auswurf ist scharf und schmeckt salzig.
Asthma cardiale ist bei Herzleiden (und Angina pectoris) zu vergleichen. Ein recht gut wirkendes Mittel ist hier *Veratrum album* D3–6, wenn Erstickungsanfälle auftreten bei geringster Bewegung mit kaltem Stirnschweiß und Wadenkrämpfen.
In der vorbeugenden Behandlung des Asthmas spielen *Sulfur* D30, *Arsenicum* D30, *Acidum formicicum* die Hauptrolle. Von *Natrium sulfuricum* D12 kann man bei Kindern Heilungen sehen. In Bad Dürrheim sind 94% Asthmatiker sofort anfallsfrei, 60% nach Heimkehr dauernd besser oder ganz geheilt.

Aszites

Bei Herzinsuffizienz *Helleborus* ∅–D1, *Apocynum* ∅–D2; bei Kachexie, nächtlicher Angst und Unruhe, Fieber *Arsenicum* D6, *Jodum* D3; *Aurum muriaticum* D3 bei Leberzirrhose. *Apis* beherrscht Wasseransammlungen aller Art (Zysten). Bei tuberkulöser Peritonitis ist *Abrotanum* ∅–D2 ein großes Heilmittel.

Basedowsche Krankheit – Hyperthyreose

Die Symptomatologie des Basedow ist das Gegenbild der Pathogenese von *Jodum* und aller Jodpräparate einschließlich Thyreoidin.

Deshalb wird Jod ein Hauptheilmittel sein: Es handelt sich nur um die Wahl der richtigen Dosis. Bei den leichten Formen von Basedow kann man Jod mit Erfolg in D4–6 geben, die Jodsalze (Calcium jodatum, Ferrum jodatum und Spongia) werden in noch stärkeren Dosen vertragen werden und günstig wirken. Im schweren Basedow können jedoch nur höhere Potenzen, D12–30, in seltenen Gaben verabreicht werden, und die Wahl wird nach den eintretenden Reaktionen zu treffen sein. Thyreoidinum D30 5 Tr 1× im Monat wirkt umstimmend, *Ferrum sulfuricum* D3 und *Ferrum phosphoricum* D3–6 wirken günstig auf die erregte Herztätigkeit, Schlaflosigkeit und Verdauungsstörungen, speziell die häufig auftretenden Diarrhöen. *Natrium muriaticum* D4 bis D30 bessert die Gemütsdepression, die Abmagerung, die Verdauungsstörungen mit Durst, auch die Tachykardie und die Struma; *Chininum arsenicosum* D4–6 ist eines der besten Kräftigungsmittel. Von letzteren Mitteln gibt man tgl. 2–3 Gaben, während die Jodpräparate meist nicht so häufig vertragen werden. Gegen die stürmische Herzaktion wirken oft recht befriedigend *Lycopus virginicus* D1–2, jeden Abend 5 Tr., oder auch *Spigelia* D4–6 und *Cactus grandiflorus* D2–6, wenn Herzschwäche besteht. Für die vasomotorischen Störungen seien als wirksam genannt: *Belladonna* D6–30 bei heftigen Blutwallungen zum Kopfe, bei Pulsieren des Kropfes und der Halsschlagadern, bei heißen Schweißen und Schlaflosigkeit. Wiegt die Angst vor bei heftigem Herzklopfen und häuft sich viel Schleim im Halse an bei beträchtlicher Struma, dann wird man *Bromum* D4–6 verabreichen, auch *Arsenicum* D6 hat hier günstige Wirkung. Bewährt hat sich ferner *Acidum nitricum* D12. Die Erfolge bei Basedow sind recht zufriedenstellend, wenn die Medikamente richtig gewählt und mit Ausdauer gebraucht werden. Nur selten wird man zur Operation oder Radiotherapie seine Zuflucht nehmen müssen, da sich die gestörte Tätigkeit der Schilddrüse in der Regel günstig beeinflussen läßt. Auffallend ist, daß bei fortschreitender Besserung die Jodpräparate in stärkeren Dosen ganz gut vertragen werden.

Blepharitis

Die einfachen Augenlidentzündungen heilen leicht bei jeder Behandlung (Hauptmittel: *Apis* D4, *Hepar sulfuris* D4), während die chronischen, meist auf Skrofulose beruhenden, sehr hartnäckig sind. Die besten Mittel sind hier *Sulfur* D6–30, *Arsenicum* D6, *Graphites* D12 bei Schuppen an den Lidern, Ekzem ums Auge (3mal wöchentlich). Ganz ähnlich wirkt *Magnesium muriaticum* D4, wenn gleichzeitig skrofulöse Nasenkatarrhe bestehen oder eine hartnäckige Verstopfung. Diese Mittel sind alle für längere Zeit zu geben, am besten früh und abends eine Dosis.

Bronchitis

Die **akute** Erkältungsbronchitis erfordert *Aconitum* D4 bis 6 in sehr häufigen Gaben oder *Belladonna* D4–6, wenn bei Beginn ein heftiger Reizhusten auftritt. Erfolgt nicht bald Erleichterung, so hat *Bryonia* D4–6 in Wasserlösung stündlich zu folgen, besonders wenn der Husten schmerzhaft wird. Schreitet die Entzündung trotzdem fort, so gebe man *Phosphorus* D6 2stdl. Ein vorzügliches Mittel ist *Ammonium carbonicum* D3, wenn der Katarrh von der Nase über den Kehlkopf in die Bronchien langsam hinabgeht mit viel Giemen und Rasseln, ohne daß sich der Schleim lösen will. Beim „reifen" Katarrh gebe man dann *Hepar sulfuris* D6 oder *Mercurius solubilis* D6, die die Heilung bald vollenden. Bei der **Bronchiolitis** der Kinder sind die bewährtesten organspezifischen Mittel: *Ipecacuanha* D1 bis 6. Es besteht große Schleimansammlung mit Rasseln und Krampfhusten mit Erstickungsanfällen, Ekel mit Würgen und Erbrechen; die Kinder sind so schwach, daß sie kaum mehr husten können, und der Auswurf kann blutig sein. Die charakteristische Schwäche mit Schlummersucht und gedunsenem Gesicht spricht für *Antimonium tartaricum* D4–6. Das Mittel hat oft lebensrettend gewirkt, und fast noch sicherer *Antimonium arsenicosum* D3. In verzweifelten Fällen greife man zu *Ammonium carbonicum* D3 oder *Ammonium jodatum* D3, wenn die Atemnot und das Rasseln aufs höchste steigen und Herzlähmung droht. Da sich die Bronchiolitis zumeist auf konstitutionellem Boden entwickelt (Skrofulose, Rachitis, Anämie usw.), so müssen konstitutionelle Zwischenmittel oft erst eine Reaktion auslösen, und Sulfur, Calcium carbonicum, Silicea, Tuberkulin, Lycopodium usw. sind in höheren Potenzen einzuschieben. Die Bronchiolitis ist immer akut lebensgefährlich. Bei der geringsten Unsicherheit sind Antibiotika einzusetzen, und es ist eine klinische Einweisung zu erwägen.
Bei der **Bronchitis foetida** wirkt ausgezeichnet *Phellandrium aquaticum* D6, bei viel leichtlöslichem, stinkendem Schleim mit Atemnot,

Fieber und Nachtschweißen. Auch *Kreosotum* D4–6 fördert sehr die Expektoration der scharfen, stinkenden Sekrete. Bei ganz veralteten derartigen Katarrhen, wie man sie bei **Bronchiektasie** und bei **Lungenabszessen** beobachtet, haben sich *Carbo vegetabilis* und *animalis*, beide als D6 in Tabl., als lindernd erwiesen, ebenso *Balsamum peruvianum* D1–2 und *Sulfur jodatum* D6 (Stiegele).
Bei der **einfachen chronischen Bronchitis** sind die besten Mittel: *Antimonium sulfuratum aurantiacum* D3 bei viel Schleimrasseln; der Auswurf ist schwerlöslich und zäh, besonders passend, wenn Emphysem und Asthmaneigung bestehen. *Arsenicum jodatum* D6 wirkt expektorierend, lindert lästigen nächtlichen Kitzelhusten und die Ruhelosigkeit, auch asthmatische Anfälle. Als ein Hauptmittel ist aber *Phosphorus* D6 für längeren Gebrauch zu empfehlen, tgl. 2–3 Gaben, und ebenso schließlich *Calcium carbonicum* D2–4, die beide den mildesten Verlauf der Bronchitis garantieren und den häufigen Verschlimmerungen des Übels vorbeugen. Natürlich werden bei sekundären Bronchitiden die Grundleiden in erster Linie zu behandeln sein, und die homöopathischen Ärzte legen großen Wert auf eine genaue Aufnahme der Anamnese sowie auf Beachtung der Nebenumstände.

Bursitis praepatellaris

Als Beispiel, wie man eigentlich chirurgische Krankheiten auch medikamentös innerlich behandeln kann, wird die Schleimbeutelentzündung angeführt; sie ist häufig durch Quetschung oder fortgesetzten Druck hervorgerufen, und dementsprechend ist *Arnica* angezeigt. Dieses Mittel hat Bursitis innerlich in D4–6 oft geheilt; man kann die Kur durch Kompressen mit stark verdünnter Arnicatinktur unterstützen. Auch durch *Ruta* D2–4 und *Calcium phosphoricum* D4–6 sind Schleimbeutelentzündungen geheilt worden und öfter durch *Kalium chloratum* D3. Ein Hauptmittel ist *Apis* D3 3 × tägl. 5 Tr. (Mössinger). Gegen die **Ganglien** und **Hygrome** am Handrücken, in der Handgelenkgegend und am Ellenbogen haben sich *Acidum benzoicum* D3, auch *Ammonium carbonicum* D3–D6 als hilfreich erwiesen. Mössinger konnte gute Erfolge von *Apis* D3 beim Hygrom und *Silicea* D4 beim Ganglion statistisch sichern. Schon geplante Operationen wurden unnötig.

Cholera nostras – Akuter Brechdurchfall, meist im Sommer

Erstes, meist rasch besserndes Mittel ist *Veratrum album* D3. Bei sommerlichen Brechdurchfällen der Kinder *Colocynthis* D6 im ersten Stadium, wenn schneidende Kolikanfälle bestehen vor den Durchfällen, die profus und wäßrig sind; Wärme und Zusammenkrümmen bessern. *Arsenicum* D6 ist gekennzeichnet durch Brennschmerz und großen Durst auf kleine Schlucke Wasser, durch die nächtliche Verschlimmerung, die stinkenden, dunklen Stühle, Erbrechen, Angst und raschen Kräfteverfall. Ursache ist oft der Genuß verdorbener Wurst. *Ipecacuanha* D3 paßt bei vorherrschender Übelkeit und Erbrechen mit reiner Zunge; die Stühle sind grüngelb, oder sie sehen wie Melasse aus, dabei heftige Koliken in der Nabelgegend, livides Gesicht und kalte Hände und Füße. *Croton* D4–6 wirkt recht zuverlässig, wenn sehr heftige, wäßrige, reichliche Durchfälle auftreten, die wie aus einem Hydranten wegschießen. Um die Erschöpfungszustände nach Besserung des Leidens zu beheben, gebe man *China* D3–6 oder *Acidum phosphoricum* D3, alle 2–3 Stdn. 1 Gabe. Im gefährlichen Stadium der Krankheit sind die Arzneidosen recht häufig zu geben, alle ¼–½ Stde.; bewährt hat sich deren Auflösung in heißem Wasser.

Cholelithiasis

Bei Gallensteinkrankheit haben sich neben anderen hauptsächlich die folgenden Mittel bewährt: *Mercurius dulcis* D6, *Chelidonium* D1–3, *Natrium choleinicum* D3–4, *Carduus marianus* D1–2, *Natrium sulfuricum* D6, *Magnesium muriaticum* D4 und *China* D4. Diese Mittel regulieren vorzüglich die Lebertätigkeit, sie fördern die Gallensekretion und schaffen bei längerem Gebrauche wieder normale Verhältnisse im Gallengebiete und in der Verdauung. Man wechselt zweckmäßig ab und zu das Mittel, wie es gerade nach den Symptomen angezeigt ist (die Indikationen sind in der angeschlossenen „Kleinen Arzneimittellehre" zu vergleichen), und nach wochenlangem Gebrauche werden in den meisten Fällen, wenn nicht Komplikationen vorliegen, die Beschwerden schwinden. Allerdings muß die Kur später ab und zu wiederholt werden, um Rezidiven vorzubeugen. Bei den **Gallenstein-Koliken** gibt der Behandler zuerst die bekannten krampflösenden Mittel: *Belladonna* D6–30, das

in häufigem Wechsel mit *Calcium carbonicum* D30 von manchen Patienten sogar der Morphiumspritze vorgezogen wird. Auch *Colocynthis* kann wirksam sein. *Arsenicum* D6 zeigt große Ähnlichkeit mit dem Kollapse, den man bei schwersten Anfällen beobachtet, und es hat sich bei Kolikanfällen auch als hilfreich erwiesen.
Die Operationsindikation ist heute großzügiger zu stellen dank der besseren Operations- und Anästhesietechnik. Die Spätfolgen Gallenblasen-Ca und biliäre Zirrhose können durch eine frühzeitige Operation weitgehend vermieden werden.

Chorea minor

Auch die Homöopathie verwendet das Arsenik, am besten *Kalium arsenicosum* D4, *Cuprum arsenicosum* D4 und Dürkheimer Maxquelle, wenn es sich um anämische, unruhige und ängstliche Kinder handelt mit Herzstörungen. Immer aber wird man das passende Konstitutionsmittel als Grundmittel für längere Zeit geben, in den meisten Fällen wird es *Magnesium phosphoricum* D6 sein. Nebenbei kommen in Anwendung *Agaricus* D4–6, wenn die Gesichtsmuskulatur, besonders die Lider, zucken, wenn die Augen verdreht werden und Hände und Füße zittern und die Zunge mitbeteiligt ist. *Stramonium* D6 ist ein Hauptmittel, passend bei Stottern und Sprachverlust und wenn schwere Krampferscheinungen sowie Lach- und Weinkrämpfe auftreten. Die Kinder verlangen nachts nach Licht, im Dunkeln ist alles schlechter, auch bei Berührung. *Tarantula hispanica* verursacht in seiner Giftwirkung ständigen Bewegungsdrang und große Unruhe, Hin- und Herrollen des Kopfes, Arme und Beine sind stets in Bewegung: Sehr oft hat es den Veitstanz gebessert und geheilt. Bei der Schwangerschaftschorea schließlich kann man *Caulophyllum* D3–6 versuchen, auch wenn die Störungen zur Zeit der Menstruation schlechter werden.

Chronische Krankheiten

Es mögen hier einige sehr beherzigenswerte Ausführungen aus dem homöopathischen Taschenbuch des bekannten englischen Homöopathen J. H. Clarke ihren Platz finden. Clarke führt etwa folgendes aus: In der Behandlung chronischer Krankheiten bieten sich dem Homöopathen große Vorteile vor der schulgemäßen Therapie, es sind aber nach meiner Erfahrung nur wenige Kollegen, die diesen Vorteil voll auszuschöpfen verstehen. Die erste Bedingung ist hier **Zeit**. Eine Konstitution zum Besseren zu wenden, ist nicht möglich in einer Woche oder einem Monat, und selten wird es in einem Jahr gelingen. Hahnemann verlangte zum mindesten zwei Jahre für die wahre Heilung chronischer Krankheiten. Man tut gut daran, dies dem Kranken klarzumachen und sein Versprechen zu verlangen, diese Zeit auszuharren. Es mag oft verhältnismäßig rasch ein guter Anfangserfolg erzielt werden. Behandler und Patient müssen aber vor dem Zurückschwingen des Pendels den Mut nicht verlieren und wissen, was zu tun ist. Wichtig ist es, diese chronischen Fälle nicht zu oft zu bestellen, einmal im Monat genügt. Sonst kann das gewählte Mittel nicht genügend durchwirken, der Behandler ist in Gefahr, zu häufig sein Mittel zu wechseln und dadurch den Fall zu verderben. Der Ausdruck „chronische Krankheit" bedeutet bei Hahnemann etwas anderes als in der übrigen Medizin. Der Typ dafür ist seine Psora, eine schleichende Vergiftung mit immer neuen, von Zeit zu Zeit auftretenden Bildern, gefolgt von langen Stadien der Latenz.

Hahnemann legte großen Wert auf eine gründliche Erhebung der Vorgeschichte seines Patienten. Er sah in seinen Hauteruptionen, seinem Asthma, Neuralgien, Tumoren nicht verschiedene Krankheiten, sondern Bilder ein und derselben chronischen Vergiftung. Entsprechend wählte er auch sein Mittel nicht nach dem gerade vorliegenden Bild, sondern mehr nach den Grundelementen der krankhaften Lage, die ihn darum auch oft genug von fachärztlichen Eingriffen abhielt.

Die glückliche Behandlung chronischer Fälle zeigt den echten Homöopathen. Die beste Zeit für das tiefgreifende Konstitutionsmittel ist **nach** dem Ablauf einer akuten Phase. Chronische Noxen wirken von außen nach innen, wie das Bild der Syphilis, Sykosis und Psora zeigt. Ihnen gegenüber heißt es Mittel zu finden, die von innen nach außen wirken. Wenn während einer chronischen Kur ein Hautausschlag oder ein früheres Bild der Krankheit zurückkehrt, so ist dies ein gutes Zeichen und darf keinesfalls örtlich behandelt werden. Bei der Aufsuchung des Konstitutionsmittels kommt es auf die Totalität der Symptome an. Als Beispiel sei der **Sulfur**-Typ hier angeführt, da dieses Mittel das Haupt-Antipsoricum ist. Die Kennzeichen von Sulfur sind das Auftreten juckender Hauteruptionen, ferner das charakteristische Gefühl von Ödsein in der Magengrube 11 Uhr vormittags. Der Kranke will vielleicht kein

Frühstück, aber vormittags 11 Uhr muß er etwas zu essen haben. Er neigt zu Schwermut mit religiösen oder philosophischen Betrachtungen, der Kopf ist heiß, die Füße kalt. Oft brauchen wir ihm nur die Hand zu reichen, um den Sulfurpatienten zu finden; seine heiße, feuchte Hand ist typisch. Die Füße können statt kalt auch heiß und schweißig sein. Seine Symptome sind schlimmer vom Waschen, schlimmer bei Nacht und in der Wärme. Wenn Kranke all ihre Beschwerden im warmen Bett verschlimmert sehen, ist sehr wahrscheinlich Sulfur das Mittel. In Verbindung mit dem Schwefel ist es nötig, Calcium zu studieren, das in vieler Hinsicht dessen Antithese darstellt. Der Calcium-carbonicum-Patient hat allgemeine Reizbarkeit, kalten, feuchten Kopf und Glieder, er sucht die Wärme. Lycopodium, Natrium muriaticum, Silicea, Psorinum, Tuberculinum und viele andere Mittel müssen ferner studiert werden. Hochpotenzen sind hier am Platze (C30), in meist seltenen Gaben in der Zwischenzeit, wo nötig, Scheinarznei.

Diabetes

Jeder Diabetes mellitus bedarf zunächst einer sorgfältigen diätetischen Einstellung, die heute im allgemeinen nach Broteinheiten (BE) vorgenommen wird, wobei auch die Fettmenge beschränkt ist. Steigt trotzdem der Blutzucker über 120 mg% an, so sind orale Antidiabetika angezeigt. Bei einer Blutzuckerhöhe über 200 mg% wird meist die Verabreichung von Insulin notwendig werden. Über Einzelheiten dieses Vorgehens unterrichten die Lehrbücher der Inneren Medizin.
Die Homöotherapie ist beim Diabetes mellitus nicht primär angezeigt, sie kann aber die oben genannten Behandlungsverfahren unterstützen. So kann *Datisca* in D2 oder D3 nach Beuchelt in manchen Fällen eine so günstige Wirkung auf den Blutzuckerspiegel entfalten, daß eine sonst angezeigte Insulin-Therapie überflüssig wird. Daneben werden homöopathische Einzelmittel in erster Linie bei diabetischen Komplikationen eingesetzt, die ja auch unter der klinischen Therapie oft nicht zu vermeiden sind. So wirkt *Secale cornutum* D3–D6 günstig bei der diabetischen Angiopathie. Nützlich sind auch häufig passende Konstitutionsmittel wie *Natrium sulfuricum* D3 und *Lycopodium* D12 bei Leberkranken. Bei alten Schlemmern, die sich nicht an die Diät halten, kann man zusätzlich *Nux vomica* oder *Arsenicum* verabreichen.

Dysenterie

Bekannt ist die Giftwirkung des Quecksilbers auf den Darmtraktus, speziell auf den Dickdarm: Koliken mit Blähsucht, Durchfälle, schleimig, blutig, stinkend, meist grün aussehend, mit großem Drang sich entleerend, nachher Tenesmus und Gefühl des Nie-fertig-Seins und Frösteln; es bietet sich ganz das Bild der Ruhr, und nach dem Similia similibus muß *Mercurius* das Heilmittel sein; am besten hat sich *Mercurius sublimatus corrosivus* D6 bewährt, von dem 3–4 Gaben tgl. gegeben werden. Wenn sich dem Praktiker Gelegenheit bietet, prüfe er unvoreingenommen dieses homöopathische Mittel bei den verschiedensten Formen der Ruhr nach. Von anderen Arzneikörpern wirken typisch auf den Dickdarm *Aloe*, das in D3–6 in mehr verschleppten Fällen angezeigt ist, ferner *Colchicum,* das in D3–6 ausgezeichnet wirkt in der sog. Herbstruhr nach Obstgenuß, wenn ausgesprochener Tenesmus, Koliken und Blähsucht bestehen. Hinzuweisen ist noch auf ein neueres Mittel *Uzara*, das nicht nur in Substanz, sondern auch in niederen (D1–3) Potenzen fast spezifisch auf die heimische wie die Tropenruhr, nicht verstopfend, sondern heilend, wirkt. Damit ist die Zahl der Ruhrmittel nicht erschöpft, in den Lehrbüchern kann man sich weiteren Rat einholen.

Eisenbahnkrankheit – Fahr- und Seekrankheit

Diese lästige Störung von seiten des vegetativen Systems gibt Veranlassung, auf ein erprobtes Mittel hinzuweisen, um damit einen Versuch zu machen. *Cocculus* D12 hat hier oft gelindert und ganz geheilt, denn das Mittel verursacht in starker und behebt demnach in abgeschwächter Dosis Übelkeit, Brechreiz, Schwindel infolge von Fahren im Wagen oder der Eisenbahn; selbst wenn sich Magenkrämpfe, Hinsein im Epigastrium mit Nüchternheitsgefühl, Ohnmachtsanwandlungen und Prostration hinzugesellen, bringt das Mittel Erleichterung, wenn schon einige Stunden vor Antritt einer Reise und während derselben 2stdl. eine Gabe genommen wird. *Tabacum* D6–30 hat in manchen Fällen ähnlich günstig gewirkt, ebenso *Kreosotum* D4–6. In anderen Fällen von Nausea mag man diese Mittel versuchen, obwohl sie bei der eigentlichen Seekrankheit weniger zuverlässig wirken; hier hat man auch *Petroleum* D12 (macht stärkere Erstverschlimmerung) und *Hyoscyamus* D6

(Aufregung, ängstliche Unruhe) vorbeugend mit gutem Erfolg gegeben.

Eklampsie der Kinder

Spasmophilie tritt bei künstlicher Ernährung rachitischer Kinder im Frühjahr auf. Infektkrämpfe werden im Fieberanstieg bei einer akuten Infektion bearbeitet. Im Anfall helfen häufig abwechselnde Gaben von *Calcium carbonicum* D30 und *Chamomilla* D30. Letzteres besonders, wenn ein Zusammenhang mit der Zahnung besteht. Ein weiteres Hauptmittel ist *Belladonna* D4. Bei entsprechender Symptomatik sind weiterhin bewährt: *Cuprum aceticum* D4 und *Magnesium phosphoricum* D6. Vorbeugend kommen neben *Vigantol* bei Rachitis in Frage: *Sulfur* bei Neigung zu Hautausschlägen, *Zincum* und *Cuprum* bei neuropathischer Anlage, *Phosphorus* und *Silicea* bei Rachitits, alle in höheren Potenzen und seltenen Gaben. *Cina* D6 bewährt sich bei Wurmkrankheit.

Ekzem

Bei allen Flechtenarten ist darauf zu achten, ob sie akut oder chronisch sind, ob sie durch äußere Reize und Schädigungen verursacht oder durch konstitutionelle Anlagen bedingt sind. Artefizielle Ekzeme dürfen ohne weiteres mit äußerlichen Mitteln behandelt werden, und man wird dabei auch mit den homöopathischen Entzündungsmitteln innerlich gute Erfolge haben. Bei **akuten Hautentzündungen** passen hier: *Belladonna* D4: Haut brennend, heiß, gedunsen und hochrot, dabei juckend; auch Bläschen und Papeln; es handelt sich um scharlach- oder erysipelartige Ausschläge. *Rhus toxicodendron* D6–30: ausgedehnte, stark juckende und brennende Ekzeme mit Quaddeln, Bläschen und Blasen, die platzen, stark nässen und auch eitern, ohne Borkenbildung. *Arsenicum* D6 bei scharfen Sekreten, die besonders nachts brennen und jucken und zum Kratzen zwingen, die Sekrete können übel riechen und Schorfe bilden. *Croton* D6: heftiges Jucken von unzähligen kleinen Bläschen, die platzen und Borken bilden, dabei häufig heftige Durchfälle oder rheumatische Beschwerden; hilft gut bei Ohrmuschel- und Scrotolekzem. Im Stadium der Schuppung sind angezeigt *Arsenicum* (Jucken, Brennen) und *Graphites* D6–12, besonders wenn das Ekzem an den Handflächen und Ohren sitzt.

Impetiginöse Ekzeme verlangen *Hepar sulfuris* D6, *Mercurius solubilis* D6, *Sulfur jodatum* D3.
Ekzeme der Kinder, Milchschorf sollen nur mit seltenen Gaben hoher Potenzen des Konstitutionsmittels angegangen werden neben Regelung der Diät. *Acidum formicicum* D30 4wöchentlich 1 Injektion von 0,3 ml i.v. bewährt sich hier besonders, wie überhaupt bei allergischen Ekzemen hartnäckiger Art.
Das **chronische Ekzem** beruht weitaus häufiger auf konstitutioneller Grundlage. Derartige konstitutionelle Hautausschläge der verschiedensten Art, selbst Furunkulose, sind als Entladungen auf die Haut zu erachten, und man behandle sie deshalb äußerlich mit großer Vorsicht, um sie nicht zu „verschmieren" oder „hineinzutreiben". Die Homöopathie hat von jeher durch Verabreichung innerer Mittel darauf hinzuwirken versucht, die Naturheilbestrebungen zu unterstützen, gewissermaßen „mitsinnig" zu behandeln; und die passend gewählten Medikamente haben zu Anfang einer Kur oft die Ausscheidungen auf die Haut vermehrt (homöopath. Erstverschlimmerung), um dann bei fortschreitender Entgiftung des Organismus die Heilung der Ekzeme usw. herbeizuführen. Am häufigsten sieht man diesen Heilungsprozeß bei den Kinderekzemen in den ersten zwei Lebensjahren; man sollte sich hüten, bei „exsudativer Diathese" die Ausschläge zu „verschmieren". Andererseits beobachtet man, daß Organ- und Allgemein-Erkrankungen, die bei solch „verschmierten" Ekzemen sich entwickelten, erst zur Besserung und Ausheilung kommen, wenn die Hautausschläge wieder auftreten. Man kann recht gut solche Naturheilbestrebungen mit Arzneien unterstützen, und *Sulfur* D6 hat sich als das beste Hilfsmittel erwiesen; es ruft unterdrückte Hautausschläge oft wieder hervor. Die konstitutionelle Grundlage der chronischen Ekzeme kann die Skrofulose sein; hier sind die indizierten Mittel: *Sulfur* D6 oder *Sulfur jodatum* D3–6, auch *Graphites* D3–6 oder *Silicea* D3–6 und *Calcium carbonicum* D2–4; man vergleiche ihre Indikation bei Skrofulose. Bei rheumatisch-gichtischer Anlage kommen in Anwendung *Antimonium crudum* D4–6 oder *Lycopodium* D6. Die luetische Konstitution verlangt *Mercurius solubilis* D6, *Jodum* D4–6, oft auch *Thuja occidentalis* D6 und *Mezereum* D6. Bei Erkrankungen des Blutes und Störungen der Blutzirkulation sind zu empfehlen: *Arsenicum* D6, *Natrium muriaticum* D3. *Petroleum* D6 ist bewährt bei Ekzemen im Winter mit Schrundenbildung besonders an den Händen. Einige Infusionen von isoton. *Meerwasser* wirken oft umstimmend. Der Behandler muß in jedem Falle die Ursache des

Ekzems zu ergründen suchen und nach allerlei Berufsallergien fahnden. Eine durch lange anderweitige Therapie oft recht mitgenommene Haut ist sehr dankbar für eine zunächst völlig reizlose Behandlung mit ganz milden Kamillensalben, einfachen Pudern, Kleie- und Boraxbädern, wie auch für eine seelische Beruhigung des oft über Gebühr unglücklichen Kranken. Stellt doch ein chronisches Ekzem meist einen Genesungsprozeß dar!

Emphysema pulmonum

Die frisch entstandene Lungenerweiterung, wie man sie bei Kindern nach hartnäckigem Keuchhusten beobachtet, bildet sich in der Regel von selbst zurück; man kann durch Verabreichung von *Calcium fluoratum* D6, 2mal tgl. 1 Gabe, die Rückbildung fördern, das Mittel wirkt spezifisch auf die elastischen Gewebe. Das chronische Emphysem der Bronchitiker und Asthmatiker ist als solches einer Behandlung schwer zugänglich. Man kann jedoch sehr wohl die begleitenden Katarrhe günstig beeinflussen, so daß die Hustenanfälle leichter und seltener werden, und man vergleiche die Mittel bei chronischer Bronchitits. Sehr zu empfehlen ist es, in Zeiten der Besserung der Katarrhe regelmäßig konstitutionell weiterzubehandeln; das Allgemeinbefinden des Patienten wird dadurch gebessert und die Widerstandsfähigkeit gehoben. Die empfehlenswertesten Mittel sind hier: *Phosphorus* D6, *Calcium carbonicum* D6–12, *Carbo vegetabilis* D6–12 in tgl. 1 Gabe. Wenn Neigung zu Herzschwäche besteht, so haben sich *Arsenicum* D6, *Kalium carbonicum* D3–6 und *Natrium muriaticum* D3–6 als bessernd erwiesen.

Enteritis-Diarrhoe

Bei den Durchfällen der Säuglinge stehen heute Diätvorschriften (oft recht komplizierte!) an erster Stelle. Wenn Durchfälle mit Koliken und Krämpfen einhergehen und mit Blähsucht, wobei die Stühle wie gehackte Eier und Spinat aussehen und nach faulen Eiern riechen, ist ein sehr gutes Mittel *Chamomilla* D3–6, besonders wenn die Kinder sehr unruhig sind, schreien und herumgetragen sein wollen. *Mercurius dulcis* D6 paßt bei grünen Stühlen mit Tenesmus, oft besteht Ikterus. Sind die Stühle sauer, besteht viel Kollern im Leibe und wird gleichzeitig die Milch erbrochen, so

steht in erster Linie *Magnesium carbonicum* D3 oder *Rheum* D1–3, wobei das ganze Kind sauer riecht, und *Calcium carbonicum* D12 neben *Chamomilla*, wenn es sich um zahnende Kinder handelt. Gegen den **Duodenalkatarrh**, auch wenn er mit Ikterus einhergeht, gebe man *Natrium sulfuricum* D6 bei Durchfällen gallig und dunkel, die früh aus dem Bette treiben, aber auch am Vormittage weiterbestehen; es kann auch Obstipation vorliegen wegen schlechter Gallensekretion. Auch beim Duodenalgeschwür bewährt sich das Mittel, das längere Zeit fort zu geben ist.
Um akute und chronische Durchfälle der verschiedensten Art homöopathisch mit Erfolg und rasch heilen zu können, bedarf es eingehender Arzneimittelstudien. Es soll deshalb hier nur ein erprobtes, wirksames Mittel genannt werden, dessen sich der Anfänger bedienen mag: *Veratrum album* D3 heilt schmerzlose, wegschießende, dünne Stühle, die rasch zu größter Erschöpfung mit drohender Lebensgefahr führen. Bei **Geschwürsprozessen** im Darme, die mit langwierigen Durchfällen einhergehen, sind die Hauptmittel: *Arsenicum* D6, *Argentum nitricum* D4, *Acidum phosphoricum* D3 und *Acidum nitricum* D4–6, tgl. 3–4 Gaben. Wegen **akuter Dickdarmkatarrhe** vergleiche man bei Dysenterie und Colitis.

Enuresis

Das Bettnässen der Kinder beruht in erster Linie auf Harnwegsinfekten, Mißbildungen der Harnwege, neuromuskulären Störungen oder psychopathologischen Ursachen. Danach wird man sich bei der Behandlung richten müssen. Bei Skrofulose verordne man *Tuberculinum* oder *Psorinum* in hohen Potenzen und seltenen Gaben oder ein *Calcium*- oder *Sulfur*-Präparat in mittleren Potenzen und täglichen Gaben, je nach den Symptomen. Rachitischen Kindern hilft sicher *Calcium phosphoricum* D1, selten wird man noch *Phosphoricum* D6 oder *Silicea* D3–6 benötigen. Anämische Kinder reagieren vorzüglich auf *Ferrum phosphoricum* D6, älteren Mädchen gebe man *Pulsatilla* D12 bis 30, wenn sich das Übel bis in die Pubertät verschleppt, und *Kalium carbonicum* D2–4 hat Knaben und Mädchen oft rasch geheilt. Bei nervöser Veranlagung ist das Hauptmittel: *Kalium phosphoricum* D6, oft auch *Belladonna* D4 bis 6. Liegt Blasenreizung vor durch Harnschärfe, Sand- oder Grießbildung, dann ist *Lycopodium* D3–6 angezeigt oder auch *Equisetum* D1–3. Geht der Reiz vom Sexualsystem aus, so wird man *Platinum*

D6 versuchen oder *Sepia* D6. Bei Reizungen am Blasenhals und von der Prostata aus hat *Digitalis* D3–6 geheilt. Natürlich werden Fälle mit Phimosis, Hypospadie u. dgl. dem Chirurgen überwiesen.

Epilepsie

Die Behandlung der Epilepsie ist nicht sehr einfach, da man sich mit den konstitutionellen Verhältnissen der Patienten vertraut machen muß; auch sind die die Krankheit auslösenden Ursachen zu berücksichtigen; manchmal gibt auch der Verlauf des Anfalles einen Wegweiser ab zur Auffindung des heilenden Mittels. Die Heilung der idiopathischen Epilepsie wird wohl nur selten zu erzielen sein, obwohl sie gelungen ist; besser sind die Aussichten bei psychogenen Epilepsie-Formen. Die bewährtesten Mittel sind: *Belladonna* und *Cuprum*, beide in höheren Potenzen; man läßt sie längere Zeit, tgl. 1 Gabe, gebrauchen. Auch *Zincum* D6 ist ein gutes Heilmittel, und mit *Arnica* D4 wurden nach Verletzungen des Schädels Heilungen erzielt. Nebenbei wird man die entsprechenden Konstitutionsmittel verordnen und eine Kur auf lange Sicht vornehmen. Als wichtige Medikamente seien hier *Silicea, Causticum, Calcium carbonicum, Phosphorus* und *Lachesis* genannt, die in hohen Potenzen und seltenen Gaben zu verabreichen sind. Wer jedoch die Epilepsie in homöopathische Behandlung nehmen will, dem kann ein eingehendes Studium der Arzneimittellehre nicht geschenkt werden.

Epistaxis

Nicht auf mechanischen Ursachen beruhende Blutungen sind hier ins Auge gefaßt, sondern solche, die habituell auftreten und hartnäckig sind, weil sie auf Allgemeinerkrankungen beruhen. Bei Erkrankungen des Blutes ist kein Mittel so hilfreich wie *Natrium nitricum* D3; es wirkt in der Regel rasch bei Anämischen, indem es die Gerinnungsfähigkeit des Blutes erhöht. *Phosphorus* D6 wirkt gut, wenn Herz-, Nieren-, Lungenleiden zugrunde liegen und die Gerinnungszeit verlängert ist. Ist die Blutung zäh, fadenziehend, dunkel und anhaltend, wie man dies oft in den Entwicklungsjahren beobachtet, so ist *Crocus* D3 sehr zuverlässig in der Wirkung. Bei Blutungen auf Sepsis beruhend ist Crotalus D8–10 angezeigt. Äußerlich und innerlich kann man in allen Fällen von Nasenbluten den Fluidextrakt von *Hamamelis* anwenden. Und bei den sog. vikariierenden Blutungen passen: *Aconitum* D4, *Bryonia* D3, *Pulsatilla* D4, wenn die Menses ausbleiben.

Erbrechen

Speiseerbrechen, Nausea, Durchfälle verlangen *Ipecacuanha* D6. Vomitus matutinus der Trinker beruhigt prompt *Arsenicum* D6–30, ebenso ist dies ein Hauptmittel bei Hyperemesis gravid. neben *Nux vomica* D30. Heftiges, hartnäckiges Erbrechen *Jodum* D3–6. Sehr saures und bitteres Erbrechen in Verbindung mit Migräne *Iris versicolor* D4–12. Morgendliches Schleimbrechen, chronische Übelkeit *Kreosotum* D6.

Erfrierungen und Frostschäden

Die schwersten Frostschäden sind selbstredend chirurgisch zu behandeln; hier sollen nur die auf anämischer Grundlage, regelmäßig im Herbst und Winter auftretenden Frostbeulen usw., also mehr die Anlagen zu dem Übel, besprochen werden. Mittel, die die Blutbildung fördern und die Blutzirkulation regulieren, stehen im Vordergrunde. *China* D2–4 und *Chininum arsenicosum* D4, ferner *Natrium muriaticum* D4 sind blutarmen Patienten tgl. 2mal für längere Zeit zu geben; auch *Abrotanum* D1–2 hat sich bewährt und eine Salbe davon, ebenso die *Echinacea*-Salbe. Um die schlechte Blutzirkulation zu bessern, gebe man *Agaricus*-Salbe D4–6 bei heftigem Jucken, Beißen und Brennen und wenn das Gefühl besteht, als stächen Eisnadeln unter der Haut. *Secale* D3–6 ist gut wirksam, wenn Ameisenkribbeln und Taubheitsgefühl bestehen und wenn es zu Geschwürbildung gekommen ist. Bei solchen aufgebrochenen Frostschäden ist auch *Acidum nitricum* D3–5 angezeigt, wenn leicht Blutungen auftreten. Empfehlenswert ist in solchen Fällen auch eine Salbe von *Causticum* oder *Petroleum*, indem man 10 Tr. der Urtinktur mit 30,0 Vaseline mischen läßt.

Erysipel

Bei der Behandlung der Wundrose ist die Homöopathie der antibiotischen Therapie ebenbürtig und insofern überlegen, als sie die

Rezidivneigung vermindert. Das Hauptmittel ist *Belladonna* D4, stündlich eine Tablette oder 5 Tropfen. Helle Rötung, klopfende Schmerzen und Fieber herrschen vor. Für *Apis* D3 spricht eine stärkere ödematöse Schwellung, die blaß-rot ist und Kältebesserung aufweist. Bei akutem hochfieberhaften Beginn ziehen die französischen und englischen homöopathischen Ärzte *China* ∅, zweistündlich, 5 Tropfen, vor. Das Blasenerypsipel verlangt *Rhus toxicodendron* D6, das phlegmonöse *Hepar sulfuris* D12, das zu Gangrän neigende *Crotalus* D6. Bei dem gutartigen, zu Rückfällen neigenden Gesichtserysipel gebe man *Graphites* D12 in seltenen Gaben.

Fieber

Fieber als solches wird bei biologisch-homöopathisch eingestellter Behandlungsweise nicht direkt behandelt; es ist Symptom und wird als solches in die Gesamtheit der Krankheitserscheinungen eingereiht und gewertet. Bei richtiger Wahl des Heilmittels verschwindet Fieber stets gleichzeitig mit den allgemeinen und lokalen Krankheitserscheinungen. Für die Homöopathie gibt es also keine direkten Fiebermittel. Um jedoch dem schulgemäßen Anfänger einen Wegweiser zu geben, werden die Haupterkrankungsformen, die mit Fieber einhergehen, genannt nebst den Mitteln, die sich zur Behandlung am meisten eignen.

Erkältungsfieber mit Lokalentzündung, an welchen Organen auch immer sie auftreten mag, verlangt in erster Linie *Aconitum* D4–6, wenn es mit heftigem Durst, großer trockener, brennender Hitze und hartem, vollem Pulse einhergeht; es beginnt mit Frost, oft mit Schüttelfrost, Angst, Unruhe, auch Krämpfe sind zugegen und je nach dem Entzündungsherde auch stechende Schmerzen. Man verordnet kumulative Dosen, 5–10 Tr. der gewählten Potenz in einem Glase Wasser gelöst; wenn dann nach einigen Stunden kritische, wohltuende heiße Schweiße auftreten, dann seltenere Gaben. Das Mittel hat manche im Entstehen begriffene Entzündung kupiert. Bei auftretenden Schweißen, heißem, roten Kopf und kalten Füßen folgt meist gut *Belladonna* D4. *Nux vomica* D3–6 paßt bei Erkältungsfiebern, besonders wenn Magensymptome vorherrschen; zuerst Frostschauer oder Schüttelfrost, häufig mit Gähnen, dann brennende Hitze mit Scheu vor Entblößung, Kopf heiß, Extremitäten kalt, drückendes Kopfweh, brennender Durst, Zunge weiß und trocken; Magendruck und Verstopfung. *Chamomilla* D2–4 ist das

Fiebermittel der Kinder, es ist gekennzeichnet durch Gesichtsrötung, meist einer Wange, durch die nächtliche Verschlimmerung und die große Unruhe der Patienten: Häufig bestehen Krämpfe und Durchfälle.

Infektionsfieber, bei akuten Exanthemen, Grippe u. dgl. werden am besten gleich anfangs mit *Ferrum phosphoricum* D3–6 behandelt; das Fieber ist nicht so sehr hoch, aber anhaltend, das Gesicht ist kongestioniert, der Puls ist mehr weich und voll. Das Mittel bringt erleichternde, warme Schweiße und fördert durch Beruhigung den erquickenden Schlaf. Man gibt zweckmäßig 1stdl. 1 Dosis, evtl. im Wechsel mit einem anderen, durch die Symptome indizierten Medikament. Der Verlauf von exanthemischen und anderen infektiösen Krankheiten wird sehr gemildert. *Gelsemium* D4–6 paßt bei sich verschleppendem Fieber von remittierendem oder intermittierendem Typus, die Kranken sind schlafsüchtig und werfen sich trotzdem fortgesetzt herum, die Glieder schmerzen, und die Prostration nimmt zu, Frost läuft von den Füßen zum Rücken hinauf, das Gesicht ist hochrot, wie trunken, der Puls ist voll und weich, später schwach und aussetzend. Schweiß bessert. Das Fieberbild zeigt schon typhös-adynamischen Charakter. Als weitere Entzündungsfiebermittel kommen in Betracht: *Belladonna* D6, *Mercurius* D6, *Rhus toxicodendron* D6, *Chininum sulfuricum* D1–2, *Jodum* D6 usw., die in der Arzneimittellehre zu vergleichen sind.

Rheumatisches Fieber: *Bryonia* D3–6 ist das Hauptmittel bei Erkrankungen der Serosa. Das Fieber ist am schlimmsten abends bis früh, meist Folge von Erkältung; zuerst Frost, dann Hitze mit Kopfweh, schließlich allgemeine, saure Schweiße. Die Stimmung ist sehr reizbar, und jede Bewegung verschlimmert alle Schmerzen. *Mercurius solubilis* D6 paßt bei mehr subakutem Fieber; Frost herrscht vor, und Bettwärme wird nicht vertragen, Verschlimmerung nachts, Schweiße gegen Morgen nicht erleichternd, dabei Schlaflosigkeit vor Angst und Unruhe. *Chamomilla* D2–4 ist auch bei Rheuma bewährt; Frostschauer gehen der brennenden Hitze voraus, das Gesicht ist meist halbseitig gerötet, große Unruhe, Hin- und Herwerfen, besonders in der Nacht, heiße Kopfschweiße folgen. Man vergleiche auch: *Rhus toxicodendron* D6, *Pulsatilla* D3, *Colchicum* D3, *Nux vomica* D6–12. Beim akuten rheumatischen Fieber besteht immer die Gefahr von Komplikationen (Endokarditis). Der homöopathische Anfänger warte deshalb nicht zu lange mit der Schultherapie.

Fieber bei Magen-Darmerkrankungen: In aktuen Fällen sind angezeigt: *Aconitum, Belladonna, Bryonia* und *Nux vomica* in mittleren Potenzen. Bei sich hinschleppenden Magenkatarrhen passen *Mercurius* D6, hauptsächlich aber *Baptisia* D3, wenn große Mattigkeit und Prostration auftritt mit Kongestionen zum Kopfe und dumpfem Kopfschmerz; Verwirrung, Schlaflosigkeit und murmelnde Delirien stellen sich ein, dabei ist der Gesichtsausdruck dumm, wie blöde. Tags besteht mehr Frost, nachts Hitze, profuse Schweiße leiten die Besserung ein. *Pulsatilla* D3–6 paßt beim sogenannten Schleimfieber; die Patienten sind stets frostig, sie haben wenig Durst, im Hitzestadium sind die Lippen trocken, und sie werden geleckt; stellen sich dann Schweiße ein, dann sind die Patienten schlummersüchtig. Gesellen sich Gallensymptome zum gastrischen Fieber, dann sind *China* D2–3 und *Mercurius dulcis* D6 die Hauptmittel, und man vergleiche außerdem die Lebermittel.
Remittierendes Fieber, meist Eiterungsfieber, siehe bei den betreffenden Organen.
Es ist selbstverständlich, daß bei einem so großen Gebiete, wie das Fieber es darstellt, die Behandlung nur angedeutet werden konnte.

Fisteln

Alte Geschwüre mit Fistelausgängen werden mit *Silicea* D3–6 in erster Linie behandelt, wenn Wärme bessert und Kälte verschlimmert; die Eiterung wird anfangs gefördert, sie schwindet dann langsam bei guter Granulation; auch kann der Eiter resorbiert werden. Die Eiterung kann an allen Organen ihren Sitz haben und lange bestehen, die Kieselsäure wirkt stets befriedigend. Stiegele hat Fabiana imbricata (Pichi-Pichi) D2 3 × 5 Tr. bei Fisteln erfolgreich angewandt. *Mercurius* D6 und *Acidum nitricum* D3–6 sind die Hauptmittel bei luetischen Fisteln und Geschwüren. Bei von den Knochen ausgehenden Eiterungen bewähren sich am besten *Phosphorus* D6 oder *Calcium sulfuricum* D3. Ist der Eiter dünn und stinkend, sind die Geschwüre sehr empfindlich gegen Berührung und Verband, dann hat sich *Asa foetida* D4–6 bewährt. Bei ganz hartnäckigen Fisteln denke man noch an *Sulfur* D6, *Lycopodium* D6 und *Acidum hydrofluoricum* D12. Vierwöchentlich einmalige i. v. – Injektion von *Acidum formicicum* D12–30 fördert nach jedesmaliger kurzer Vermehrung der Sekretion die Heilung sehr. Die häufig vorkommenden Afterfisteln sind nach homöopathischer Auffassung ebenfalls innerlich zu behandeln, sie heilen in der Regel langsam aus.

Fluor albus

Der weiße Fluß der Frauen wird je nach seiner Ursache und seiner Art die verschiedensten Mittel verlangen. Bei anämischen Mädchen und Frauen ist nach Überanstrengung, Exzessen, bei drohender Tuberkulose *Calcium phosphoricum* D3–6 erstes Mittel. Bei einfachem Kinderfluor sind *Caulophyllum* D3 und *Hepar sulfuris* D6 angezeigt; bei begleitender körperlicher und geistiger Erschöpfung *Gelsemium* D6–30. Für mehr eitrigen Fluor kommen in Frage *Hydrastis* D2–6 (Abortreste, Erosionen), *Lilium tigrinum* D2 bei hartnäckigem Trichomonasfluor, *Kalium phosphoricum* D3 bei nervöser Erschöpfung mit Dysmenorrhö. Ist der Fluor fötid, so sind *Acidum carbonicum* D4 und *Balsamum peruvianum* D2 wichtig, ähnlich *Kreosotum* D6. Blutiger Fluor (Polypen, Myom, Ca.) läßt an *Argentum nitricum* D3 denken, gleichzeitiger Prolaps an *Sepia* D6.

Furunkel und Furunculosis

Die bevorzugten Mittel waren von jeher Schwefelpräparate: *Sulfur, Hepar sulfuris*, in mittleren Potenzen, auch *Sulfur jodatum*, das von Bier warm zur Nachprüfung empfohlen wurde in D6 in Tabl. Überraschend, selbst für Kenner der Homöopathie, die jeden Einzelfall nach der Gesamtheit der Symptome zu behandeln gewohnt sind, ist der große Prozentsatz der Heilungen nach Biers Angabe. Das muß seinen Grund in der klinischen Behandlung haben, bei der jeder Patient gezwungen ist, bei der vorgeschriebenen Kur zu bleiben, und wo auch die Zeit nicht drängt wie bei ambulanter Behandlung in der Privatpraxis. Die Mitteilungen Biers zeigen, wie notwendig es wäre, daß die Erprobung homöopathischer Medikamente in klinischen Instituten ermöglicht würde. Die klassische Vorschrift Stiegeles, von dem Bier die Anregung erhalten hatte, lautet: Man gebe D3 (D4–6 bei empfindlichen Sulfur-Naturen) 3mal tgl. 1 Tabl. 2 Tage lang, dann stets 1 Tag Pause, setze diese Kur 4 Wochen fort, indem man bei Seltenerwerden neuer Furunkel auf 2mal 1 Tabl. herabgeht.

Weitere Mittel beim Furunkel sind: *Belladonna* D4–6 (hellrot, sehr berührungsempfindlich, klopfende Schmerzen), die die beginnende Entzündung manchmal im Keime erstickt; kommt es dennoch zum Fortschreiten der Entzündung mit stechenden Schmerzen, so lindert *Apis* D3–6. Bei heftigsten Schmerzen mit großer Unruhe und fortschreitender Entzündung ist sehr zu empfehlen *Tarantula cubensis* D12; im Eiterungsstadium wird *Myristica sebifera* D3–6 den Durchbruch des Abszesses beschleunigen und ebenso *Mercurius* D6 und *Silicea* D6 die Ausheilung fördern; letzteres hat besondere Beziehungen zum Nacken. Äußerlich wirkt sehr gut *Echinacea-Tinktur*, 10–20 Tr. in eine Tasse Wasser, in Form von Kompressen ebenso *Arnica-Tinktur*. Bei der **Furunculosis** liegt fast immer eine Stoffwechselstörung auf konstitutionellem Boden zugrunde (Gicht, Diabetes, Anämie usw.), und die Behandlung muß sich darauf erstrecken. Hier sind die bewährtesten Mittel neben *Sulfur* hauptsächlich *Arsenicum* D12 bei **Diabetes** und *Arnica* D3–6; sie vermögen neu entstehende Schwären im Entstehen zu unterdrücken, wenn man 2–3stdl. 1 Gabe verabreicht. Auch *Hydrastis* D1–3 ist bei marantischen Patienten zu empfehlen und bei Frauen mit Unterleibsleiden sowie bei chronischen Darmstörungen, wobei nicht selten eine dauernde Autointoxikation erfolgt. Die Schwefelpräparate sind auch hier Hauptmittel, was eine Nachprüfung bestätigen wird. Günstig wirkt oft potenziertes Eigenblut nach Imhäuser.

Gangrän

Mit großem Vorteile verwendet man neben der lokalen Behandlung auch innerlich Mittel gegen die verschiedenen Arten von Brand. Einen vorgeschrittenen Altersbrand wird man zwar nicht heilen, aber man versuche: *Arsenicum* D6 bei Diabetesgangrän oder auch *Kreosotum* D3–5; beide Mittel passen beim feuchten Brand, und es bestehen heftige Brennschmerzen, schlimmer nachts, bei stinkenden Absonderungen. *Secale* D3 (ausgeprägte Kältebesserung) ist angezeigt beim trockenen Brand, wie er bei Arteriosklerose, Tabes und Raynaudscher Krankheit beobachtet wird. *Vipera* D10 und die anderen Schlangengifte wirken günstig bei brandig werdenden Geschwüren aller Art, wenn die Umgebung livide verfärbt ist, bei stinkenden Sekretionen und drohender Sepsis. *Carbo vegetabilis* D6 ist beim Altersbrand zu versuchen. *Cuprum arsenicosum* D3 wird von Stiegele gerühmt.

Gastritis und Magenleiden verschiedener Art

Bei Behandlung der **akuten Gastritis** ist neben den Symptomen hauptsächlich die Ursache des Leidens zu berücksichtigen. Liegt Erkältung durch Eis, kaltes Obst u.a. zugrunde, so werden *Bryonia* D6 und *Arsenicum* D6 beruhigen. Bei Folgen von Magenüberladung oder Durcheinanderessen gebe man *Antimonium crudum* D4, wenn Übelkeit, Ekel, Brechreiz und Erbrechen vorliegen. Nach Mißbrauch von Alkohol, Kaffee, Tabak usw., beim sog. Katzenjammer, bewährt sich *Nux vomica* D4–6. Bei Folgen von akutem Ärger ist *Chamomilla* D2, von anhaltenden Gemütserregungen *Ignatia* D12 zu geben. Liegt eine Entzündung der tieferen Magenschichten vor, dann wird man zu *Bryonia* D3–6 greifen; jede Bewegung verschlimmert dann die drückenden, stechenden Magenschmerzen, es besteht Verstopfung und zersprengender Kopfschmerz. *Arsenicum* D6 paßt, wenn Fleisch-, Wurst- oder Fischvergiftung vorliegt mit Brechreiz, Durchfällen, heftigem Durst und wenn sich Zeichen von Kollaps einstellen. Bei fieberhaftem Magen-Darminfekt sind die Mittel: *Ferrum phosphoricum* D6, wenn Erbrechen, Mattigkeit, Schlafsucht, Magenkrampf und Diarrhöen vorliegen. Bestehen mehr Magenkrämpfe in Anfällen mit Erbrechen von Schleim und Galle, so hilft gewöhnlich *Belladonna* D3–6. Bei sich verschleppendem Fieber, und wenn sich Schwäche und Prostration mit Gehirnsymptomen zeigen, müßte *Baptisia* D3 folgen oder *Chininum arsenicosum* D4.

Gastroenteritis der Säuglinge und Kinder mit Erbrechen der Milch bei reiner Zunge und Schlummersucht bei grün-gelben, schleimigen Durchfällen heilt *Aethusa cynapium* D4; außerdem sind häufig *Pulsatilla* D4 und *Ipecacuanha* D4, je nach den Symptomen, zu geben.

Chronische Gastritits. Ätiologisch betrachtet kommen hier von Medikamenten in Anwendung als besonders wirksame Mittel *Nux vomica* D12 (Völlegefühl nach Tisch, saures und bitteres Aufstoßen, Nausea, vergeblicher Stuhldrang) und *Graphites* D12 (Magenschmerz besser durch Essen, Blähungen, Hypazidität). Jousset rühmt beide Mittel besonders; er gab Nux 1 Stde. vor den 2 Hauptmahlzeiten, Graphit 1 Stde. nachher 8–12 Tage lang, ließ dann eine mehrtägige Pause eintreten und begann die Kur von neuem.

Rheumatikern und Gichtikern verordnet man als bestes Mittel *Antimonium crudum* D4–6. Bei Gewohnheitstrinkern mit Vomitus matutinus passen *Nux vomica* D6, *Acidum sulfuricum* D2 und *Kalium bichromicum* D4–6, letzteres besonders, wenn dem Bier gehuldigt

wird. Ist der chronische Magenkatarrh die Folge von Herz-, Leber- oder Nierenleiden, so müssen die Grundkrankheiten mitbehandelt werden. *Jodum* D4–6 bessert die anfallweise auftretenden Schmerzen, wenn großer Durst, Sodbrennen, Heißhunger und galliges oder Speise-Erbrechen besteht; die Patienten sind sehr erregt und magern rasch ab; es besteht schon Verdacht auf Ulcus ventriculi. Weitere Medikamente vergleiche man in diesem Abschnitte. Bei **Magenatonie und Gastrektasie** sind die Hauptmittel: *Graphites* D3–6, *Calcium carbonicum* D3, *Carbo vegetabilis* D4–6, *Nux vomica* D4–6, *Lycopodium* D6 und *Sepia* D6, deren Indikationen in der Arzneimittellehre zu vergleichen sind.
Von den **Sekretionsstörungen** des Magens wird die **Hyperazidität** bekämpft durch *Robinia pseudacacea* D2, wenn saures Aufstoßen und Erbrechen bestehen, ferner Sodbrennen, Blähsucht und Verstopfung mit erfolglosem Stuhldrang; oder durch *Capsicum* D4 bei Sodbrennen, Speichelfluß, Brennen der Zunge, des Rachens, Magens und Dickdarms mit Hämorrhoiden. *Natrium phosphoricum* D3 paßt bei Säurebildung nach Fettgenuß und bei überfütterten Kindern, wenn sie gleichzeitig an sauren Durchfällen leiden. *Phosphorus* D4–6 ist angezeigt bei nächtlichen Hungeranfällen, Erbrechen, Durchfällen. *Acidum sulfuricum* D3 paßt beim Sodbrennen der Säufer.
Bei **Hypazidität** sind die besten Mittel *Graphites* D12; es besteht fauliges Aufstoßen, Gefühl der Schwere im Magen, die Patienten sind verstimmt, oft blutarm, dabei pastös (gedunsen); Flatulenz und Verstopfung; Magenkrämpfe stellen sich ein, die durch Essen gebessert werden. *Lycopodium* D6 ist zu verordnen, wenn gleichzeitig Leberstörungen mit Pfortaderstauungen vorliegen mit träger Magen- und Darmperistaltik: Wenige Bissen machen satt und voll, aufgebläht, es tritt saure Gärung im Magen ein und Flatulenz im Darm mit Verstopfung. Der Magen ist empfindlich gegen Druck und Kleidung beengt, Aufstoßen erleichtert kaum. Hochpotenzen des Mittels können Erstverschlimmerungen, Blutungen u. dgl. verursachen. Auch *Sulfur* D6, *Carbo vegetabilis* D3, *Asa foetida* D4–6 und *China* D3–6 passen bei dieser trägen Magensekretion mit abnormen Gärungsprozessen. Eines der wichtigsten Mittel bei allen Magenstörungen bleibt immer *Nux vomica* D6–12. Die Hauptsymptome sind: Schwere und Druck im Magen beim und nach dem Essen einige Stunden dauernd; der Magen ist druckempfindlich, aufgebläht, saures oder bitteres Erbrechen, Frösteln, Verlangen nach Reizmitteln, wie Alkohol oder Kaffee. Die Morgenstunden

sind immer schlechter, die Stimmung ist reizbar. Fast stets besteht eine spastische Obstipation. Die Wahl der Dosis ist bei dem Mittel wichtig: je reizbarer die Stimmung, desto höhere Potenzen, bei spastischen Zuständen ebenfalls, während die Atonie besser auf stärkere Dosen reagiert. Die Homöopathie verzichtet auf die chemische Behandlung der Magensekretionsstörungen; massive Dosen von Alkalien und Salzsäure werden nicht verwendet, da sie nur vorübergehend, palliativ nützen, während richtig gewählte homöopathische Medikamente zwar nicht momentan, aber bei längerem Fortgebrauch dauernd heilen.

Reizungen. Gegen diese häufige Erkrankung bewähren sich: *Valeriana* D3, wenn Ekel, Heißhunger, Übelkeit, Erbrechen auftreten, oft Sodbrennen und stinkendes Aufstoßen und das Gefühl des globus hystericus. *Ignatia* D4–6 hat Speichelfluß und viel Gähnen, bitteres und saures Aufstoßen; Essen bessert das Gefühl von Hinsein im Epigastrium; im Halse das Gefühl einer Kugel; hysterische Frauen und Folgen von Kummer, Sorgen u. dgl. *Asa foetida* ist das Mittel gegen Flatulenz, wenn alles gegen den Hals zu drängt, dabei heftiges, ranziges Aufstoßen; der Magen ist öd und leer; es besteht Sodbrennen. Weitere Mittel, die auf den Nervus vagus wirken, sind: *Lachesis* D8, *Tabacum* D6, *Phosphorus* D6, *Sepia* D4–6, die in der Arzneimittellehre zu vergleichen sind.

Nervöser Magenkrampf erfordert *Belladonna* D 3 bis 6 oder *Arsenicum* D6. Ein vorzügliches Mittel ist auch *Anacardium orientale* D6, wenn Besserung des Schmerzes durch Essen eintritt, aber der Schmerz 2 bis 3 Stunden später wieder auftritt; oft sind Geschäftssorgen oder geistige Übermüdung die Ursache. *Bismutum subnitricum* D4 heilt Magenkrämpfe und -schmerzen nervöser Art, wenn Übelkeit und leeres Aufstoßen quälen oder wenn sofort nach dem Essen galliges Erbrechen erfolgt. *Stannum* D6 heilt den Magenkrampf, der langsam zu- und dann wieder abnimmt; ganz ähnlich wirkt *Argentum nitricum* D6.

Gelenkrheumatismus, akuter

Das rheumatische Fieber erfordert klinische Behandlung. Daneben kommen folgende homöopathische Arzneien in Betracht: Das Fiebermittel zu Beginn ist *Aconitum* D6 in kumulativen Gaben, besonders wenn eine Erkältung das Entstehen der Infektion begünstigte; das Mittel ist auch später nochmals angezeigt bei evtl. beginnenden

Herzkomplikationen. Bessern sich das Fieber und die einsetzenden Gelenkschmerzen nicht bald, dann muß *Chininum sulfuricum* D1–2 folgen, die Gelenke sind dann schon rot und geschwollen und sehr empfindlich. Im weiteren Verlaufe ist oft *Ferrum phosphoricum* D3 das wirksame Fiebermittel, und nebenbei muß wegen der Gelenkentzündung *Bryonia* D3 im Wechsel, etwa alle Stunde eine Gabe, verabreicht werden. Tritt keine Besserung ein und wird der Harn dunkel, heiß und scharf mit Harndrang und -zwang, und wenn die Gelenkschmerzen wandern und von einem Gelenk zum anderen überspringen bei kontinuierlichem Fieber mit Nachtschweißen, dann folgt zweckmäßig *Acidum benzoicum* D2–4, ein der Salizylsäure chemisch isomeres Mittel, das auch ersetzt werden kann durch die Tinktur der salizylhaltigen *Spiraea ulmaria* (Schier). *Mercurius solubilis* D6 kommt in Frage bei nächtlicher Verschlimmerung mit sauer riechenden Schweißen. Bewährt hat sich auch *Acidum formicicum* (D6 2mal wöchentlich i. v.), für subakuten und chronischen Rheumatismus eignen sich höhere Potenzen (D12) in mehrwöchigen Zwischenräumen. Diese Mittel genügen in der Regel zur Ausheilung des Gelenkrheumatismus, und man sieht nur ganz ausnahmsweise Herzstörungen auftreten. Stellen sich solche ein, so wird nach Aconitum und Bryonia *Spigelia* D3–6 zu folgen haben oder ein anderes passendes Herzmittel, das zum infektiösen Rheumatismus in Beziehung steht; man lese deshalb bei Herzleiden nach. Bei abnormem oder schwerem Verlaufe der Polyarthritis rheumatica findet noch eine Reihe anderer Medikamente Verwendung, z. B. *Colchicum* D3–6 bei wanderndem Schmerz und Schwellung und wenn auch die Sehnen, Bänder und Aponeurosen betroffen sind; der Harn ist sehr hochgestellt und satzig, und Nieren- und Herzkomplikationen treten auf. *Pulsatilla* D3–6 kommt bei wanderndem Rheuma der anämischen, nervösen, empfindlichen Frauen in Anwendung, wenn die Verschlimmerungszeit auf die Nacht fällt und Abdecken und Bewegung Erleichterung bringen. Man vergleiche auch *Rhus toxicodendron* D6–30, *Dulcamara* D3, *Caulophyllum* D3. Äußerlich lindert sehr eine Einreibung mit *Gaulteria*-Öl mit Guttapercha-Verband, das gleiche Mittel bessert in D3, innerlich gegeben, die Schmerzen. Beim sog. hyperpyretischen Rheuma gibt die Homöopathie *Acidum salicylicum* D1–2 oder *Pyrogenium* D8, bei zerebralen Erscheinungen *Belladonna* D6 und *Opium* D4.

Gelenkrheumatismus - *subakut und chronisch*

Neben der Sanierung von Fokalinfekten sind die Hauptmittel: *Rhus toxicodendron* D4-30, die höhere Potenz ist vorzuziehen. Es sind mehr die Bänder und Sehnen betroffen, auch die Gelenke, Muskeln und Nerven. Die Schmerzen sind spannend, stechend, reißend, die Gelenke steif; die Schmerzen treten stärker nachts in Bettruhe auf mit allgemeiner Unruhe und bei beginnender Bewegung; sie werden besser bei fortgesetzter Bewegung und durch Wärme. Meist sind Durchnässung und Überanstrengung bei naßkaltem Wetter die Ursache. Ganz ähnlich verhält sich *Dulcamara* D3-6. *Calcium phosphoricum* D4-6 paßt bei rheumatischen Rückfällen bei jedem Wetterwechsel und wenn Arbeiter im Nassen beschäftigt waren. *Ledum palustre* D2-4 ist ein vorzügliches Mittel, wenn die kleinen Gelenke rheumatisch-gichtig befallen werden; charakteristisch sind: das nächtliche Reißen, die Frostigkeit, das Fortschreiten der Entzündung von unten nach oben sowie die Verschlimmerung durch Weingenuß. Bei länger bestehenden Leiden treten Tophi auf. *Rhododendron* D3 ist das Mittel bei Sommerrheuma, wenn bei Barometersturz und Wetterwechsel die kleinen Gelenke schwellen und schmerzen und Ruhe und Kälte verschlimmern; daneben gebe man wöchentlich 1mal *Sulfur* D30. Auch beim chronischen Rheuma ist *Mercurius* D6 angezeigt und nicht selten *Arsenicum* D6, wenn ödematöse Schwellungen um die Gelenke auftreten. *Acidum formicicum e formica rufa* D200 1 Amp. i.v. alle 4 Wochen wirkt umstimmend; ebenso potenziertes Eigenblut. Im allgemeinen kann dem Behandler jedoch nicht das Studium der Arzneimittellehre erspart bleiben, wenn er dieses oft hartnäckige Übel mit Erfolg bekämpfen will. Die Erfolge sind bei subakuten Formen befriedigend, bei chronischen lassen sie zu wünschen übrig.

Deformierende Gelenkentzündungen sind arzneilicher Behandlung schwer zugänglich, in einzelnen Fällen haben gebessert: *Acidum benzoicum* D3, *Thuja occidentalis* D6 und *Causticum* D12-30, wenn sie länger fortgebraucht wurden. Auch die Schwefel-, Kalk- und Kieselsäuremittel wird man nach konstitutionellen Gesichtspunkten verordnen, um dem stetig fortschreitenden Leiden wenigstens entgegenzuarbeiten.

Gicht

Eine bei der heute so verbreiteten Überernährung wieder häufig vorkommende Erkrankung, welche während der Kriegs- und Nachkriegsjahre infolge der damaligen Mangelernährung sehr selten war. Der akute Gichtanfall verlangt *Belladonna* D6 und *Apis* D3–6, stdl. im Wechsel eine Gabe. Stehen Blasensymptome im Vordergrund, so bewährt sich *Cantharis* D4 gut gegen die heftigen Schmerzen; bei Frauen ist *Sabina* D3 vorzuziehen. Liegen Herz-, Nieren- oder Darmstörungen vor, so wird man mit Erfolg auch *Colchicum* D1–3 verordnen. Treten im weiteren Verlaufe der Gicht die Anfälle nicht mehr so typisch auf, so sind die hilfreichsten Mittel bei sich hinziehenden Gichtanfällen: *Lithium benzoicum* D1, *Mercurius solubilis* D6 und *Ammonium phosphoricum* D4. Die nach Ablauf des akuten Anfalles zurückbleibenden Gelenkschwellungen sind mit *Sulfur jodatum* D3 oder *Kalium jodatum* D1 weiterzubehandeln. Die chronische Gicht, als konstitutionelle Anlage und Stoffwechselstörung, wird natürlich dauernd nach allgemeinen Gesichtspunkten weiterbehandelt, sie fällt mit der Behandlung der harnsauren Diathese zusammen. Mit gutem Erfolg wird hier *Acidum formicicum* D30 in seltenen Wiederholungen, etwa 4wöchentlich 1 Injektion, angewendet. Gegen die Gichttophi bewähren sich am besten: *Silicea* D30, *Ledum* D2–4, *Ammonium phosphoricum* D4, *Lycopodium* D30 und *Kalium jodatum* D2.

Grippe

Die Erfahrung hat gezeigt, daß bei jeder Grippeepidemie das „epidemische“ Mittel die besten Heilerfolge hat, ja daß dieses Mittel auch einen gewissen Schutz gewährt. Leider gelingt es nicht oft, frühzeitig dieses Mittel zu bestimmen, da es aus dem Verlauf der Seuche erst festzustellen ist. Ist dies gelungen, so hilft es fast in allen Fällen mit und ohne Komplikationen. In den letzten Jahren waren solche epidemischen Mittel: *Bryonia, Nux vomica, Cantharis* und *Chelidonium*. Weitere wirksame Grippemittel sind: Ganz im Beginn der Krankheit kupiert nicht selten den ganzen Prozeß: *Camphora rubini* ∅, wenn man 1–2stdl. 2 Tr. verabreicht. Das beste Fiebermittel ist *Ferrum phosphoricum* D6, man gibt es in 2stdl. Wechsel mit dem durch die Symptome sich anzeigenden Medikamente. Die große allgemeine Schwäche mit den ziehenden

Muskel- und Nervenschmerzen, wobei jede Bewegung verschlimmert, zeigt *Gelsemium* D3–6 an; dabei sind besonders stark die Kopfnerven angegriffen, starkes Kopfweh bei rotem Kopfe, hohes Fieber, Schlummersucht und drohende Kopfgrippe. *Eupatorium perfoliatum* D3 hat den Zerschlagenheitsschmerz, die Knochen sind wie gebrochen, dabei heftige Reizung der oberen Luftwege bis in die Bronchien mit Heiserkeit, lästigem Reizhusten und Brustschmerzen. Das Fieber ist morgens höher. Dieses Medikament war sehr häufig das schnelle Heilmittel. Die rheumatische Form verlangt *Bryonia* D3, *Rhus toxicodendron* D6, *Nux vomica* D6 oder *Causticum* D6, je nach den Krankheitserscheinungen. Sind vorzüglich die Luftwege betroffen, dann wird man *Mercurius* solubilis D6 geben oder *Phosphorus* D6 und *Antimonium tartaricum* D6, wenn die Grippepneumonie droht oder eingetreten ist. *Kalium bichromicum* D4 ist ein gutes Mittel bei verschleppten Katarrhen mit gelbem, fadenziehendem Schleim, der besonders im Nasen-Rachen-Raum oder auch in der Luftröhre sich festgesetzt hat. Ist der Verdauungsapparat schwer beteiligt, so gibt man bei Durchfällen mit Vorteil *Cuprum arsenicosum* D4 oder *Chelidonium* D1–3, auch *Ipecacuanha* D3; bei Verstopfung ist *Sulfur* D6 angezeigt oder *Nux vomica* D3–6. Die maligne Grippe ist von vornherein mit *Arsenicum* D6 oder *Chininum arsenicosum* D4 zu behandeln; bei auftretender Schlafsucht denke man an *Opium* D6. In der meist langsam verlaufenden Rekonvaleszenz gebe man *Ferrum* D1–2 oder *China* D3 und *Acidum phosphoricum* D3. *Tuberculinum* D8 soll vor Rückfällen schützen, ebenso nach Reuter *Acidum formicicum* D3–6 subkutan. Bei Erschöpfung und Schwäche nach Grippe wirkt sehr gut 1 Amp. *Acidum sulfuricum* D4 i.v. pro Tag 3- bis 4×.

Hämaturie

Eine sorgfältige klinische Diagnostik ist immer erforderlich. Blutharnen im allgemeinen, ehe man die Ursache feststellen kann, ist mit *Hamamelis* ∅–D1 zu behandeln in häufigen Gaben; liegt eine Verletzung vor, so gibt man *Arnica* D3–6; passive, schmerzlose, anhaltende Blutverluste im Harn verlangen *Secale* D2–3; periodisch auftretende Blutungen, deren Ursache nicht festzustellen ist, heilt manchmal *Natrium nitricum* D3. Die akute Nephritis mit Hämaturie erfordert klinische Behandlung. Daneben kommen in Frage: *Cantharis* D4, *Terebinthina* D6, *Arsenicum* D6 oder *Phosphorus* D6, bei septischer Nephritis und Niereninfarkten *Lachesis* D8, *Crotalus* D8 oder *Acium nitricum* D4-6. Sind Nierensteine die Ursache oder Blasensteine, so kann man *Hamamelis* geben oder auch *Ferrum muriaticum* D2, der Patient ist aber baldigst dem Spezialarzt zu überweisen. Bei Trinkern, die zu Hämorrhoiden neigen, gibt man *Nux vomica* D3-6 oder *Acidum sulfuricum* D2-3. Blasenpolypen und andere Neubildungen, die Blutungen verursachen, kann man mit *Phosphorus* D6 oder *Thuja* D4 behandeln, bis die Operation möglich ist. Bei vikariierender Blutung, anstatt der Menses, hilft *Pulsatilla* D4-6.

Hämoptoe

Dieses Symptom erfordert zunächst eine eingehende Diagnostik, die meist nur durch den Facharzt oder sogar klinisch durchgeführt werden kann. Danach hat sich dann die weitere Therapie zu richten. Daneben kommen folgende homöopathische Arzneien in Frage: Bei Lungenblutungen steht unter den Heilmitteln in erster Linie *Hamamelis* D1-2, bei kapillärer oder venöser Blutung infolge von venöser Hyperämie der Lungen, wobei Brustschmerz und meist Kopfweh besteht. Bei der Phthisis haben sich auch hohe Potenzen als sehr hilfreich erwiesen. Ein vorzügliches Mittel bei Tuberkulose ist auch *Acalypha indica* D1-4, wenn ein trockener Husten der Blutung vorausgeht und die Brust wie umschnürt ist. Das Mittel hat geholfen, wo andere im Stiche ließen. *Ferrum sesquichloratum* D2-3 ist gekennzeichnet durch die periodisch auftretenden Blutwallungen, bald zum Kopfe, bald zu den Lungen, wie sie sich bei anämischen Mädchen mit beginnender Phthise zeigen. Das Blut ist hellrot und meist rein, die Brust ist schmerzhaft, am meisten zwischen den Schulterblättern; Atemnot, Erregung, Schwindel und Kopfweh gehen der Hämoptyse oft voraus. *Ferrum* darf nie länger fort gegeben werden, sonst sind Rezidive sicher. Nach Stillung der Blutung folgt *China* D2. *Ipecacuanha* D3-6 paßt nach *Aconitum* bei erregten Patienten mit gußweisen, hellroten Blutungen, wenn gleichzeitig Übelkeit und Brechreiz bestehen. Zwei beachtenswerte Mittel sind *China* D3-6, wenn durch große Blutverluste Schwäche eingetreten ist und die Blutung leicht wiederkehrt, und *Millefolium* D3, das die Hämoptoe häufig beseitigt hat. Sind Lungenblutungen die Folge von Herzleiden, so ist neben *Digitalis* D2-3 *Cactus grandiflorus* D1 ein vorzügliches Mittel: Es ist gekennzeichnet durch das

Umschnürungsgefühl, auch *Lycopus virginicus* D1 wirkt dann ausgezeichnet. Nicht selten neigen Trinker und Rheumatiker zu öfteren Lungenblutungen; das Blut ist hell und schaumig, es besteht Atemnot und Zusammenschnüren der Brust, und da hilft *Ledum* D3; auch an *Nux vomica* D4 und *Opium* D3 wird man sich hier erinnern. Beim Lungeninfarkt und bei Gefäßveränderungen in der Lunge gibt man *Secale* D2–3 oder auch *Arsenicum* D6–30, wenn rapider Kräfteverfall einsetzt, und der letzte Rettungsanker in allen schwersten Fällen von Hämoptoe ist *Carbo vegetabilis* D6–30: Die Brust brennt immer heftig, die Haut ist eiskalt, die Blutung ist dunkel und Kollaps tritt ein; das Mittel ist angezeigt bei Phthise, Infarkt, Abszessen, Gangränen der Lungen bei Bronchitis foetida, Bronchiektasie und Kavernen. Im ganzen läßt sich sagen, daß die obigen Medikamente befriedigend wirken, sowohl im Anfalle des Blutspeiens als auch, um Rezidiven vorzubeugen.

Hämorrhoiden

Auch sie müssen individuell und kausal behandelt werden, deshalb achte man auf alle Symptome und suche das Grundleiden festzustellen. Ausbleibende oder unterdrückte Hämorrhoidal-Blutungen geben zu den verschiedensten Allgemeinstörungen Veranlassung, speziell zu vikariierenden Blutungen. Äußerlich wird gegen entzündete Hämorrhoidalknoten eine Salbe von *Paeonia*-Tinktur (0,1 : 10) und bei Blutungen *Hamamelis* verdünnt zu Umschlägen verwendet; Suppositorien von letzterem Mittel lindern sehr Schmerzen und Entzündung und beugen den Blutungen vor; *Hamamelis* D3–6 ist gleichzeitig innerlich zu geben. Gegen Blutungen bewähren sich sonst: *Millefolium* D1–3 und *Acidum muriaticum* D3, wenn äußerste Empfindlichkeit gegen Berührung, und *Acidum sulfuricum* D3, wenn heftiger Brennschmerz besteht. Akut-entzündete Hämorrhoiden mit Prolaps oder Einklemmung der Knoten werden vorsichtig mit *Hamamelis*-Salbe reponiert, innerlich mit *Belladonna* D3 und *Arsenicum* D6 behandelt. Bei den sog. Schleimhämorrhoiden mit Afternässen und Jucken gibt man *Antimonium crudum* D4, bei Frauen *Pulsatilla* D3.

Nach den Ursachen betrachtet sind angezeigt bei **habitueller Obstipation**: *Nux vomica* D6–30. Kaffee-, Alkohol- und Tabakmißbrauch sind ätiologische Momente; die Kranken sind reizbar, meist in den Morgenstunden, und es bestehen Darmspasmen. *Sulfur*

D6–30 paßt konstitutionell für die Anlage; Jucken und Brennen des Afters, meist Verstopfung und Pfortaderstauungen. Das Mittel bringt in D6 Erleichterung vieler Beschwerden. Bei **lokalen** Blutstauungen infolge von Venenerschlaffung im Rektum bewähren sich: *Aesculus hippocastanum* D2–3 bei Gefühl wie von Kletten oder von Holzsplittern, eines der zuverlässigsten Mittel überhaupt. Nach **Darmentzündungen** (wie Ruhr, Typhus, Kolitis) zurückbleibende Hämorrhoiden verlangen: *Aloe* D3–6, wenn Durchfälle zugegen sind; *Podophyllum* D3–6 paßt bei Schleimhämorrhoiden mit Durchfällen, wenn Wundheitsgefühl im After und Neigung zu Aftervorfall besteht. *Mercurius* D6 und *Acidum nitricum* D6 passen bei Geschwürsprozessen.
Bei **Unterleibsleiden** der Frauen sind die Hauptmittel: *Pulsatilla* D6, *Sepia* D3–6, wenn beträchtliche Pfortaderstauungen bestehen und tagelang kein Drang zum Stuhle sich einstellt. Bei den Schwangerschafts-Hämorrhoiden ist außerdem *Collinsonia* D2 bewährt. Bei **Leberleiden** mit Verstopfung, Blähsucht und blinden oder blutenden Hämorrhoiden gebe man *Lycopodium* D6, *Magnesium muriaticum* D4, *Mercurius dulcis* D6 oder *Natrium choleinicum* D4, und man wird bei richtiger Mittelwahl, nach dem Studium der Arzneimittellehren, die schönsten Dauererfolge haben. Bei **Herzfehlern** kommen die Herzmittel in Anwendung; am besten sind: *Digitalis D2, Cactus grandiflorus* D1, *Kalium carbonicum* D6 und *Naja* oder *Lachesis* D8. In dem weiten Gebiete der Hämorrhoidalzustände steht die Homöopathie gut gerüstet da, und wir behaupten, daß keine andere Behandlungsmethode hier mit der homöopathischen sich messen kann, und zudem ist die Wahl der Mittel nicht mal so schwer zu treffen wie es bei vielen anderen Krankheiten der Fall ist.

Herpes zoster

Gegen die oft hartnäckige und schmerzhafte, auf Nervenentzündung beruhende Gürtelrose gebraucht man zuerst *Mezereum* D3, das einen ähnlich schmerzenden Bläschenausschlag hervorruft; das Mittel heilt auch meist die zurückbleibenden neuralgischen Schmerzen aus. *Ranunculus bulbosus* D4 ist bei Interkostal-Zoster angezeigt; die Schmerzen verschlimmern sich bei jedem Wetterwechsel, sie werden gebessert durch einsetzende Schweiße. Auch die Rhusarten, speziell *Rhus toxicodendron* D4, rufen einen Ausschlag, ähnlich der Gürtelrose, hervor, und sie heilen und bessern das Leiden. *Mercurius sol.* D6 ist zu geben, wenn die geschwürig gewordenen Bläschen lange nicht abheilen wollen. Gegen die Neuralgien, die nicht selten hartnäckig zurückbleiben, ist *Arsenicum* D6 ein zuverlässiger Helfer.

Herzleiden

Entzündliche Herzerkrankungen erfordern heute überwiegend eine klinische Therapie. Durch den Einsatz der Antibiotika ist die Prognose entscheidend verbessert worden. Homöopathische Mittel kommen in erster Linie als Adjuvantien in Frage.

Perikarditis. Hier finden hauptsächlich Mittel Verwendung, die auf die Serosa spezifisch wirken: *Bryonia* D3 bis 6 und *Colchicum* D3–6 sind angezeigt, wenn der Rheumatismus den Herzbeutel befällt. Sind die Schmerzen sehr heftig und die Herztätigkeit äußerst erregt, dann ist *Spigelia* D3–6 zu verabreichen in häufigen Gaben. *Apis* D3–6 wird folgen, wenn es zu einem Erguß in den Herzbeutel kommt, auch *Arsenicum* D6 oder *Arsenicum jodatum* D4 sind in diesem Stadium indiziert. Bei abheilender Entzündung gebe man noch einige Gaben *Sulfur* D30.

Endokarditis. Bei der frischen Herzklappenentzündung stehen in erster Reihe *Aconitum* und *Spigelia* D3–6. Wenn gichtisch-rheumatische Exsudation an Endokard und Klappen sich vermuten lassen, folgen *Bryonia* D3 oder *Colchicum* D3–6; geht dann die Entzündung zurück, so wird *Spongia* D3 die Ausheilung vervollständigen. Kommt es zu einem Klappendefekt mit Folgeerscheinungen, so werden *Kalmia* D1–3 und *Cactus grandiflorus* D1 die Insuffizienz und Dilatation bessern und einen guten Verlauf garantieren; sollte jedoch die Herzschwäche zunehmen, dann muß *Naja* D8 folgen, evtl. *Digitalis* D1–∅ oder ein Digitalispräparat in stärkerer Dosis. Bei sich hinschleppendem Verlaufe, bei auftretenden Hydropsien und Herzmuskeldegeneration sind angezeigt: *Apocynum cannabinum*, ferner *Arsenicum* D6, *Phosphorus* D6 und *Kalium carbonicum* D2–4; als Zwischenmittel wird man immer wieder *Digitalis* benötigen, die auch in kleinen Gaben eine durchaus befriedigende tonische Wirkung zeigen kann. Im weiteren Verlaufe des chronischen Herzklappenfehlers wird man bei vernünftiger Lebensweise des Patienten und bei richtiger Arzneibehandlung der öfter auftretenden Kompensationsstörungen gute Erfolge haben und die Kranken in guter Leistungsfähig-

keit erhalten; es stehen für jeweils auftretende Beschwerden noch eine Reihe von Herzmitteln zur Verfügung, von denen genannt seien: *Spongia* D3, *Strophanthus* ∅-D1, *Crataegus* ∅, *Lycopus virginicus* ∅-D1, *Aurum* D4, *Scilla* ∅-D1, *Adonis vernalis* D1-2, *Convallaria majalis* D1-2 usw., die alle eine günstige Wirkung gebracht haben; ihre Indikationen sind in der Arzneimittellehre zu vergleichen.
Myokarditis. Auch hier kommen die genannten Medikamente in Anwendung; als wichtigste sind anzuführen: *Arnica* D3, *Arsenicum* D6, *Phosphorus* D6, *Crataegus* ∅ und *Aurum* D4. Wenn die Muskeldegeneration nicht zu weit vorgeschritten ist, beobachtet man befriedigende Besserungen, und man kann die Patienten oft lange Zeit bei relativem Wohlbefinden erhalten. Kurz erwähnt soll noch werden die **idiopathische Herzhypertrophie** infolge von körperlichen Überanstrengungen; sie wird behandelt mit *Arnica* D2-30, *Arsenicum* D6 oder *Rhus toxicodendron* D6, auch *Kola* ∅ hat gut gewirkt. Bei Herzstörungen infolge von **Arteriosklerose** oder **Aortenaneurysma** gibt man: *Arnica, Aurum muriaticum* oder *jodatum* D4, *Secale cornutum* D3 oder *Plumbum* D30.
Herzinfarkt: Hier ist stets umgehend eine klinische Einweisung erforderlich. Als Sofortmaßnahme zur Verhütung von Komplikationen ist eine Ampulle *Naja* D10 i.v. zu empfehlen.
Kropfherz: *Spongia* D6-30, *Calcium carbonicum* D6, *Jodum* D12-30, *Lycopus* D1.
Nervöse Herzstörungen der verschiedensten Art behandelt man mit gutem Erfolg mit *Aconitum* D6, *Coffea* D12, *Phosphorus* D12, auch *Asa foetida* D4, *Ignatia* D6, *Lachesis* D8, *Natrium muriaticum* D30 und *Lilium tigrinum* D30 leisten Gutes. *Oleander* D2 3 × tägl. 5 Tr. hilft gut bei gehäufter Extrasystolie, auch Tachykardie. Beim Roenheldschen Symptomenkomplex hat sich *Agaricus* bewährt.
Anämisches Herzklopfen beseitigen: *Ferrum* D1-2, *China* D3, *Natrium muriaticum* D12, wenn sie längere Zeit gebraucht werden.
Herzkollaps, plötzlich einsetzender, ist mit *Camphora* ∅ zu behandeln oder je nach den Symptomen mit *Veratrum album* D3, *Ammonium carbonicum* D3, *Acidum hydrocyanicum* D6, *Tabacum* D4 usw.

Heufieber - Pollinosis

Ein sicher wirkendes Mittel gegen Heuschnupfen mit seinen Begleiterscheinungen kennen wir nicht; es scheint jedoch, daß bei konstitutioneller Behandlung der Anlage auf lange Sicht die alljährlich wiederkehrenden Anfälle leichter und rascher verlaufen, zuweilen auch ganz ausbleiben. Der Heuschnupfen basiert häufig auf neuropathischer Anlage, und man wird entsprechend schon längere Zeit vor Beginn der Grasblüte die prophylaktische Behandlung beginnen mit *Phosphorus, Calcium carbonicum, Lycopodium, Arsenicum* und ähnlichen Mitteln in höheren Potenzen; am besten hat sich *Kalium phosphoricum* D3 bewährt. Im Anfalle leisten das Beste: *Sabadilla* D6, wenn viel Niesreiz besteht bei großer Trockenheit der Schleimhaut; ferner *Cepa* und *Selenium* jeweils in D4. Bei asthmatischen Zuständen haben sich bewährt: *Arsenicum* D6, *Naphthalinum* D6 und *Jodum* D4–6, wenn ein heftiger Schnupfen dem Asthmaanfalle verausgeht. Nach den Untersuchungen von Wiesenauer lindert *Galphimia* D4 bis D6 die Beschwerden der Pollinosis. Den gleichen Effekt haben potenzierte Pollen in C30 täglich 5 Tropfen oder ein Globulus (Reilly und Mitarbeiter). Zur Prophylaxe ab Februar eignet sich auch *Acidum formicicum e formica rufa* D200 eine Ampulle pro Monat i.v.

Hordeolum

Bei jedem beginnenden Gerstenkorn gebe man sofort *Staphisagria* D6; das Mittel vermag die entstehende Entzündung zu kupieren, oder es beschleunigt die Vereiterung und Abheilung und beugt bei Fortgebrauch vor. Andere Mittel bei beginnender Eiterung sind: *Hepar sulfuris* D3–4, *Silicea* D3–6, *Platanus* ∅–D2, alle fördern die Eiterung und Heilung gut. Um den Rezidiven vorzubeugen, gebe man Frauen, die bei jeder Regel zu dem Übel disponieren: *Pulsatilla* D3–6; skrofulösen Kindern wird man zur Ausheilung der Anlage *Sulfur* D4 oder *Graphites* D4–6 geben, je nach den vorliegenden Allgemeinsymptomen; bei ganz hartnäckigem Verlaufe hat sich *Calcium fluoratum* D6 am besten bewährt. Äußerlich wirkt günstig eine *Graphit*-Salbe. Die Erfolge sind durchaus gut, wenn die Kur durchgeführt wird; speziell den Rückfällen wird man zuvorkommen. Das Chalazion wird mit den gleichen Mitteln behandelt.

Hydrozele

Die akut-entzündliche Hydrozele, als Begleiterscheinung der Hoden- und Nebenhodenentzündung, weicht der *Belladonna* D3–6 oder *Apis* D3; nebenbei sind die bei Epididymitis und Orchitis genannten Mittel zu geben. Der chronische Wasserbruch bei Kindern und jungen Männern wird manchmal geheilt durch *Abrotanum* D1; nach Quetschungen entstandene Hydrozelen versuche man mit *Arnica* D3–6 zur Resorption zu bringen oder mit *Jodum* D4–6. Wenn nach einer Epididymitis eine Hydrozele zurückbleibt, so ist *Rhododendron* D3 hilfreich. Sollte jedoch nach 4–6wöchiger Behandlung mit obigen Mitteln die Resorption nicht erfolgen, so wird man zu lokaler Behandlung, evtl. zur Radikaloperation raten.

Hydrozephalus

Der akute Hydrozephalus als Begleiterscheinung von Meningitis oder Encephalitis erfordert klinische Behandlung. Adjuvant kann die Homöopathie eingesetzt werden. Hauptmittel sind *Zincum* D6 und *Apis* D3 bis D6, wenn die Patienten den Kopf in die Kissen bohren oder ihn hin- und herrollen mit cri encéphalique beim Erwachen sowie Krämpfen und Lähmungen. *Helleborus niger* D1–3 paßt bei Betäubung und Sopor, Stirnrunzeln, automatischen Arm- und Beinbewegungen, plötzlichem Aufschreien, Opisthotonus, Augenverdrehen, Kaubewegungen und gierigem Trinken. Beim **chronischen Wasserkopf** erzielt man recht befriedigende Resultate mit *Calcium phosphoricum* D6, das das beste Konstitutionsmittel zu sein scheint; *Sulfur, Calcium carbonicum* und *Barium carbonicum, Silicea, Phosphorus, Natrium muriaticum, Lycopodium, Thuja* in D30 und alle 8–14 Tage 1mal verabreicht, können je nach Lage als Konstitutionsmittel versucht werden. Bei öfter auftretenden Krämpfen paßt *Zincum* D4; man vergleiche die Epilepsiemittel.

Hydrops

Bei allgemeiner Wassersucht infolge von Herz-, Nieren-, Leberleiden oder Hungerödemen wird meist eine intensive klinische Diagnostik und Therapie unerläßlich sein. Dennoch lassen sich auch mit der Homöotherapie oft überraschende Besserungen erzielen, so daß sogar Diuretika eingespart oder ganz vermieden werden können. Das Hauptmittel ist *Arsenicum* D6, das durch den unlöschbaren Durst auf häufige und kleine Schlucke Wasser gekennzeichnet ist; zudem besteht nächtliche Verschlimmerung aller Beschwerden, der Unruhe, Angst, Atemnot und Todesfurcht. Der Hydrops ist besonders an den Beinen lokalisiert; aber auch Anasarka bestehen; er kann von Herz, Nieren oder Inanition herrühren. Bei Herzinsuffizienz paßt *Apocynum cannabinum* ∅, 3mal tgl. zu geben; Schwächegefühl des Magens, heftiger Durst, Erbrechen der Getränke und Durchfälle sind Hinweise; meist ist die Seite, auf der der Kranke liegt, mehr geschwollen. Das Mittel paßt auch bei lokalem Hydrops (Hydroperikard, Aszites, Hydrozephalus, Ovarialzyste, Hydrozele). *Scilla* ∅–D1 ist bei Herzwassersucht angezeigt, bei Nephritis ist Vorsicht geboten. *Apis* D3 gebe man vor allem bei renalen Ödemen, *Aqua Quassiae* bei Stauungsleber; *Solidago virgaurea* ∅–D1 regt vorzüglich die Diurese an. In ganz schweren Fällen von Herzwassersucht ist das beste Mittel *Digitalis*, das, je nach der Pulsbeschaffenheit, in der Dosis zu wählen ist; die ikterische Verfärbung der Haut ist ein guter Hinweis. Bei schwachem, beschleunigtem, aussetzendem Puls werden starke Dosen (∅–D1) gegeben, während langsamer, voller Puls bei erregter Herzaktion mit nächtlicher Angst und Erbrechen homöopathische Gaben erfordert (D3–6). Es ist häufig gelungen, mit diesen und anderen Mitteln die Organfunktion wiederzubeleben, und man kann Fluten von Harn abgehen sehen. Das ist natürlich nur möglich, wenn die Reaktionsfähigkeit der Organe erhalten blieb. Im übrigen vergleiche man bei den entsprechenden Organerkrankungen. Bei der Hungerwassersucht sind *China* D2–4 oder *Chininum arsenicosum* D4 angezeigt.

Ikterus

Bei jeder Form von Ikterus ist zunächst eine exakte Diagnostik erforderlich. Ein Gallengangsverschluß durch Stein oder Tumor erfordert eine operative Intervention. Bei allen übrigen Formen ist eine Homöotherapie sinnvoll, besonders wenn eine Hepatitis die Ursache ist. Es sind angezeigt: *Chamomilla* D1, *Nux vomica* D6, *Bryonia* D6, wenn Gemütsbewegungen (z.B. Ärger) vorhergingen oder das Ganze auslösten. *Natrium sulfuricum* D3 und *Chelidonium* D1 bei Duodenalkatarrhen, *Mercurius solubilis* D6 mit *Bryonia* D6 bei beginnender Gallengangentzündung mit scharfem Schmerz und Unmöglichkeit, rechts zu liegen. Beim hämolytischen Ikterus kommen vor allem die Schlangengifte *Lachesis* D8 und *Crotalus* D8 sowie *Phosphorus* D6 in Frage, letzterer auch bei toxischer Leberdystrophie. *Digitalis* D1–3 kann hartnäckigen Ikterus mit Nausea und choleraartigen Durchfällen noch zum Verschwinden bringen. Ähnlich *Chelidonium* D1, das bei Hepatitis infect. Gutes zu leisten scheint. Bei Leberzirrhose denke man an *Aurum muriaticum* D3, *Aqua Quassiae* (Aszites), an *Phosphorus* D6 und *Lycopodium* D30, und selbst beim Melasikterus des Krebskranken können manchmal unsere *Arsenpräparate* oder *Natrium choleinicum* D3 noch palliativ wirken.

Impetigo contagiosa

Hier ist die innere Behandlung ein sehr schätzenswertes Hilfsmittel, zumal diese infektiöse Pustelflechte nicht selten lokaler Behandlung widersteht. Man gibt mit gutem Erfolg Schwefelpräparate, speziell *Hepar sulfuris* D4–6 in Tabl., 3mal tgl. 1 Gabe, oder aber *Mercurius solubilis* D6, ebenso. Die Hauptmittel sind aber *Antimonium crudum* und *tartaricum* D6; in langwierigen Fällen *Silicea* D30.

Impotenz

Bei sexueller Neurasthenie mit großer geschlechtlicher Reizbarkeit und erotischen Vorstellungen, bei häufigen Pollutionen und verliebten Träumen gebe man *Phosphorus* D30 am Abend eine Gabe; das Mittel paßt auch, wenn die Erektionen ungenügend sind und bei Ejaculatio praecox. Sollte die Wirkung nicht befriedigen, dann müßte *Lachesis* D30 folgen. Beruht die Impotenz auf einer Schwäche der sexuellen Rückenmarkszentren, dann wird man *Nux vomica* D30, *Acidum phosphoricum* D3, *Agaricus* D6 oder *Zincum* D6 verabreichen. Ist die Schwäche Folge von häufigen Samenverlusten, von Exzessen in Venere oder von schweren Krankheiten, dann sind *China* D3–6 angezeigt und *Calcium phosphoricum* D6 oder *Ferrum* D2. Ist die Ursache in einer lokalen Entzündung nach Tripper oder in Prostatahypertrophie zu suchen, so müssen Mittel wie *Sulfur* D30, *Thuja occidentalis* D6, *Selenium* D6 gegeben werden bzw. *Sabal* D1, *Conium* D6 oder *Digitalis* D3. Der Erfolg bei Behandlung der Impotenz hängt sehr von der richtig gewählten Arzneidosis ab; man kann hier gut die entgegengesetzte Wirkung starker und schwacher Dosen beobachten. Das Nähere ist in der Arzneimittellehre zu vergleichen.

Ischias

Bei frischer neuralgischer oder neuritischer Ischias sind die Hauptmittel *Aconitum* D6 mit *Bryonia* D3 im Wechsel (besser in Ruhe und Liegen auf dem kranken Bein) oder *Rhus toxicodendron* D30, wenn Durchnässung oder Arbeit in feuchtkalten Räumen vorherging. Schmerz vom Bryoniacharakter, blitzartig durchs ganze Bein schießend, das angezogen wird, verlangt *Colocynthis* D6. Auch *Nux vomica* D2 ist oft hilfreich bei gleichzeitiger Verstopfung, Hämorrhoiden, Alkoholmißbrauch. *Gnaphalium* D2 hat Taubheit und Muskelkrämpfe im Bein, ähnlich das oft bewährte *Zincum valerianicum* D3 (große Unruhe in den Beinen). Bei einer Ischias mit Bewegungsbesserung (durch Herumlaufen) und Verschlimmerung nachts sowie durch Bettwärme hilft *Kalium jodatum* D3 3× tägl. 1 Tabl. In chronischen Fällen sind oft erfolgreich *Chininum arsenicosum* D4, *Causticum* D30, *Lycopodium* D30, *Silicea* D30, *Calcium carbonicum, Chamomilla, Pulsatilla*, deren genaue Anzeigen bei den Arzneibildern nachzuschlagen sind. Einspritzungen von *Acidum formicicum* D12 s.c. 1–2mal wöchentlich sind oft sehr günstig.

Karbunkel

Im Beginn unterscheidet sich die Behandlung nicht von der des Furunkels. Sind die Schmerzen sehr heftig, brennend und stechend, schlimmer nachts, gebessert durch Wärme, so wird man *Arsenicum* D6 geben; läßt das Mittel im Stich, so geht man zu *Anthracinum* D30 über, es lindert die Schmerzen und beschleunigt die Eiterung, ebenso wirkt *Tarantula cubensis* D30. Zeigt sich livide Verfärbung der Umgebung, so geht man zu *Lachesis* D8 und *Pyrogenium* D30 über. Oft wirkt die von der Bierschen Schule angegebene Umspritzung des beginnenden Karbunkels mit *Arnica* direkt kupierend. *Echinacea*-Umschläge sind äußerlich wohltuend.

Karies ossium

Tuberkulöse Knochen- und Gelenkerkrankungen können heute mit den modernen Tuberkulostatika gut behandelt werden. Daneben können von homöopathischer Seite zusätzlich eingesetzt werden: sämtliche Calcium-Präparate, hauptsächlich *Calcium phos-*

phoricum D3 und *Calcium fluoratum* D6, ferner *Phosphorus* D6 und *Acidum phosphoricum* D3. *Silicea* D6 wirkt gut bei langwierigen Fisteln: Hier wird auch *Asa foetida* D3 und *Angustura vera* D3 empfohlen. Wie bei allen tuberkulösen Prozessen wird ab und zu eine Gabe *Tuberculinum* in Hochpotenz zu interponieren sein oder auch von *Sulfur* oder *Psorinum* als Reaktionsmittel. Man sieht nach solchen Gaben gewöhnlich eine kurz verstärkte Eiterung der Fisteln eintreten. Eine solche Therapie sollte grundsätzlich nur in enger Zusammenarbeit mit einem Facharzt durchgeführt werden. Die Erfolge sind aber dann oft recht befriedigend.

Karzinom

In der älteren homöopathischen Literatur wurden einige Heilungen von Krebskranken allein mit homöopathischen Einzelmitteln berichtet. Diese sind aber häufig ungenügend dokumentiert und ließen sich in neuerer Zeit nicht reproduzieren. Die Krebskrankheit ist äußerst vielschichtig und entwickelt sich häufig über lange Zeiträume. Einige Formen bösartiger Erkrankungen sind durch schulmedizinische Maßnahmen auch in fortgeschrittenen Stadien noch heilbar, andere in Frühstadien. Wichtigste Maßnahmen sind hier Operation, Bestrahlung und Chemotherapie.

Eine Indikation für die homöopathische Behandlung besteht bei krebsgefährdeten Patienten. Hier ist eine konsequente konstitutionelle Therapie erforderlich. Es muß die Gesamtheit der Symptome erhoben und sorgfältig hierarchisiert werden. Danach wird dann das homöopathische Mittel gewählt. Eine weitere Indikation ist dann gegeben, wenn die Patienten die vorgeschlagene schulmedizinische Therapie ablehnen. Auch hier kommt es wieder darauf an, in erster Linie auf dem gleichen Wege das Konstitutionsmittel zu finden. Daneben lassen sich aber auch häufig unerwünschte und den Patienten störende Lokalsymptome durch homöopathische Einzelmittel gut beseitigen und dadurch die Lebensqualität des Patienten bis zum Exitus ohne schweres Leiden erheblich verbessern. Unter den hier angezeigten Mitteln haben sich folgende bewährt:

Arsenicum D6 ist das Hauptmittel bei Tumorkachexie mit heftigen nächtlichen Brennschmerzen, Wärmeverlangen und allgemeiner Unruhe.

Argentum nitricum D3 paßt bei allen Schleimhautkrebsen, die zu Blutungen neigen. *Calcium fluoratum* D6 kann bei harten Krebs-

knoten, besonders im Bereich der Mamma, an Knochen und Faszien versucht werden.
Conium D3 bis D6 ist indiziert bei derben Lymphknotenschwellungen und Scirrhus mit lanzinierenden Schmerzen, *Carbo animalis* D6 bei eitrigen, stinkenden Krebsgeschwüren, die brennen und leicht bluten. Hier paßt auch Kreosotum D4. An *Silicea* D3 ist bei Haut- und Lymphknotengeschwülsten, die sehr empfindlich sind, und bei Schmerzen mit Besserung durch warme Umschläge zu denken. Am meisten bewährt hat sich bei der Krebsdiathese wie gegen den Tumor selbst *Hydrastis canadensis* bis D1. Es folgen *Conium* D3, später *Arsenicum* D6 bis D12 über lange Zeit. Bei beginnender Ulzeration ist *Mercurius corrosivus* D6 indiziert, bei Blutungen *Phosphor* D6 innerlich und *Calendula* äußerlich. Bei Carcinoma ventriculi ist das erste Mittel *Arsenicum* D6. Ähnlich gut wirkt oft *Kalium bichromicum* D5, besonders bei Neigung zur Verstopfung und Nausea.

Katarakta

Der graue Star ist eigentlich ein chirurgischer Fall. Es ist jedoch zu bedenken, daß er sich nicht selten auf konstitutionellem Boden entwickelt, auf Diabetes, Gicht, harnsaurer Diathese beruht oder als Altersstar sich entwickelt; deshalb ist sehr wohl eine innerliche Behandlung gerechtfertigt, und man beobachtet dabei, wenn nicht gerade häufige Heilungen, so doch einen Stillstand des Trübungsprozesses für Jahre. Man achte jedoch, daß der günstige Moment für eine notwendig werdende Operation nicht verpaßt wird. Liegt Diabetes zugrunde, dann gebe man *Secale cornutum* D3–6, das ja Katarakt verursacht, ebenso wie *Naphthalinum*, das auch in D6 tägl. 5 Tr. empfohlen wird, oder *Acidum phosphoricum* D2–3. Bei gichtischer Anlage verdienen das meiste Vertrauen: *Calcium carbonicum* D6 und *Silicea* D6, ferner *Magnesium carbonicum* D6 und *Causticum* D6. Diese Mittel passen neben *Sulfur* D6 und *Conium* D6 auch für den Altersstar, während man bei der traumatischen Form zu *Arnica* D2–4 oder *Phosphorus* D6 seine Zuflucht nehmen wird.
Bewährt ist auch die Waterloh-Kur.

1. 17 Tage lang morgens 1 Tablette Calcium fluoratum D12
2. 17 Tage lang morgens 1 Tablette Magnesium fluoratum D6
3. 17 Tage lang morgens 1 Tablette Magnesium fluoratum D12
4. 4 Wochen lang morgens 5 Tropfen Magnesium carbonicum D8

Keratitis

Die Behandlung der Keratitis erfordert sehr viel Erfahrung und sollte keinesfalls ohne ständigen engen Kontakt mit einem Augenarzt durchgeführt werden. Folgende Mittel kommen hauptsächlich zur Anwendung: *Belladonna* D3 bei brennender, trockener Hitze der Augen mit Lichtscheu oder *Apis* D3, wenn die Lider stark geschwollen sind und bei Chemosis, *Mercurius corrosivus* D6 bei interstitieller Keratitis, Lues, wenig Schmerz. Bei mehr subakutem Verlaufe sind die Hauptmittel: *Aurum muriaticum* D3, ferner *Calcium jodatum* D3 und *Hepar sulfuris* D6, wenn Geschwüre und Abszesse in der Hornhaut und Hypopyon auftreten; *Argentum nitricum* D4–6, wenn eitriger, dicker, mehr milder Ausfluß besteht. Für die chronischen Formen passen: *Sulfur* D6, *Silicea* D6, *Graphites* D6. Diese Mittel sind auch angezeigt bei den skrofulösen Ophthalmien, das Hauptmittel scheint jedoch hier *Mercurius bijodatus* D4 zu sein und *Aethiops antimonialis* D4. Die interkurrierenden akuten Verschlimmerungen infolge von Erkältungen usw. wird man nebenbei mit *Pulsatilla* D3, *Rhus toxicodendron* D6 oder *Belladonna* D6 bekämpfen.

Keuchhusten

Die Behandlung des Keuchhustens ist sehr dankbar, es ist aber dringend nötig, in den Arzneimittellehren die Indikationen für die einzelnen Mittel genau zu studieren, da die Medikamente häufig auf die Nebensymptome hin zu wählen sind. Im allgemeinen behandle man im katarrhalischen Stadium mit *Belladonna* D4 und *Cuprum aceticum* D4 Tabl., indem man abwechselnd alle 4–6 Stdn. einnehmen läßt; der Verlauf der Krankheit wird dann milde und rasch sein, auch beobachtet man nicht selten, daß die Mittel prophylaktisch wirken. Im konvulsiven Stadium kann man diese Mittel weitergeben, wenn sie befriedigend wirken, oder aber man geht zu *Magnesium phosphoricum* D6 und *Mephitis* D6 über, die die Anfälle sehr lindern und den Verlauf der Krankheit sicher beträchtlich kürzen. Im abklingenden Stadium bewähren sich *Pulsatilla* D4–6 bei leichtlöslichem Auswurf oder *China* D3 zur allgemeinen Kräftigung, damit sich die zu fürchtenden üblen Nachkrankheiten nicht festsetzen können. Komplikationen treten bei homöopathischer Behandlung sehr selten auf; deren Behandlung ist in den entsprechenden Abschnitten zu vergleichen. Es sollen hier noch einige sehr gute Medikamente mit den wichtigsten Indikationen genannt werden *Coccus cacti* D1–2: Würgen und Erbrechen von zähem Schleim, in Strähnen aus dem Munde hängend, dabei trüber, saurer Urin. *Drosera* D30 beim atemraubenden Bellhusten, schlimmer nach Mitternacht mit Würgen und Erbrechen von zähem Schleim; Patient hält die Brust vor Schmerzen; auch Nasenbluten. *Hyoscyamus* D4, Hustenparoxysmen, besonders beim Niederlegen und nachts. *Ipecacuanha* D4 bei Nasenbluten, Würgen und Erbrechen; auf der Brust starkes Rasseln, bei trockenem Husten und Durchfällen. *Naphthalinum* D3–6 hat sich öfter als sehr wirksam erwiesen, wenn sich Erstickungsanfälle einstellen, und *Veratrum album* D4 paßt speziell bei verschleppten Fällen, wenn Schwächezustände sich einstellen und Krämpfe mit Erbrechen und Durchfälle, wenn die Krankheit also einen üblen Verlauf zu nehmen droht.

Klimakterium

Die vasomotorischen Störungen in den Wechseljahren werden am besten mit *Lachesis* D12 behandelt; das Mittel beherrscht die Blutwallungen, Hitzen, Schweiße, nervöse Zustände, Herzklopfen und Beengung, auch die häufig bestehende Obstipation. *Glonoinum* D6, *Belladonna* D6, *Sanguinaria* D6 beseitigen ebenfalls prompt die arterielle Erregung, wenn die Mittel richtig gewählt werden. *Sepia* D6 ist ein sehr wichtiges Mittel bei Wechsel der Gemütssymptome und bei großer Schwäche und Leistungsunfähigkeit, wenn über viel Kopfschmerz geklagt wird und unregelmäßige Blutungen und Fluor sich einstellen. Auf die Infektion wirken *Sulfur* D30 und *Calcium carbonicum* D30 spezifisch. Die nervösen Erscheinungen weichen oft gut der *Cimicifuga* D2–6, speziell die Schlaflosigkeit, große Reizbarkeit und die Scheitelkopfschmerzen. Starke Blutungen mit Wallungen bekämpft man erfolgreich mit *Acidum sulfuricum* D2–3. Selten wird man mit homöopathischen Mitteln keinen Erfolg haben.

Knochenwachstumsstörungen

Beginnende Verkrümmungen der Wirbelsäule im späten Kindesalter sind neben Vigantol mit Kalkpräparaten zu behandeln, am besten mit *Calcium phosphoricum* D6, das längere Zeit 3mal tgl. je 2 Tabl. fortzugeben ist; man läßt nebenbei orthopädisch-gymnastisch behandeln, in leichten Fällen reguliert sich aber ganz von selbst der Knochenaufbau. Liegt Rachitis zugrunde, so sind die daselbst angegebenen Mittel hilfreich. Die sog. Wachstumsschmerzen beseitigen *Acidum phosphoricum* D3 oder *Ferrum aceticum* D3; beide Mittel heilen auch die gleichzeitig bestehenden Anämien, die Rückenschwäche und die nicht selten beobachteten Schlottergelenke aus. Knochenhypertrophien und Exostosen verlangen *Silicea* D6–30, wenn Gicht und chronische Rheumatismen die Ursache sind; liegen chronische Eiterungen zugrunde, so gibt man nebenbei *Phosphorus* D6–30. Bei syphilitischen Knochenauftreibungen und nächtlichen Schmerzen helfen *Stillingia* D2–3 oder *Calcium fluoratum* D6 neben *Kalium jodatum* und *Mercurius*. Chronische Knochenverdickungen sind öfter durch *Hekla-Lava* D3 und *Mater perlarum* beseitigt worden, speziell am Kiefer. Bei schlecht heilenden Knochenbrüchen fördert die Kallusbildung *Symphytum* ∅ innerlich und äußerlich.

Kolik

Bei Behandlung der gewöhnlichen Enteralgie muß man die Ursachen berücksichtigen; die zur Verfügung stehenden Heilmittel sind zahlreich, und die richtige Wahl ist nicht leicht. Es sollen hier nur wenige Mittel genannt werden, die hilfreich sind bei der entzündlichen Kolik. *Atropinum* D3–4 paßt bei allen anfallweise auftretenden krampfigen Schmerzen, wobei der Körper nach rückwärts gestreckt wird: Magen-, Darm-, Gallen-, Nieren-, Gebärmutterkoliken. *Chamomilla* D2–30 paßt bei Kinderkoliken mit großer Ängstlichkeit und Unruhe, meist Durchfälle dabei; auch hilfreich bei Krampfkoliken aller Art, bei nervösen Frauen besonders nach Ärger. *Colocynthis* D6–12 schneidende Schmerzen in der Nabelgegend, anfallweise auftretend, Blähsucht; Besserung durch Zusammenkrümmen und Druck; die nervösen Erscheinungen überwiegen die entzündlichen, häufig gleichzeitig Durchfälle. *Dioscorea* D2–3: Die Schmerzen strahlen nach dem Rücken, den Beinen, den Armen aus, sie werden durch Herumgehen und Rückwärtsbeugen des Körpers gebessert. *Arsenicum* D6 und *Cuprum arsenicosum* D4 sind zuverlässige Kolikmittel, wenn akute Entzündung der Därme besteht mit Durchfall. Die Schmerzen sind schneidend, sie werden besser auf Druck, nicht durch Wärme. Ist letzteres der Fall, so ist *Magnesium phosphoricum* D6 das hilfreichste Mittel; auch hier empfindet der Kranke Erleichterung durch Druck und Zusammenkrümmen. *Veratrum album* D3–6: Kolik mit Erbrechen, Würgen, erschöpfende Durchfälle, choleraähnlich: kalte Stirnschweiße, Wadenkrämpfe, drohender Kollaps. *Plumbum aceticum* D6: Die Schmerzen sind andauernd, strahlen nach allen Richtungen längs der Nerven aus, der Leib ist kahnförmig eingezogen. Verstopfung ist zugegen und ein Gefühl, als würde der After an einer Schnur hochgezogen. Gegen die Bleikolik wird man *Opium* D4 verordnen und nebenbei *Natrium sulfuricum* D3 zu längerem Gebrauche, um die Ausscheidung des Giftes zu fördern; auch *Nux vomica* D4 ist hier ein gutes Mittel, das sich außerdem bei Blähungs- und Entzündungskoliken bewährt.

Kolitis

Ein Hauptmittel ist hier *Aethiops antimonialis* D2 bis D3, 3× täglich eine Tablette. Geht der Dickdarmkatarrh hauptsächlich mit Obstipation einher, so bewähren sich *Sulfur* D6 oder *Sulfur jodatum* D3, tgl. 2–3 Gaben für längere Zeit. Ist die Schleimsekretion vermindert und besteht eine verlangsamte Darmperistaltik, so sind *Natrium muriaticum* D4 oder *Thalattin* D4 angezeigt, und bei gleichzeitig bestehenden Leber- und Gebärmutterstörungen ist *Magnesium muriaticum* D4 vorzuziehen oder *Sepia* D4–6. Bei stärkerem Meteorismus und Flatulenz ist *Lycopodium* D6 das Hauptmittel. Wechseln Durchfälle und Verstopfung unregelmäßig einander ab, dann wird am zweckmäßigsten *Antimonium crudum* D4–6 verordnet, das sich in den meisten Fällen als heilsam erweist. Die hartnäckige Colitis mucosa, die gewöhnlich mit Obstipation und reichlicher Schleimabsonderung einhergeht, verlangt *Graphites* D4–6, wenn Schleimfetzen den Stuhl überziehen, stinkende Flatus abgehen und kein Stuhldrang besteht. Beruht das Übel auf nervöser Basis, dann gebe man *Kalium phosphoricum* D6. Dieser Symptomenkomplex wird heute als Colon irritabile bezeichnet. Besteht dabei Ostipation, so hilft *Asa foetida* D3, wie Mössinger zeigen konnte. War eine sich hinschleppende Ruhr die Ursache, und treten zwischendurch Durchfälle auf, so sind *Colchicum* D4 oder *Aloe* D12 die Hilfsmittel oder auch *Mercurius* D6, wenn Tenesmus besteht. Bei Colitis ulcerosa und Morbus Crohn muß jeweils das Konstitutionsmittel gesucht werden.

Kollaps

Schwere Kollapszustände werden abhängig von der Ursache stets klinischer oder sogar intensivmedizinischer Behandlung bedürfen. In leichteren Fällen lassen sich aber mit homöopathischen Einzelmitteln gute Erfolge erzielen. Folgende Hauptmittel kommen in Frage:
Camphora ∅ bei eiskalter Haut mit kalten Schweißen bei innerer Hitze, so daß sich der Kranke abdeckt. Man gibt $^1/_4$- bis $^1/_2$stündlich 1–2 Tropfen auf etwas Zucker. *Veratrum album* D3, ebenfalls $^1/_4$- bis $^1/_2$stündlich 5 Tropfen ist angezeigt, wenn Blässe und kalter Stirnschweiß mit allgemeinem Kreislaufversagen und evtl. Durchfällen bestehen. Für *Arsenicum* D6 sind kennzeichnend Atemnot, Todesangst, Zyanose, brennender Durst, kalte Schweiße, Herzschwäche, schließlich Facies hippokratica. Für *Ammonium carbonicum* D1 bis D2 sind Wahlanzeigen rascher Kräfteverfall, Auffahren aus dem Schlafe mit Atemnot, häufig dunkle Blutungen. Das Mittel ist auch bei schweren Lungenerkrankungen hilfreich. *Tabacum* D6 bis D30 hilft beim Kollaps mit anfangs schnellem, später schwachem und aussetzendem Puls, von unten nach oben steigender Kälte, kaltklebrigem Schweiß und trotzdem Verlangen, sich aufzudecken.

Kondylome

Geschlechtskrankheiten wie Syphilis und Gonorrhoe müssen heute grundsätzlich nach den Regeln der klinischen Medizin antibiotisch behandelt werden. Nur wenn man damit nicht zum Ziele kommt, können auch homöopathische Mittel eingesetzt werden. Die spitzen Feigwarzen bei chronischem und schlecht gepflegtem Tripper, die manchmal sehr hartnäckig sind und auch lokaler Behandlung widerstehen, kann man mit Vorteil innerlich behandeln mit dem Tripper-Konstitutionsmittel *Thuja occidentalis*, das in D4 3 × täglich verabreicht wird. Auch *Sabina* D1 bis D3 leistet Gutes. Beide Medikamente in Urtinktur können äußerlich zu Betupfungen verwendet werden. Bei dieser Applikation wirkt fast spezifisch *Podophyllum* ∅. Die **breiten Kondylome**, als Begleiterscheinung der Lues, werden innerlich wie diese behandelt, und man vergleiche daselbst. Neben den verschiedenen Quecksilberpräparaten gibt man innerlich auch *Acidum nitricum* D3–6, tgl. 3–4 Gaben, und auch hier ist *Sulfur jodatum* D3 ein gutes Mittel, wie überhaupt dem *Sulfur* eine große Heilwirkung zukommt bei allen syphilitischen Hautaffektionen; man kann die recht günstig wirkenden Schwefelbäder oder auch Umschläge mit verdünnter Schwefelleber ganz gut zu Hause durchführen lassen.

Konjunktivitis

Die Bindehautentzündungen, soweit sie nicht unbedingt spezialärztlicher Behandlung (wie z. B. Trachom und Blennorrhoe) zu überweisen sind, werden in der akuten katarrhalischen Form mit *Aconitum* D4 und *Belladonna* D4 in häufigen Gaben behandelt, besonders wenn Erkältungen und Infektionen (Masern) die Ursache sind; auch *Euphrasia* D1–4 leistet innerlich Gutes, wenn reichlich scharfe Tränen und gleichzeitig milder Schnupfen auftreten; das Mittel kann auch in Form von Umschlägen gebraucht werden, 20 Tr. der Tinktur in einer Tasse Wasser gelöst. Für die subakute und chronische Form eignen sich *Mercurius sublimatus* D6, wenn die Sekrete dünn und mehr schleimig sind, wenn Ofenwärme und Bettwärme nachts verschlimmern, frische Luft aber bessert, Übergreifen auf die Hornhaut droht; ferner *Arsenicum* D6, wenn Brennschmerz wie Feuer besteht mit Unruhe, Angst und großer Lichtscheu, feuchte Wärme bessert. Die chronische Form erfordert häufig *Pulsatilla* D4, wenn milde, dicke Sekrete bestehen und Masern vorausgegangen waren; sie ist dann ein vorzügliches Mittel, das schon der große Ophthalmologe Gräfe zu schätzen wußte. Die skrofulöse Augenentzündung fällt speziell in das Arbeitsfeld der inneren Medizin. Wenn man hier nicht konstitutionell behandelt, wird man keine Dauererfolge haben. Die wichtigsten Konstitutionsmittel sind: *Sulfur, Calcium carbonicum, Silicea, Graphites* und *Tuberculinum*, die in den verschiedensten Potenzen angezeigt sein können; man gebe diese Mittel aber nicht in zu häufigen Gaben und lasse jedem die nötige Zeit zur Auswirkung. Nebenbei verabreiche man zur Linderung der akuten Beschwerden: *Apis* D3–6 bei ödematösen Schwellungen mit heftigem Stechen und Lichtscheu, Tränen und Blepharospasmus, auch *Rhus* D4 ist bewährt bei ziehenden Schmerzen im ganzen Bulbus und wenn Tränenbäche hervorstürzen beim Öffnen der Lider. Die Hauptmittel sind jedoch *Mercurius bijodatus* D6 und *Äthiops antimonialis* D4, wenn bereits Geschwürbildung eingetreten ist und hochgradige Empfindlichkeit

gegen jeden Lichtschein besteht. Auch das obengenannte *Arsenicum* ist hier oft hilfreich, ebenso *Hepar sulfuris* D6–30 bei Hypopyon und großen Schmerzen.
Die Blennorrhoe der Neugeborenen, meist durch Gonokokken verursacht, erfordert klinische Behandlung, daneben kann *Argentum nitricum* D3 innerlich und äußerlich verabreicht werden.

Kopfschmerz

Die Zahl der Kopfwehmittel der Schule ist nicht gering, in der Homöopathie kann aber jedes Mittel unter Umständen zum Heilmittel des Kopfschmerzes werden. Es ist nicht leicht, dem Anfänger da mit Rat an die Hand zu gehen, ist doch stets die Gesamtheit der Symptome ausschlaggebend für die Mittelwahl. Am besten gelingt es vielleicht, wenn die Betrachtung von den Ursachen des Übels ausgeht. **Anämischer Kopfschmerz** verlangt: *China* D2–3, *Chininum arsenicosum* D4, wenn er periodisch auftritt mit Schwindel, Ohrensausen, Herzklopfen, Verdauungs- und Regelstörungen, besonders nach Blut- und Säfteverlusten. *Ferrum* D2: wenn der Schmerz pulsierend und mit Wallungen zu Kopf und Brust verbunden ist, wenn Schwindel, Erbrechen und Blutungsneigung bestehen. *Natrium muriaticum* D6–12, periodische Kopfschmerzen früh beim Aufstehen und gegen 11 Uhr vormittags, besonders nach geistigen Anstrengungen; dabei Verstopfung und Magenbeschwerden mit Depression. *Pulsatilla* D3–6, *Calcium phosphoricum* D6 sind bei chronischen Formen, besonders bei anämischen Mädchen mit Regelstörungen, in Erwägung zu ziehen.
Hyperämischer Kopfschmerz, meist mit Fieber einhergehend oder mit Störung der Gefäßinnervation, wird im akutesten Stadium mit *Belladonna* D6 in häufigen Gaben behandelt, wenn die Schmerzen klopfend auftreten bei rotem Gesicht und überempfindlichen Sinnen. *Glonoinum* D4–6 heilt heftigste Kongestionen, z. B. nach Sonnenstich, bei ausbleibender Regel. Der Glonoin-Patient verträgt keine Kopfbedeckung und bessert sich im Freien. Für *Sanguinaria* D4 sind die Blutwallungen zum Kopf typisch: „Gemälde in rot“. Die Kopfschmerzen sind klopfend, beginnen oft im Nacken und lokalisieren sich dann rechts über dem Auge. *Melilotus* D3 beseitigt die stärksten Wallungen mit Schmerzen, wenn auftretendes Nasenbluten Linderung bringt. *Jodum* D6 paßt bei mehr chronischer Hyperämie.

Passive Hyperämie mit Stauungskopfweh chronischer Art beseitigt *Sulfur* D6; charakteristisch sind der Druck auf die Augen und die Hitze auf dem Scheitel; Ursachen sind Obstipation, Uterusleiden, Abdominalplethora mit Hämorrhoiden. *Sepia* D6 ist unter gleichen Bedingungen das beste Mittel für Frauen. *Gelsemium* D3–30 hat die Blutstauungen ausgesprochen mit Hinterkopfschmerz, der über den Schädel geht und sich in der Stirne festsetzt; fast immer sind Augenschmerzen und Sehstörungen zugegen.

Rheumatisches Kopfweh, wie es oft bei Witterungswechsel beobachtet wird oder bei gichtiger Anlage, verlangt *Rhus toxicodendron* D4 oder *Thuja* D4, auch *Spigelia* D2, wenn es vom Nacken zum linken Auge zieht und sich dort supraorbital festsetzt; die Schmerzen nehmen langsam zu und ab, mit dem Gang der Sonne. *Mercurius* D6 paßt, wenn die Schmerzen nachts in Bettwärme schlimmer sind, bei lästigen, nicht erleichternden Schweißen.

Nervöses Kopfweh beseitigt *Coffea* D6; die Schmerzen sind unerträglich, oft Gefühl, als sei ein Nagel im Scheitelbein eingeschlagen, Ruhelosigkeit. Überempfindlichkeit der Sinne, Schlaflosigkeit. *Cimicifuga* D1–3, eines der besten Mittel bei drückendem Hinterkopfschmerz mit melancholischer Stimmung. *Cocculus* D6: Hinterkopfweh; Gefühl, als öffne und schließe sich der Kopf oder als sei er hohl und leer; paßt besonders bei Nachtwachen. *Phosphorus* D6 bis 30 und *Acidum phosphoricum* D3 passen bei Erschöpfung des Nervensystems mit Reizbarkeit und Überempfindlichkeit, die Schmerzen sind dauernd, oft neurasthenisch, und es besteht Schlaflosigkeit. (S. Migräne.)

Magenkopfweh. Hier ist *Nux vomica* D6 das Hauptmittel. Bei Leberstörungen ist *Chelidonium* D3 angezeigt oder *Bryonia* D3–6 und *Mercurius* D6.

Kopfschmerz aus anderen Ursachen. Sind Nierenleiden die Ursache, dann gebe man: *Arsenicum* D6, *Calcium arsenicosum* D4, *Apis* D3 oder *Aurum* D4. Kopfweh nach geistiger Übermüdung beseitigen: *Phosphorus* D6, *Silicea* D6, *Anacardium orientale* D6 oder *Acidum picronitricum* D6. Nach Überanstrengung der Augen: *Ruta* D3. Nach Gehirnerschütterung: *Rhus toxicodendron* D4, *Hypericum* D6, *Arnica* D6. Alten Leuten bringt Erleichterung: *Barium carbonicum* D12, *Conium* D6, *Calcium carbonicum* D6 oder *Aurum* D4, und die Kopfschmerzen schließlich, die man bei der lernenden Jugend besonders in der Pubertätszeit beobachtet, beseitigt ziemlich regelmäßig *Calcium phosphoricum* D6. Ein vorzügliches Mittel bei langsam zu- und abnehmenden, regelmäßig wiederkehrenden Schmerzen ist *Stannum* D6.

Krupp-Husten

Bei der akuten Laryngitis mit Krupp-Erscheinungen (Grippe, Masern) und beim Pseudo-Krupp gestaltet sich die Behandlung folgendermaßen: *Aconitum* D6 ist im ersten Stadium angezeigt, kumulativ in heißem Wasser zu geben, wenn der Anfall, wie gewöhnlich, durch kalte, trockene Nordostwinde ausgelöst wurde. Erfolgt nicht rasch Besserung, dann muß *Spongia* D3 folgen bei Dyspnoe und wenn im Schlafe inspiratorische Geräusche zu hören sind. Wird der Husten bellend, tritt Heiserkeit bei mäßigem Schleimrasseln ein, ist der Kehlkopf sehr schmerzhaft und empfindlich gegen alles Kalte, dann ist *Hepar sulfuris* D3–6 zu geben, dem *Jodum* D4 zu folgen hätte bei fortschreitender Erkrankung mit Membranbildung, Dyspnoe und Verfall. *Bromum* D3 kann Jodum ersetzen. Die Erfolge mit obigen Mitteln sind recht gute.

Laryngitis

Die akute Kehlkopfentzündung mit Heiserkeit erfordert die gleichen Mittel, die bei Krupp genannt wurden; man wird noch an *Belladonna* D3–6 denken bei mehr krampfhaftem, bellendem Husten, wenn starke Kongestion zum Kopfe besteht mit pulsierendem Kopfschmerz. Bei Katarrhen, die vom Nasen-Rachen-Raum herabsteigen, passen *Ammonium carbonicum* D3–4 und *Mercurius* D6. Bei den weniger heftig auftretenden Katarrhen nach Überanstrengung der Stimme und bei leicht rezidivierender Heiserkeit der Sänger, Redner u. dgl. bewähren sich: *Arum triphyllum* D1–6 (auch als Gurgelwasser), ferner *Antimonium crudum* D4 und *Graphites* D4, auch *Selenium* D6, wenn sich Heiserkeit einstellt, sobald man singt. Bei der gewöhnlichen Heiserkeit, die durch Erkältung hervorgerufen wurde, bessern rasch *Ammonium bromatum* D3 oder *Paris* D3. Bei den mehr chronisch verlaufenden Kehlkopfkatarrhen wird man *Phosphorus* D6–30 oder *Carbo vegetabilis* D6–30 verabreichen, wenn die Heiserkeit abends sich einstellt und bei feuchter Luft. Laryngitis, durch Struma verursacht, wird durch *Spongia* D3 oder *Calcium jodatum* D3 gebessert.

Leberleiden - Hepatitis und chron. Lebererkrankungen

Außer den schon bei Cholelithiasis und Ikterus genannten Mitteln steht noch eine Reihe vorzüglicher Arzneien zur Verfügung. Es passen: *Berberis vulgaris* D2-6 bei stechenden Schmerzen in der Lebergegend und bei Gallenkoliken, die öfter wiederkehren und äußerst schwächen; Leber geschwollen, druckempfindlich, und Ikterus besteht. Ausschlaggebend für die Wahl ist der gelbe, flockigtrübe Harn, der Sand und Grieß führen kann. *Carduus marianus* ∅-D1: ein vorzügliches Mittel bei allen Leberschwellungen mit Reizbarkeit und dumpfen Stirnkopfschmerzen und Verdauungsstörungen aller Art, wobei die Zunge weiß belegt ist und Zahneindrücke zeigt. Ikterus, Gallensteine, Meteorismus, Hämorrhoiden, Aszites, Gallenstauungen. *Chelidonium* D1-6: Schmerz dumpf und wie wund in der Lebergegend, charakteristischer Schmerz in der Gegend des unteren rechten Schulterblattwinkels; bitterer Geschmack, gelbe Zunge, Verlangen nach Pikantem, Essen bessert die Schmerzen. Gelbe oder lehmfarbene Durchfälle. Paßt bei allen Leber- und Gallenblasenentzündungen mit Gelbsucht, auch Fieber: Gallensteinkrankheit und Gallenkoliken, fördert sehr die Gallenausscheidung. *Digitalis* D1-3 ist das Hauptmittel bei Stauungsleber mit Ikterus. *Lycopodium* D3-6 ist das Hauptmittel bei allen chronischen, hartnäckigen Leberleiden; dumpfe Leberschmerzen, kein Druck wird ertragen, saures Erbrechen, Blähsucht und volles Gefühl nach wenig Bissen, Obstipation, Ikterus, Aszites, Hämorrhoiden, Leberatrophie und Zirrhose. *Magnesium muriaticum* D3-4: Leberfunktionsstörungen mit hypochondrischer, hysterischer Stimmung, dabei Obstipation und Fluor albus, hartnäckig, oft Gelbsucht und große Flatulenz mit Atembeschwerden. *Calomel* D2-3, ein ausgezeichnetes Gallenförderungsmittel. Ikterus, Gallensteinkrankheit, Leberschwellung. *Natrium sulfuricum* D6: Gefühl der Schwere rechts im Leibe, schlechter bei linker Seitenlage, Kollern und Koliken, Galleerbrechen, Durchfälle früh aus dem Bett treibend. Verschlimmerung aller Beschwerden bei feuchtem Wetter. Leberschwellung chronisch mit Ikterus, Duodenalkatarrhe, reguliert Gallensekretion und Verdauung. *Nux vomica* D4-6: Leber hart, geschwollen, empfindlich auf Kleiderdruck, Gelbsucht nach Ärger, dabei Magen- und Darmschmerzen, Obstipation, Hämorrhoiden und reizbare, hypochondrische Stimmung. Leberleiden von Alkohol- und Kaffeemißbrauch, von pikanten Speisen, Abführmittelmißbrauch, von sitzender Lebensweise.

Als weitere Lebermittel beachte man *Sulfur* D3–6, der ein kräftiges Cholagogon ist, ebenso *Podophyllum* D1–2, ferner *Phosphorus* D6 bei fettiger Entartung der Leber und *Natrium choleinicum* D3–4 bei Obstipation, ein treffliches Leberfunktionsmittel, *China* D2–4 paßt bei der Gallensteinkrankheit und bei Leberleiden nach Malaria.

Lithämie - Harnsaure Diathese

Die harnsaure Diathese, als Vorstadium der Gicht, des chronischen Rheumatismus, der Steinleiden, kann neben einer geordneten Lebensweise und Kost sehr wohl auch durch Medikamente behandelt werden, die Einfluß haben auf den Stoffwechsel und die innere Sekretion. Durch frühzeitige derartige Arzneibehandlung, wozu auch die Bade- und Trinkkuren gehören, ist man imstande, den lithämischen Krankheiten vorzubeugen. Es handelt sich hier um die Anwendung von Konstitutions- und Stoffwechselmitteln, von denen die wichtigsten sind: *Calcium-Präparate* nebst *Calculus renalis* und *bilialis*, jeweils D10 in glob., die aus Harn- und Gallensteinen bereitet werden; *Natrium*-Präparate: Natrium muriaticum, sulfuricum, phosphoricum, choleinicum, nitricum, carbonicum; *Lithium*-Präparate: Lithium carbonicum, salicylicum, benzoicum; *Mercurius* und *Magnesiummittel*, einschließlich des Magnesium borocitricum; auch *Antimon-, Silber-, Plumbum-* sowie *Sulfur*-Präparate sind oft angezeigt sowie einige Pflanzenmittel wie *China, Nux vomica, Thuja occidentalis, Lycopodium, Sarsaparilla, Berberis, Colchicum, Urtica urens* usw. Von diesen Medikamenten sind die Konstitutionsmittel in hohen Potenzen und in seltenen Gaben zu verabreichen, z.B. Sulfur, Calcium carbonicum, Natrium muriaticum, Lycopodium in D30, etwa alle 2–4 Wochen 1 Gabe, während die Stoffwechsel- und Funktionsmittel 1–2tägig in D3–D4 1 Gabe angezeigt sind. Es sind meistens Nieren- und Lebermittel, die auf die Ausscheidungsprozesse starke Einwirkung haben; speziell die Leber ist das Organ, das zur harnsauren Diathese in naher Beziehung steht, oder die Wirkung erstreckt sich auf die Drüsen mit innerer Sekretion, die ihrerseits auch noch durch die organo-therapeutischen Mittel beeinflußt werden können.

Lumbago

Beim akuten Hexenschuß sind die Hauptmittel *Nux vomica* und *Bryonia*; erfahrungsgemäß leisten hier die Urtinkturen das Beste; man läßt 2–3stdl. 5–10 Tr. davon einnehmen, und man wird in der Regel raschen Erfolg haben. Auch *Antimonium tartaricum* D4–6 hat oft günstig gewirkt, wenn die heftigen Schmerzen durch Krampfanfälle abgelöst werden; sonst sind zu empfehlen *Rhus toxicodendron* D6–30, wenn Durchnässung die Ursache war, und *Dulcamara* D3 nach Liegen auf feuchter Erde u. dgl. *Causticum* D6 ist hilfreich, wenn die Schmerzen in die Beine ausstrahlen mit Steifigkeit und Lähmigkeit und wenn Kälte und Bewegung verschlimmern, Wärme und Ruhe bessern. Bei Frauen sind *Sepia* D6, *Cimicifuga* D1 und *Nux moschata* D4 öfter angezeigt. Die chronischen Formen beruhen häufig auf Unterleibsleiden, auf Prostatahypertrophie und Hämorrhoiden sowie auf harnsaurer Diathese und sexuellen Störungen; sie sind entsprechend zu behandeln. Die Erfolge sind sehr gut.

Lymphangitis

Soweit nicht eine klinische Behandlung oder Antibiotika indiziert sind, kommen die folgenden Mittel in Frage: Im ersten Stadium der akuten infektiösen Lymphgefäßentzündung sind *Belladonna* D3–6 und *Apis* D3 in zweistündlichem Wechsel angezeigt. Bei fortschreitendem Prozeß mit Fieber und Schüttelfrost hätten zu folgen: *Arsenicum* D6, evtl. *Lachesis* D8 oder *Vipera* D8, bei schwerster Sepsis und bedrohlichen Allgemeinerscheinungen. Ist es zu Abszedierung gekommen, so muß *Hepar sulfuris* D3–6 folgen und nach der Inzision *Silicea* D3–6. Bei der chronischen Lymphgefäßentzündung, die meist von chronischen Geschwüren ihren Ausgang nimmt, müssen diese behandelt werden; nebenbei wird man *Arsenicum* D6 oder *Carbo vegetabilis* D6 geben. Zur Resorption der Infiltrate sind Jodpräparate angezeigt und auch *Graphites* D4, der sich als besonders wirksam gezeigt hat. Bei drohender Gangrän wären *Secale cornutum* D3 oder Kreosotum D4 zu versuchen und die *Schlangengifte* in hohen Potenzen.

Mastitis

Kommt es während der Stillzeit zu harten Knoten in der Brustdrüse mit nach dem Rücken ausstrahlenden Schmerzen oder zieht es beim Anlegen des Kindes wie an einer Schnur gegen den Rücken, dann ist *Croton* D4–6 das fast sichere Heilmittel. Ist eine infektiöse Entzündung im Gange, so gebe man recht häufig *Bryonia* D3–6. Schreitet die Infiltration mit Fieber weiter, bei schmerzhaften Knoten und heftigen, sich über den ganzen Oberkörper verbreitenden Schmerzen beim Anlegen des Kindes, dann ist *Phytolacca* D12 angezeigt, während *Phellandrium aquaticum* D3 paßt, wenn die Schmerzen beim Saugakte in den Leib strahlen und wenn bei leerer Brust die Stiche längs der Milchkanäle gehen. Bei Eiterbildung hätten die Mittel zu folgen, wie sie bei Abszeß angegeben sind. Erysipelatöse Entzündungen behandelt man mit *Rhus toxicodendron* D6 oder mit *Cantharis* D6. Wunde Brustwarzen sind lokal zu behandeln, es bewährt sich da neben Waschungen mit verdünnter *Arnica*-Tinktur eine *Echinacea*-Salbe. Vorbeugend gibt man sofort nach der Geburt *Arnica* D3 in häufigen Dosen.

Mastoiditis

Diese Erkrankungsform ist ein chirurgischer Fall. Steht die Diagnose fest, so ziehe man sofort den Chirurgen zu. In zweifelhaften Fällen, also ganz im Anfangsstadium, wenn man Schwellung, Rötung und Druckempfindlichkeit hinter dem Ohre feststellt, bei Fieber mit Frost im Rücken und Frost besonders nach Trinken abwechselnd mit Hitzewallungen, ist es gerechtfertigt, die innere Behandlung zu versuchen, und zwar mit *Capsicum* D3, das in manchen Fällen von ausgesprochener Mastoiditis geheilt, oft aber den drohenden Eiterungsprozeß verhütet hat. Auch von *Lachesis* D8 bei linksseitiger und von *Crotalus* D8 bei rechtsseitiger Mittelohreiterung kann man Heilwirkung erwarten bei drohender Mastoiditis. Bei eitrigen, stinkenden Sekreten und pochenden Schmerzen in der Tiefe des Ohres hat sich *Tellurium* D12 einen guten Ruf erworben. Nach Durchbruch oder Inzision des Abszesses werden *Silicea* D3–6 und *Calcium sulfuricum* D6 die völlige Ausheilung wesentlich fördern.

Menière

Den labyrinthären Symptomenkomplex hat man häufig durch homöopathische Medikamente beseitigt. Die Hauptmittel sind: *Tabacum* D30, *Chininum sulfuricum* D6, *Cocculus* D4–6 und *Theridion*

D6, die sämtlich den charakteristischen Schwindel, Ohrensausen, Nausea, Taumeln und Prostration in der Pathogenese aufweisen. Auch *Acidum salicylicum* D6, *Causticum* D6–12 und *Acidum benzoicum* D3 sind indiziert, wenn rheumatisch-gichtische Anlagen bestehen, während *Arnica* D30 ganz dem vertigo ab aure laesa entspricht.

Menstruationsstörungen

Amenorrhoe infolge von Anämie oder Chlorose verlangt *China* D2–3 oder *Chininum arsenicosum* D4; weitere Mittel sind: *Pulsatilla* D4 und *Cyclamen* D2–3, wenn Gemütsdepression, Frostigkeit, Venosität vorliegen und bei Verschlimmerung in der Ruhe, bei Besserung in frischer Luft und durch Bewegung. *Ferrum* D1–2 bei Bleichsucht mit Obstipation und Magenbeschwerden, periodischen Wallungen zu Kopf und Brust. Hauptmittel: *Kalium carbonicum* D3 und *Natrium muriaticum* D6. Vorzüglich hilft oft *Aristolochia* D12 2× 5 Tr. Bei verspäteter Menarche und Infantilismus als erstes zu versuchen.
Suppressio mensium. *Belladonna* D4–6: plötzliches Aussetzen der Regel, dafür heftige Kopfkongestionen. *Bryonia* D3–6: ausbleibende Regel, dafür Nasenbluten. *Dulcamara* D3: Folge von Durchnässung u. dgl. *Pulsatilla* D4: Durchnässung der Füße, Dysmenorrhoe, gelber Ausfluß. *Cimicifuga* D1–3: nach Gemütserregungen, ebenso *Ignatia* D4. *Chamomilla* D3.
Menorrhagie und Metrorrhagie. Akuteste, schwere, aktive Blutungen verlangen: *Belladonna* D4–6: anfallweise, hellrote, heiße Blutungen, oft übelriechend. *Erigeron* D2–4: hellrote, stoßweise Blutungen, plötzlich kommend und gehend. *Hamamelis* ∅, wenn starke Schmerzen im Uterus zugegen sind, eines der besten Mittel; *Ipecacuanha* D4: gußweise, hellrote Blutungen mit Übelkeit und Erbrechen, Angst und Luftschnappen. *Sabina* D4: beginnender Abortus mit wehenartigen Schmerzen. *Trillium* D3: profuse Blutungen mit Erschlaffung des Unterleibs.
Passive Blutungen von Stauung und Atonie des Uterus werden bekämpft mit: *Secale* D2–3, wenn die Blutung Tag und Nacht fließt, oft ist das Blut übelriechend. *Ustilago* D3: Blutung hell, auch in Klumpen bei der geringsten Veranlassung, z. B. bei Untersuchung. *China* D2. Die für gewöhnlich zu lange, starke und verfrühte Regel wird durch *Calcium carbonicum* D12–30, *Nux vomica* D4–6, *Ferrum aceticum* D2 in Ordnung gebracht.

Dysmenorrhoe. Sie kann mechanisch, anämisch, rheumatisch, organisch oder nervös sein; schon daraus ist ersichtlich, in welcher Zahl die Heilmittel indiziert sein müssen. Zur erfolgreichen Behandlung der Regelkrämpfe ist ein genaueres Studium der Frauenmittel unerläßlich. Es sollen hier nur die wichtigsten Mittel genannt werden. *Belladonna* D6 bei Kongestivzuständen. *Nux vomica* D4–6, wenn Erkältungen, Gemütserregungen, Plethora und Obstipation die Ursache sind. *Cimicifuga* D3 bei der nervös-rheumatischen Form. *Chamomilla* D3 eignet sich bei übernervösen, reizbaren Frauen; die Schmerzen sind krampfhaft, unerträglich, zum Schreien, oft Folge von Erkältung und Ärger. Treten zu den Gebärmutterkrämpfen allgemeine Konvulsionen hinzu, dann ist *Cuprum* D4 ein ausgezeichnetes Mittel, auch *Veratrum album* D4, das auch in den Regelpausen prophylaktisch genommen werden kann.

Metritis, Endometritis, Parametritis

Ist die akute Gebärmutterentzündung Folge von Erkältung mit Ausfluß und ausbleibender Regel, dann ist *Pusatilla* D4–6 das Heilmittel; bestehen heftige Krämpfe bei starken Menses, ist zwischen *Belladonna* D4–6 und *Chamomilla* D2–4 zu wählen. Im subakuten Stadium sind die Hauptmittel: *Mercurius sublimatus* D6 bei reichlichem, scharfem, wundmachendem Fluor, Brennschmerz, besonders während der Regel, bei nächtlicher Verschlimmerung mit lästigen Schweißen. *Apis* D3: Stechender Schmerz in rechter Ovarialgegend. *Sepia* D4–6: Ausfluß wechselnd. Druck und Abwärtsdrängen im Unterleibe, besser bei Kreuzen der Beine. *Hepar sulfuris calcareum* D4–6: Ausfluß reichlich, eitrig, übelriechend, Geschwüre, Membranenabgang. Bei den chronischen Entzündungen kommen neben den letztgenannten Mitteln in Betracht: Bei Blutarmut: *China* D3, *Ferrum jodatum* D4. *Calcium carbonicum* D6. Bei Stauungen im Uterus: *Sulfur* D6, *Lycopodium* D6. *Aurum muriaticum* D4. *Helonias* D1–3. Bei Gebärmutterverlagerungen bewähren sich am besten: *Platinum* D4 und *Stannum* D6. Bei stinkendem Ausfluß mit Jucken, bei gleichzeitigem Harndrang und bei starker, übelriechender, langandauernder oder auch intermittierender Regel ist *Kreosotum* D4 eines der zuverlässigsten Mittel. Die septischen Formen verlangen *Arsenicum* D6, *Chininum arsenicosum* D4 oder *Lachesis* D8–10. Bei entzündlichen Infiltrationen der verschiedensten Art in den Parametrien hat man mit gutem Erfolge *Apis* D3 und *Bryonia* D3 verabreicht; droht jedoch die Vereiterung, so müßte *Mercurius sublimatus* D6 folgen, während *Myristica* D3–6 einem sich entwickelnden Abszeß rasch zum Durchbruch verhelfen wird. *Jodum* D4 und *Sulfur jodatum* D4 begünstigen sehr die Resorption bestehender oder zurückbleibender Infiltrate.

Migräne

Die Behandlung hat sich zu befassen mit dem Anfalle selbst und mit der Anlage zu dem Übel; letzteres scheint die wichtigere Aufgabe zu sein und auch die dankbarere. Den Migräneanfall selbst wird man selten kupieren, aber man kann den Verlauf wenigstens erleichtern und verkürzen. Wenn man jedoch mit Ausdauer die Anlage zu Migräne behandelt, sowohl durch Ordnung der Lebensweise als auch durch konstitutionell wirkende Medikamente, so wird man bald einen milderen Verlauf beobachten, ein selteneres Auftreten und schließlich auch manche völlige Heilung. Als Abortivmittel kann man im Anfalle versuchen: *Belladonna* D30 oder *Coffea* D3; auch *Glonoinum* D6 hat manchmal rasch den Gefäßkrampf gelöst. *Secale* D1 vermag Störungen im Gefäßtonus auszugleichen, wenn man es rechtzeitig verabreicht. Im Anfalle wähle man noch unter folgenden Mitteln, die man in häufigen Wiederholungen nehmen läßt: *Arsenicum* D12–30: heftigste, brennende Schmerzen links über dem Auge, mit Unruhe und Angst, besonders nachts, periodisch schlechter werdend mit Übelkeit, Erbrechen, Durst; Wärme bessert. *Nux vomica* D12–30: angioparalytische Form mit Gesichtsröte und engen Pupillen, allgemeine Frostigkeit. Anfall öfter morgens nach Diätfehlern, geistiger Anstrengung, Gemütserregungen; Übelkeit, Erbrechen, besonders bei Bewegen, Schmerz bohrend und drückend, keine Berührung wird ertragen. Schlemmer, geistige Arbeiter, Stubenhocker und Hämorrhoidarier sind häufiger betroffen. *Digitalis* D1–3 ist ein recht zuverlässig wirkendes Mittel bei Gefäßkrampf- und Herzleidenden mit Nausea; Schmerzen äußerst heftig, Hitze und Blässe des Gesichtes wechseln, dabei Schwindel; Besserung im Liegen, schlimmer beim Aufsetzen. *Ipecacuanha* D4 hilft oft gut, wenn der Anfall mit Erbrechen beginnt. *Spigelia* D3–6: linksseitige Migräne der Herzleidenden, die Schmerzen nehmen langsam zu, auf der Höhe des Anfalles Erbrechen von Galle, langsames Abflauen. Ebensolche langsam mit dem Sonnenlauf steigende und fallende Schmerzen werden durch *Argen-*

tum nitricum D6–12 und *Stannum* D6 gebessert, ersteres wirkt mehr auf die linke Seite. *Iris versicolor* D30 wirkt mehr rechtsseitig, periodische Schmerzen, besonders an Ruhetagen nach anstrengender geistiger Arbeit (Wochenendmigräne), bitteres oder saures Erbrechen mit Trübsichtigkeit oder vorübergehender Blindheit; grüne Durchfälle oder Verstopfung. *Sanguinaria* D12: ebenfalls rechtsseitige Anfälle, vom Hinterkopf her über den Scheitel ziehend, sich über dem rechten Auge festsetzend, geschwollene Schläfenarterien, Pulsationen, Kopf-in-die-Kissen-Bohren, große Empfindlichkeit gegen Licht, Geräusch, Bewegung; paßt besonders im Klimakterium. Das Mittel soll auch in den Pausen zwischen den Anfällen längere Zeit fort genommen werden. *Calcium carbonicum* D30: Migräne mit Gefühl von Eiskälte im Kopfe. Bei Regelstörungen mit regelmäßig auftretender Hemikranie passen besonders *Sepia* D30 und *Pulsatilla* D4–6. Wenn Sehstörungen und vorübergehende Blindheit regelmäßig auftreten, dann sind angezeigt: *Gelsemium* D3–30, eines der zuverlässigsten Migränemittel überhaupt. Es vermag nicht nur den Anfall selbst zu lindern, sondern in D30 monatelang fortgegeben die Migräne namentlich in der Pubertätszeit überhaupt zum Verschwinden zu bringen. Ferner denke man an *Cyclamen* D3–6, *Natrium muriaticum* D12–30. *Silicea* D3–6, deren Pathogenese in der Arzneimittellehre zu studieren wäre, ebenso die der Konstitutionsmittel, die als wirklich kurative Arzneien in den Pausen zwischen den Anfällen dauernd einzunehmen wären. Es kommen hier die verschiedensten Mittel in Betracht, die nach Allgemeinsymptomen zu wählen sind, und jeder Fall ist für sich zu studieren. Gar mancher Migränekranke ist durch eine Gallensteinoperation von seinem Leiden geheilt worden.

Milztumor

Jede Milzvergrößerung erfordert eine sorgfältige klinische Diagnostik und evtl. gezielte Therapie je nach dem Grundleiden. Daneben haben sich zahlreiche homöopathische Einzelmittel immer wieder bewährt. Die chronische Entzündung der Milz als Begleiterscheinung oder Folge der verschiedensten Leiden wird am zuverlässigsten zurückgebildet durch *Ceanothus americanus* ∅–D1. Das Mittel muß lange fort gegeben werden, es beseitigt begleitende Rückenschmerzen, Atembeschwerden, Schwäche, Anämie sowie Störungen in der Harnbeschaffenheit; auch typisch auftretende

Neuralgien nach Malaria und Chininmißbrauch. Weitere gute Milzmittel sind *China* und *Arsenicum* in den verschiedensten Potenzen. *Scilla* ∅–D1 paßt bei dumpfem Schmerz und bei Stichen in der Milzgegend, es können Aszites und Asthma zugegen sein, und die Diurese wird dann gesteigert. Bei gleichzeitigen Leberleiden müßten Mittel wie *Natrium sulfuricum* D6, *Lycopodium* D6, *Nux vomica* D3 bis 6, *Sulfur* D3–6, *Manganum aceticum* D3–6 usw. zur Behandlung herangezogen werden. Bei Blutkrankheiten: *Ferrum-, Calcium-, Jodum-* und *Phosphorus*-Mittel. *Aqua glandium quercus* nach Rademacher hat sich bei den verschiedensten Milzleiden bewährt.

Muskelrheumatismus

Man vergleiche Lumbago. Je nach dem Sitze und den Ursachen kommen andere Mittel in Anwendung. Tortikollis und Caput obstipum auf rheumatischer Basis sind mit *Belladonna* D3 zu behandeln, dem gut *Colchicum* D3 folgt. Tritt das Übel nach Haarschneiden auf, dann wird die Wirkung von *Glonoinum* D6 und *Belladonna* D4 gerühmt; nach Erkältung in Nässe paßt *Dulcamara* D3. Chronischer Tortikollis weicht gut dem *Kalium jodatum* D1. Sind die langen Rückenmuskeln betroffen, so ist *Cimicifuga* D1 angezeigt, wenn das Kreuz recht schwach und überempfindlich ist. Interkostalschmerzen beseitigen *Bryonia* D1–3 und *Ranunculus bulbosus* D3–6; dabei ist bei ersterem häufig das rechte, bei letzterem das linke Schulterblatt mitbetroffen. Bei Schmerzen im Bereich des rechten Schultergelenkes besonders bei der Abduktion hilft sehr zuverlässig *Crotalus terrificus* D30, eine Ampulle s.c. im Bereich des rechten Deltamuskels. Meist genügen zwei oder drei Injektionen, um die Schmerzen vollständig zu beseitigen. Zum rechten Deltamuskel haben außerdem Beziehungen: *Staphisagria* D3, *Magnesium carbonicum* D3 und *Ferrum aceticum* D2, während die linke Schulter durch *Ferrum metallicum* D1–2 beeinflußt wird. Für alle Arten von Muskelrheuma paßt gut *Rhus toxicodendron* D4–6, wenn Durchnässung und Übermüdung die Ursache sind. Die Schmerzen sind schlimmer in der Ruhe, und es tritt Ameisenlaufen auf; jede Bewegung verschlimmert zu Beginn, später geht es besser. *Pulsatilla* D1–3 bessert die wandernden Schmerzen. *China* D3 wäre angezeigt, wenn der Kranke sich nicht ruhighalten kann. Die Behandlung des chronischen Muskelrheumatismus fällt mit der der

Gicht und harnsauren Diathese zusammen. Eines der zuverlässigsten Mittel ist *Kalium jodatum* D1. Bei der nicht seltenen Muskelmüdigkeit mit ziehenden Schmerzen, Schwäche und Zitterigkeit wären zu geben: *Abrotanum* ∅–D1 oder *Acidum hydrofluoricum* D6, wenn venöse Stauungen vorliegen; das Mittel erhöht ausgesprochen die Leistungsfähigkeit wie Arsen und Kola.

Nausea – See- und Reisekrankheit

Bei der Seekrankheit ist am meisten zu empfehlen *Tabacum* D3–4; das Mittel ruft die ähnlichsten Symptome hervor. *Petroleum* D6 soll, 3 Tage vor Antritt der Seereise genommen, günstig wirken; bei Eintritt der Nausea wäre die Dosis zu verstärken, D1–2. Gegen die Eisenbahnkrankheit hat sich *Cocculus* D6 gut bewährt. Man läßt schon einige Zeit vor der Fahrt das Mittel gebrauchen, und bei eintretender Übelkeit ist jedesmal die Dosis zu wiederholen. Auch mit *Kreosotum* D6 kann man einen Versuch machen, das Mittel hat bei Hyperemesis günstig gewirkt. Typisch ist das Auftreten erst Stunden nach dem Essen.

Nephritis

Aktue entzündliche oder toxische Nierenerkrankungen erfordern im allgemeinen klinische Behandlung. Daneben können folgende Homöopathika eingesetzt werden: Die durch akute Nierenreizung oder Erkältung entstandene Nephritis ist zu Beginn mit *Aconitum* D6, *Belladonna* D6, *Dulcamara* D6, *Acidum nitricum* D3 zu behandeln oder mit *Nux vomica* D6, wenn Erkältung, Durchnässung, Mißbrauch von Genußmitteln die Ursachen sind und wenn Dysurie, Harnzwang und -drang bestehen. Bei der tubulären Insuffizienz, wie sie bei Sepsis, Diphtherie und anderen Infektionskrankheiten eintritt, sind angezeigt: *Apis* D3, wenn Kopfschmerz, Schwindel, große Unruhe, später Schlummersucht, Harndrang bei spärlichem, oft blutigem Harn im Vordergrund stehen. *Cantharis* D6 bei Folgen von Scharlach oder Tripper, nach Verbrennungen und Infektionen; immer ist die Blase stark mitbeteiligt mit Tenesmus; heftiges Fieber, harter Puls, drohende Urämie bei wenig blutigem, eiweiß- und zylinderhaltigem Urin. Ein vorzügliches Mittel ist *Arsenicum* D6–30, das bei allen Arten von Nierenentzündung paßt, wenn Herzbeschwerden vorliegen mit Angst, Atemnot, bes. in der Nacht, dabei großer Durst und zunehmende Schwäche, Hydrops mit drohendem Kollaps, Brennschmerzen in den ganzen Harnwegen, oft Durchfälle. *Helleborus niger* ∅–D3 ist zu geben bei akutesten, schwersten Entzündungen mit drohender Lebensgefahr, urämischen Erscheinungen; Harn schwarz, blutig, eiweißreich; Anurie. *Terebinthina* D3 Scharlachnephritis; auch andere Infektionen und Erkältungen können die Ursache sein. Der Harn ist rauchig, wenig, blutig, wie Kaffeesatz, Drang und Zwang, riecht nach Veilchen und ist eiweißreich. Zunge sehr trocken, Durchfälle; Hydrops. Bei mehr chronischem Verlaufe der Nierenentzündung gibt man mit gutem Erfolge: *Hepar sulfuris* D3 bei Scharlachnephritis, ebenso *Mercurius sublimatus* D6 nach Diphtherie. Bei septischen Formen wird oft *Lachesis* D12 zu verordnen sein. *Phosphorus* D6–30 wirkt gut bei intermittierender Albuminurie, besonders in den Pubertätsjahren. Bei Schwangerschaftsnephritis ist neben obigen Mitteln oft *Argentum nitricum* D4 hilfreich gewesen, auch *Helonias* D2 und *Pulsatilla* D3–6.

Bei der häufigen diffusen Glomerulonephritis nach Anginen mit ihrer Blutdrucksteigerung kommen besonders in Frage *Arsenicum* und seine Verbindungen mit Kalium, Calcium, Cuprum in D4, ferner *Berberis* D2 (große Schwäche, Mitbeteiligung der Leber), *Coccus cacti* D1 bei wenig sauberem Urin, Harnzwang, Bronchitis, *Phosphorus* D6 bei Neigung zu Blutungen und Lungenstauungen, Herzmuskeldegeneration, Retinitis albuminurica, Leberschwellung und nervösen Erschöpfungszuständen. *Aurum* D4 paßt bei melancholischer Stimmung, meist handelt es sich um Folgen von Lues oder Quecksilbermißbrauch, auch um Arteriosklerose und Degenerationsprozesse. Gute Mittel sind auch *Argentum nitricum* D4 und *Acidum nitricum* D3–4 bei chronischen Formen mit Kopfschmerz, Schwindel, Verdauungsstörungen, bei blutigem, übelriechendem Urin, Schmerzen von der Nierengegend bis zur Urethra; Folgen von Infektionen besonders nach Tripper. Als vorzügliches Funktionsmittel für die Niere ist schließlich *Solidago virgaurea* ∅–D1 zu nennen, das, ohne zu schaden, die Nierentätigkeit ausgezeichnet anregt; es beugt der drohenden Urämie vor. Hartnäckige Albuminurien verschiedener Art kann man auch auf *Serum anguillae* D2 verschwinden sehen.

Nephrolithiasis

Gegen den Nierensteinkolikanfall wird man zuerst *Nux vomica* D30 versuchen, es behebt in leichteren Fällen den Krampf, so daß die Steine passieren können; auch *Cantharis* D6, *Colocynthis* D6, *Pareira* D2 wurden mit Erfolg gegeben. Das eigentliche Arbeitsfeld für die Homöopathie ist jedoch die Behandlung der Anlage zu Steinleiden. Darüber lese man bei Lithämie nach, auch bei Gicht, woselbst die konstitutionell wirkenden Mittel angegeben wurden; selbstredend ist auch die Lebensweise streng zu regeln. Bei Behandlung der Steinleiden ist zu beachten, welche Art von Steinen vorliegt; bei Uratsteinen bewährt sich konstitutionell *Calcium carbonicum* D30, eine Gabe pro Woche. Als isopathisches Mittel wird *Lapis renalis* D4–6 gute Dienste leisten, tgl. 1–2 Gaben, man verreibt zweckmäßig des Patienten eigene Steine. *Lithium carbonicum* D1–3 oder *Lithium citricum* D1–3 sind bekannte Steinlösungsmittel.
Enthält der Harn viel Harnsäure, führt er Grieß und Sand, besteht häufiger Harndrang mit Zwang und gleichzeitig Nierenbecken- und Blasenkatarrh, dann ist *Lycopodium* D3 bis 4 indiziert, besonders bei Kindern, die beim Harnlassen schreien. Bei gichtischer und harnsaurer Diathese sind oft bewährte Mittel: *Coccus cacti* D1 und *Berberis vulgaris* D3 bis 6 oder *Sarsaparilla* D1–3, auch *Urtica urens* D1–2. Bei Phosphatsteinen und Phosphaturie ist *Acidum phosphoricum* D2–3 zu versuchen oder andere Säuren in niederen Potenzen, besonders *Acidum lacticum* D2, und wenn Blasenkatarrhe bestehen *Acidum nitricum* D6 oder *Acidum benzoicum* D3–4. Falls nicht rasch ein Erfolg eintritt, halte man sich aber mit weiteren Versuchen nicht auf, sondern verabreiche eine Neuraltherapie mit 0,5%igem Procain oder Xylocain intracutan im schmerzhaften Segment, was meist rasch hilft. Andernfalls sind Spasmolytika bis hin zu Morphium indiziert. Man vergleiche auch, was darüber im Kapitel „Cholelithiasis“ und in der Einleitung gesagt wurde. Günstig wirkt auch *Acidum formicicum e formica rufa* D12, eine Ampulle i. v. oder s. c. alle 14 Tage. Oxalsteine verlangen *Natrium phosphoricum* D1 oder *Acidum nitro-muriaticum* D3; die besten Erfolge hat man von verriebenen Oxalsteinen selbst, in D3 bis D6. Selbstverständlich wird man große Steine, sobald deren Sitz festgestellt ist, chirurgisch entfernen lassen. Bestehende Nierenbecken- und Blasenkatarrhe sind nach allgemeingültigen Regeln zu behandeln. Die Behandlung der Anlage zu Steinleiden bleibt jedoch der internen Medizin vorbehalten.

Neuralgie

Bei akuten Formen sind die Hauptmittel: *Aconitum* D4, wenn trockene Nordostwinde die Ursache sind; Fieber, Kribbeln, Taubheit der Teile, brennende, stechende Schmerzen, schlimmer nachts bei großer Unruhe und Angst, sind charakteristisch. *Chamomilla* D6 wirkt ähnlich, besonders bei Gesichtsschmerzen der überempfindlichen Frauen und reizbaren Kinder; die eine Wange ist rot, Schmerz gegen das Ohr ausstrahlend, nachts aus dem Bett treibend. *Atropinum* D3–4 oder *Belladonna* D4–6: Schmerz anfallweise, klopfend, schneidend, plötzlich aufhörend, sehr empfindlich gegen Berührung: Druck, Wärme, Schweiße bessern. *Spigelia* D2–6: linksseitige Supra- und Infraorbitalneuralgie, rheumatisch-nervös; Schmerz mit der Sonne steigend und fallend, stechend, brennend, dabei große Reizbarkeit, Aufregung und Unleidlichkeit. *Colocynthis* D6: krampfartige Schmerzen, an allen Nerven vorkommend, schlimmer bei Bewegung, besser durch Druck, Wärme und Ruhe. Gichtische Konstitution. *Verbascum* D1–3: Infra- und Supraorbitalschmerzen, mehr rechts, Schmerz wie von Zangen gequetscht, dabei Katarrhe der Nebenhöhlen. *Cedron* D6: auf die Minute wiederkehrende Schmerzanfälle, mehr links, nach Grippe, Malaria und Chininmißbrauch. *Kalmia* D1–3: wertvoll bei Schmerz, bes. der rechten Gesichtshälfte, in rechten Arm ausstrahlend, langsamer Puls.

Die mehr subakuten Formen werden bekämpft mit *Arsenicum* D6. Schmerzen wie von brennenden Nadeln, Gesicht dabei blaß und eingesunken, periodische, heftige Anfälle, die den Patienten nicht ruhen lassen, besonders nachts. *Chininum arsenicosum* D4 paßt oft noch besser, es wird zweckmäßig mit *Zincum valerianicum* D3 abwechselnd gegeben, wenn keine prägnanten Symptome vorliegen; Grippe und Malariafolgen. *Stannum* D6: Die Schmerzen nehmen langsam zu und ab, sehr charakteristisch und bewährt. *Magnesium phosphoricum* D3: blitzartige, periodische Schmerzen, besser durch Wärme, Druck und Bewegung. Bei ganz chronischen Neuralgien wird man oft noch sehr befriedigende Erfolge haben von *Thuja occidentalis* D4 und *Silicea* D4 oder auch von *Kalium jodatum* D1 bei hartnäckigen, lanzinierenden Schmerzen auf luetischer oder gichtischer Grundlage. *Natrium sulfuricum* D3 und *Natrium muriaticum* D3 passen bei ganz verschleppten Malarianeuralgien, besonders wenn feuchtes Wetter oder Klima die Schmerzen wieder auslöst; auch *Nux vomica* D4 bewährt sich in solchen Fällen neben *Arseni-*

cum D6. Die Zahl der homöopathischen Arzneimittel ist damit durchaus nicht erschöpft, und der homöopathische Arzt hat wohl kaum je nötig, zu heroischen Mitteln seine Zuflucht zu nehmen, wenn er die Arzneimittellehre beherrscht.

Neurasthenie

Die psychische Behandlung steht wie bei Hysterie im Vordergrunde, aber bei der Neurasthenie kennen wir doch verschiedene recht wirksame und empfehlenswerte Heilmittel, besonders wenn, wie so oft, geistige Überanstrengung die Ursache der Nervenschwäche ist. Solche Mittel sind: *Kalium phosphoricum* D6: große körperliche und geistige Erschöpfung, ängstlich, reizbar oder deprimiert, Schlaflosigkeit, Gedächtnisschwäche, Platzangst u. dgl. *Acidum phosphoricum* D3: Nervenerschöpfung, Folgen von Kummer und Sorgen, Kreuzschmerz, Schwindel, Schwäche der Beine, Folge von sexuellen Exzessen. *Acidum picronitricum* D6: Verlangen zu liegen wegen Hirnmüdigkeit und Depression, die geringste Anstrengung erschöpft; energielos; dabei Kopfweh, Schwindel, Rückenschwäche, Schlaflosigkeit, Folgen von geistiger Überanstrengung und sexuellen Verfehlungen. *Silicea* D6–30 ist hilfreich bei Kopfschmerzen, die vom Rücken her periodisch kommen, Hirnmüdigkeit mit nächtlicher Unruhe und Erregung, Folgen von geistiger Überanstrengung.
Verläuft die Neurasthenie mit spinaler Reizung und Folgeerscheinungen der verschiedensten Art, dann wird man Gebrauch machen von *Agaricus* D6, *Argentum nitricum* D12, *Cocculus, Zincum* oder *Cimicifuga.* Ist Anämie nach schweren Krankheiten oder Blutverlusten Ursache der Schwäche, so werden hilfreich sein: *China* D3–12, *Abrotanum* D1, *Ferrum* D1–2.
Sexuelle Neurasthenie ist oft leicht zu beheben durch *Calcium carbonicum* D30, *Sulfur* D30, *Nux vomica* D30, *Phosphorus* D30 bei Männern, während bei Frauen sich *Platinum* und *Murex* D4 bewähren. Sind seelische Verstimmungen der Grund, so sind die Mittel: *Ignatia* D12, *Nux vomica* D12, *Acidum phosphoricum* D3, *Staphisagria* D6, *Coffea* oder *Aurum* D30. Nervöse Schlaflosigkeit ist mit *Avena* ∅–D2 oder *Strychninum phosphoricum* D12 zu bekämpfen. Habitueller Kopfschmerz der Nervösen mit *Gelsemium* D3–30, *Calcium carbonicum* und *phosphoricum* D6–30.
Bei Lampenfieber bewähren sich *Strophanthus* D2, *Argentum nitricum* D6 und *Gelsemium* D6.

Neuritis

Akute Erkältungsnervenentzündungen sind im allgemeinen wie die Neuralgien zu behandeln. Sind Kontusionen oder Verletzungen die Ursache, so wird man *Arnica* D3-6 verabreichen. Bei Stichverletzung ist *Ledum* D3-6 angezeigt, evtl. *Hypericum* D2. Bei hartnäckigen Formen mit heftigen nächtlichen Brennschmerzen, die durch Wärme gebessert werden, gibt man *Arsenicum* D6, während *Rhus toxicodendron* D6 paßt bei Folgen von Durchnässung; Schmerzen schlechter durch Kälte, Ruhe und nachts, besser bei Wärme und fortgesetzter Bewegung. *Mercurius* D6 ist gekennzeichnet durch heftige nächtliche Schmerzen mit lästigen Schweißen, weder kalt noch warm wird ertragen; meist handelt es sich um Perineuritis und Folgen von Lues. Bei Alkoholneuritis ist *Nux vomica* D6 oder *Ledum* D3 zu geben, während verschleppte Formen durch die Resorptionsmittel, besonders *Kalium jodatum* D1, gebessert werden. Rheumatische Lähmungen erfordern: *Causticum* D6, *Kalmia* D2 oder *Rhus toxicodendron* D6 und *Dulcamara* D3. Postdiphtherische Neuritis mit Paresen und Paralysen: *Gelsemium* D4-6 oder *Lac caninum* D30. Sind Stoffwechselkrankheiten der Grund oder liegen sekundäre Formen vor, so ist das Grundleiden zu behandeln, in anderen Fällen hat chirurgische Hilfe einzusetzen.

Obstipation, habituelle

Die Homöopathie verwirft den Gebrauch drastischer Abführmittel, sie strebt vielmehr an, die gestörte Darmperistaltik wiederherzustellen oder Funktionsstörungen in der Drüsensekretion des Darmes zu beheben, um so wieder spontane Entleerungen zu erzielen. Bis evtl. Arzneiwirkungen sich zeigen, ist es zweckmäßig, mit Palliativa nachzuhelfen, besonders sind Ölklistiere angezeigt neben Ordnung der Kost und Lebensweise; Atemgymnastik und Massage sind wesentliche Hilfsmittel. Man achte, ob eine spastische oder atonische Obstipation vorliegt oder ob die Ursache in reflektorischem Krampfe zu suchen ist oder in Sekretionsstörungen der Leber, des Darmes, evtl. in Zirkulationsstörungen. Wenn nicht an dem Grundleiden der Hebel angesetzt wird, wird keine Dauerheilung erreicht, aber es ist nicht selten, daß langjährige Obstipationen völlig behoben werden, manchmal überraschend schnell. Bei der spastischen Form ist ein Hauptmittel *Nux vomica*; man achte,

daß es in höheren Potenzen, z. B. D12–30, gegeben wird, tgl. 1 Gabe D12 oder wöchentlich eine D30; es paßt bei Krampf, speziell der Afterschließmuskeln, bei vergeblichem Stuhldrang, hypochondrischer Stimmung, Hämorrhoiden, Folgen von sitzender Lebensweise, reizender Kost, von Neurasthenie.
Plumbum D6: krampfiger Stuhlgang, Afterschließmuskel zusammengezogen; Stuhl geht in runden, harten, schwarzen Knollen mit Kolikschmerzen; der Leib ist kahnförmig eingezogen. *Lycopodium* D4: Zusammenschnüren des Afters und Mastdarms; Hämorrhoiden und große Flatulenz; oft gleichzeitig Leberleiden. *Silicea* D6: Afterkrampf, heraustretender Stuhl schlüpft wieder zurück wegen Rektumschwäche.
Bei Darmatonie passen: *Opium* D6, es scheint völlige Muskellähmung zu bestehen. Stuhl besteht in harten, dunklen Kugeln, der Leib ist voller Gase, und es tritt gar kein Stuhlgang ein; nach Operationen, Entbindungen. *Alumina* D12 völlige Untätigkeit des Rektums; selbst weicher Stuhl wird schwer entleert, das Rektum ist dabei trocken, schmerzhaft, und der After blutet leicht. Das Mittel paßt besonders für Kinder, und es ist lange fort zu geben. *Sepia* D3–6: Tagelang kein Verlangen und Drang, zu Stuhl zu gehen; die Stühle sind hart und groß; Gefühl eines Knollens im Mastdarm; der Patient kann nicht zum Stuhl drängen; meist gleichzeitig Blutstauungen im Abdomen und Uterusleiden.
Bei Sekretionsstörungen im Darm sind angezeigt: *Bryonia* D3–6. Stühle großstückig, hart, wie verbrannt, trocken, es besteht kein Drang; großer Durst und Trockenheit aller Schleimhäute. *Graphites* D6: die Stühle sind mit Schleim überzogen, und sie zeigen Schleimfetzen, wenn sie nach Tagen mit Mühe entleert werden; Afterekzeme und schmerzende Fissuren; Frauenleiden. *Natrium muriaticum* D3–4: ein Hauptmittel bei trockenem Mastdarm, Stühle trocken, machen Afterrisse, Schmerzen, Blutungen; Anämische. Ganz ähnliche Symptome hat *Magnesium muriaticum* D4, welches besonders paßt bei gleichzeitigem Leberleiden und bei Fluor albus unterleibsleidender Frauen.
Wegen der Hämorrhoidalobstipation vgl. bei Hämorrhoiden. Das Hauptmittel ist hier *Sulfur* D3–6; es bestehen Vollsein, Hitze im Mastdarm und Unbehagen im ganzen Abdomen. Blutzirkulationsstörungen, oft wechseln Verstopfung und Durchfall. Bei Blutarmut ist *Ferrum* D2 häufig von guter Wirkung; vorzuziehen ist manchmal *Natrium muriaticum* D3–4 oder *Thalattin* D2–4, das hartnäckigste Verstopfung geheilt hat. Nach Mißbrauch von Abführ-

mitteln gebe man *Nux vomica* D4–6 oder *Hydrastis* D1–2. Leberleiden mit Pfortaderstauungen verlangen: *Natrium choleinicum* D3–4, *Lycopodium* D3–6, *Sulfur jodatum* D3–6 oder *Mercurius dulcis* D2. Bei Gebärmutterleiden *Collinsonia* D1, besonders bei Obstipation der Schwangeren.

Onanie

Auf dem weiten Gebiete der sexuellen Störungen, wie Reizbarkeit, Schwäche, Neurasthenie, Pollutionen, Onanie und deren Folgen, Ejaculatio praecox, Impotenz usw. verfügt die Homöopathie über eine Reihe von vorzüglichen Mitteln, die von konstitutionellen Gesichtspunkten aus und nach den Gesamtsymptomen zu wählen sind. Es sollen nur die bewährtesten kurz erwähnt werden, die bei Onanieneignung angezeigt sind; es sind dies: *Calcium carbonicum, Phosphorus, Gelsemium, Nux vomica* und *Sulfur*; man gibt die Medikamente in höheren Potenzen, am zweckmäßigsten D30, und in nicht zu häufigen Wiederholungen, und man wird sehen, daß sich der Hang zur Masturbation in der Regel langsam verliert. Gegen die Folgen der häufigen Samenverluste gibt man mit Erfolg: *China* D3–6 oder *Acidum phosphoricum* D3, besonders wenn sich infolge von sexuellen Exzessen atonische Pollutionen einstellen, große Müdigkeit und Kreuzschmerzen oder Spermatorrhoe und Impotenz. Bei psychischen Störungen infolge von Onanie, wie Menschenscheu mit scheuem Blick und Melancholie, hat sich *Platinum* D30 bewährt.

Otitis media

Die homöopathische Behandlung ist dankbar, setzt aber Erfahrung voraus. Auf keinen Fall darf die Indikation zu einer Operation versäumt werden. Im ersten Stadium der Entzündung mit heftigem Fieber und Schmerzen wird man *Aconitum* D6 geben, am besten im Wechsel mit *Belladonna* D6; auch *Pulsatilla* D3 ist ein vorzügliches Mittel bei reißenden, zuckenden Schmerzen, die sich gegen den Warzenfortsatz erstrecken; diese Mittel passen besonders, wenn Masern die Ursache der Mittelohrentzündung sind und solange der Prozeß nicht eitrig ist. Bei gewöhnlicher Erkältungsentzündung, besonders bei Kindern, ist *Chamomilla* D4 ein herrliches Mittel;

die Patienten sind reizbar, ruhelos und überempfindlich, besonders nachts. Wärme wird nicht ertragen, oft ist eine Wange rot, die Schmerzen strahlen gegen die Zähne aus, das Kind will herumgetragen werden. Ist Durchnässung die Ursache der Ohrenschmerzen, dann sind hilfreich: *Dulcamara* D3 oder *Rhus toxicodendron* D6. Die eitrige Mittelohrentzündung, meist Folge von Infektion, verlangt im akuten Stadium: *Ferrum phosphoricum* D4 gegen das Fieber, gut im Wechsel mit *Mercurius solubilis* D6, wenn die Perforation oder Parazentese des Trommelfells erfolgt ist und blutig-eitrige Sekretion mit Fieber und Nachtschweißen anhält. Im Stadium der vollen Eiterung ist *Hepar sulfuris calcareum* D3–4 das angezeigte Mittel, dem *Silicea* 6 zu folgen hätte bis zur Ausheilung. Bei den chronischen Eiterungsprozessen, die meist auf skrofulöser Basis beruhen, sind die Hauptmittel *Kalk*-Präparate: *Calcium carbonicum* D6, *phosphoricum* D6, *jodatum* D3, ferner *Phosphorus* D6, bei Schwerhörigkeit und Widerhallen der Stimme im Ohre. *Jodum* D6, *Kalium jodatum* D1, *Sulfur* D6 und *Sulfur jodatum* D3 kommen als Resorptionsmittel in Anwendung. Bei schwerstem Verlaufe und einsetzender Mastoiditis ist ein erprobtes Mittel: *Capsicum* D3, die Gegend des Warzenfortsatzes ist äußerst druckempfindlich, Hitze und Frost wechseln im Rücken, und die Eiterung ist dick, zäh und gelb. Bei septischem Verlaufe mit Schüttelfrösten wird man auch *Lachesis* D8 geben bei linksseitigem, *Crotalus* D8 bei rechtsseitigem Sitze und wenn die Sekrete blutig und stinkend werden; bei drohendem Kollapse ist in solchen Fällen auch *Arsenicum* D4–6 angezeigt. *Kalium muriaticum* D6 ist ein treffliches Mittel, wenn die Katarrhe hartnäckig im Nasen-Rachen-Raume sitzen und sich durch die Tube in das Mittelohr fortgepflanzt haben.

Oxyuren und Wurmkrankheiten

Die Wurmkuren mit Abtötungs- und Abführmitteln führen durchaus nicht regelmäßig zur Heilung; das beweisen die hartnäckigen Rezidive, besonders bei Oxyuriasis. Es scheint bei vielen Patienten eine Disposition vorzuliegen, und die Parasiten gedeihen gut auf konstitutionellem Boden. Deshalb ist es gar nicht so widersinnig, wenn Homöopathen mehr die Allgemeinbehandlung vorziehen, besonders bei schwächlichen und anämischen Patienten, die zu Darmstörungen neigen. Man soll die abtreibenden Wurmkuren nur bei kräftigen Individuen anwenden. Bei konstitutionellen Wurmkuren sieht man, daß die Parasiten meist ganz allmählich weniger werden, um schließlich ganz zu verschwinden, da der Nährboden ihrem Gedeihen nicht mehr günstig war. Selbst Bandwürmer hat man so absterben und abgehen gesehen. Die Medikamente sind nach allgemeinen Gesichtspunkten zu wählen, es werden nur wenige genannt von den vielen, die in Betracht zu ziehen sind: *Ferrum aceticum* D2, *Cuprum oxydatum nigrum* D2, *Mercurius* D6, *Sulfur* D6, *Cina* D3–6, *Spigelia* D3–6. Ein Vergleich in der Arzneimittellehre ist unerläßlich, wenn man auf diese Weise mit Erfolg die Wurmkrankheiten zu beherrschen versucht.

Ozäna

Etwa zugrundeliegende Allgemeinerkrankungen wie Lues erfordern eine Behandlung mit den Mitteln der klinischen Medizin. Notwendige operative Eingriffe dürfen nicht versäumt werden. Daneben sind die homöopathischen Behandlungsergebnisse bei ausdauernder Anwendung recht zufriedenstellend. Die Hauptmittel sind *Kalium bichromicum* D4 bis D6, wenn die Geschwüre in die Tiefe gehen und Septum oder Gaumen zu durchbrechen drohen. Auch zähschleimige und übelriechende Absonderungen mit Krustenbildungen sind hier charakteristisch. Eine ähnliche Symptomatik hat *Hydrastis* D2 bis D3, das auch im Wechsel mit *Kalium bichromicum* gegeben werden kann. *Acidum hydrofluoricum* D6 ist angezeigt bei dünnen, ätzenden und stinkenden Sekreten; heftige Splitterschmerzen mit Geschwürsbildung bei scharf ätzenden, stinkenden, blutigen Sekretionen erfordern *Acidum nitricum* D3, weitere in Frage kommende Mittel, deren Symptomatik in der Arzneimittellehre studiert werden muß, sind *Aurum muriaticum* natronatum D4, *Tuberculinum* D30, *Phosphorus* D6, *Silicea* D6, *Argentum nitricum* D6, *Asa foetida* D4, *Cadmium sulfuricum* D6. Den Heilungsprozeß kann man fördern durch lokale Behandlung mit Einpinselungen von *Hydrastis*-Glycerin (1 : 10) und mit Aufschnupfenlassen von *Sanguinaria* D2.

Panaritium

Wenn sich nach Verletzungen der Fingerkuppe die geringsten Schmerzen zeigen, so wird man ein drohendes Panaritium fast regelmäßig kupieren, wenn man einen Umschlag mit 60%igem Alkohol mit Guttapercha bedeckt machen und öfter wiederholen läßt. Auch Verbände mit 20%iger Lebertransalbe wirken günstig. Kommt es trotzdem zur Abszeßbildung, so darf bei drohender Knochen- und Sehnenscheidenbeteiligung die rechtzeitige Inzision nicht versäumt werden. Durch eine gezielte homöopathische Behandlung läßt sich jedoch in den meisten Fällen ein chirurgischer Eingriff vermeiden. *Hepar sulfuris* D3 fördert den Eiterungsprozeß, D12 kann eine beginnende Eiterung rückgängig machen. Ist die Eiterung bereits im Gange, fördert *Myristica* D3 mehrmals täglich 5 Tropfen den raschen Durchbruch des Abszesses. *Silicea* D3 bis D6 bringt ihn zur Ausheilung. Bei einer blau-roten Verfärbung der Umgebung hilft *Lachesis* D8, 3 × täglich 5 Tropfen.

Periostitis und Ostitis

Die akuten Formen erfordern klinische und auch meist antibiotische Behandlung. Daneben kommen die folgenden Homöopathika in Frage: Ist die Ursache einer Knochenhautentzündung in einer Verletzung oder Quetschung zu suchen, so wird man *Arnica* D3 oder *Ruta graveolens* D1 verordnen, während *Belladonna* D3 nebenbei die oft starken Schmerzen beseitigen wird. Schreitet die Infiltration fort, so ist *Mercurius solubilis* D6 angezeigt oder *Jodum* D4–6, das die Resorption gut fördern wird. Bei eintretender Eiterung ist der Abszeß bald zu öffnen; nebenbei wird *Acidum phosphoricum* D3 das beste Heilmittel sein, *Silicea* D6 bei Fistelbildung. Kommt es bei dem Prozesse zu Knochennekrose, dann ist *Phosphorus* D6 das Hauptmittel. Einen etwa sich bildenden Sequester wird man operativ entfernen, und wenn man dann mit *Silicea* D6 und *Calcium sufuricum* D6 weiterbehandelt, so wird der Heilungsprozeß ein rascher werden. Die schwere septische Osteomyelitis ist nach den Grundsätzen der Sepsis zu behandeln, nebenbei wird die Behandlung eine chirurgische sein, und in der langwierigen Nachbehandlung der meist sehr heruntergekommenen Patienten wird man Kräftigungs- und Blutbildungsmittel verabreichen wie: *China* D3, *Chininum arsenicosum* D4, *Ferrum* D2, *Acidum phosphoricum* D3 usw.

Peritonitis

Bei den akuten Formen wird eine klinische Behandlung, meist mit Antibiotika, notwendig sein. Daneben kommen zur Unterstützung die folgenden Homöopathika in Frage. Die akute Form erfordert zur Behandlung im ersten Stadium *Aconitum* D3 oder *Belladonna* D3 in häufigen Gaben. Schreitet die Entzündung fort und kommt es zu seriöser Ausschwitzung, dann hat *Bryonia* D3 zu folgen, wenn heftige Schmerzen bei Berührung und Bewegung auftreten, wenn Durst und Verstopfung bestehen. *Apis* D3 ist hilfreich, wenn Brennen und Stechen vorherrschen und Harnbeschwerden auftreten. Alle diese Medikamente sind 2stdl. zu geben. Handelt es sich um **septische** Prozesse, z. B. Puerperalfieber u. dgl., so müssen möglichst frühzeitig *Arsenicum* D6 oder *Chininum arsenicosum* D4 gegeben werden oder *Lachesis* D8–10. Bei abgekapselten Abszessen sind *Hepar sulfuris calcareum* D6 oder *Silicea* D3–6 angezeigt; nützlich werden nötige operative Eingriffe rechtzeitig durchgeführt, und in der Nachbehandlung wird man mit Vorteil *China* D3 oder *Calcium phosphoricum* D6 geben. Die **chronische** Peritonitis kann die verschiedensten Ursachen haben; am häufigsten ist wohl die tuberkulöse Form; auch sie wird sehr günstig durch Arzneien beeinflußt neben den sonst üblichen Behandlungsmethoden. Hier ist wohl *Arsenicum jodatum* D4 das Hauptmittel neben *Abrotanum* D1, das eine spezifische Wirkung auf die entzündete Serosa ausübt; man gibt die Mittel 2- bis 3stdl., und nebenbei wird man die konstitutionell angezeigten Arzneien in seltenen Gaben verabreichen; es kommen da *Sulfur, Calcium carbonicum, Tuberculinum, Phosphorus* und *Silicea* in Betracht, und zwar in höheren Potenzen. Erfolge bei Perforationsperitonitis sind natürlich nicht zu erwarten, aber bei den fortgeleiteten, mehr schleichenden Prozessen, wo es zu Verklebungen kommt und zu Abszeßbildung, sind die Ergebnisse gut; auch bei puerperalen Entzündungen, selbst wenn sie schwerer Art sind. Man vergleiche auch bei Appendizitis. Nach Eingriffen im Abdomen beugt *Staphisagria* D3 dem Ileus vor.

Phlebitis

Bei jeder Phlebitis und besonders Thrombophlebitis wird man zunächst nach einer übergeordneten Ursache, z. B. einem Karzinom, fahnden. Die tiefe Thrombophlebitis ist immer gefährlich, erfordert einen Kompressionsverband und evtl. eine Behandlung mit den Mitteln der klinischen Medizin. Im übrigen leistet die Homöopathie gerade im Bereich der Venenerkrankungen Vorzügliches. Die oberfläche Thrombophlebitis läßt sich fast immer sehr rasch mit intracutanen oder subcutanen Injektionen von *Lachesis* D12 im Bereich des entzündeten Venenverlaufes heilen. Bei der gewöhnlichen Venenentzündung sind die überragenden und zuverlässigen beiden Hauptmittel *Hamamelis* D1–12 und *Lachesis* D12–30 in häufigem Wechsel gegeben. Sind Traumen die Ursache, dann wäre *Arnica* D4 zu verabfolgen. Bei heftigen stechenden Schmerzen und bei erysipelatösen Ödemen paßt *Apis* D3, während *Arsenicum* D6 zu folgen hätte, wenn sich Schüttelfröste einstellen mit Unruhe, Angst und nächtlichen Brennschmerzen. Bei sich länger hinziehenden Venenentzündungen gibt man mit gutem Erfolge *Pulsatilla* D6 oder auch *Zincum* D4. Bei strenger Ruhe und Hochlagerung der Extremitäten bilden sich die Entzündungen gut zurück, die Thromben werden resorbiert, so daß keine Komplikationen kommen und Folgen nicht zurückbleiben. Zur Nachkur wird man noch einige Zeit *Sulfur* D3–6 nehmen lassen oder *Arnica* D3; beide Mittel beugen den Rezidiven vor.

Phlegmone

Nur wenn der Fall nicht so dringlich ist, daß man auf die Mittel der klinischen Medizin verzichten kann, kommen folgende homöopathische Arzneien in Frage: Zu Beginn einer Entzündung des Unterhautzellengewebes, wenn die Teile gerötet und geschwollen und schmerzhaft sind, wenn Fieber, heftiger Durst und Kongestionen zum Kopfe bestehen, wird man *Belladonna* D3 verabfolgen, auch *Bryonia* D3 bewährt sich in diesem Stadium der Infiltration neben *Apis* D3; wenn die Entzündung mit brennenden Schmerzen zunimmt, so ist *Arsenicum* D6 angezeigt oder *Mercurius solubilis* D6 bei drohender Eiterung. Weiter kommen in Frage *Rhus* D6, *Lachesis* D12 oder *Pyrogenium* D8. Bei Abszeßbildung sind angezeigt: *Myristica sebifera* D2, das das Reifen und den Durchbruch des Eiterherdes beschleunigt, oder *Anthracinum* D8 bei wütenden Schmerzen der Teile. Die Inzision wird man möglichst frühzeitig vornehmen. Die zurückbleibenden eiternden Wunden heilen rascher aus, wenn man schließlich *Silicea* D6 oder *Calcium sulfuricum* D6 verabreicht, es sei denn, daß man aus konstitutionellen Gründen *Sulfur* D4 als Heilmittel vorzieht.

Pleuritis

Bei jeder Pleuritis ist eine sorgfältige klinische Diagnostik erforderlich zum Ausschluß eines Tumors und einer Tuberkulose. Diese bedürfen unbedingt fachärztlicher Therapie. Bei den übrigen Formen der Pleuritis bewähren sich jedoch homöopathische Arzneien. Drei Mittel reichen fast immer aus, die gewöhnliche, trockene oder exsudative Pleuritis zu heilen. *Aconitum* D6 ist zu geben, wenn Erkältung die Ursache ist, wenn die Entzündung heftig und plötzlich einsetzt mit den typischen Symptomen: Fieber hoch, heftige Seitenstiche und große Atemnot mit Angst und Unruhe. *Bryonia* D3–6 hat zu folgen, wenn die Schmerzen bei Bewegung unerträglich und zum Schreien sind: Atemnot, trockener, quälender Husten, Linderung der Beschwerden bei Liegen auf der kranken Seite; Fieber kontinuierlich und mehr oder weniger Exsudation. *Cantharis* D4 paßt bei beginnender Exsudation, es lindert sehr die Beschwerden der verschiedensten Art, fast immer sind Harnbeschwerden vorhanden. *Sulfur* D3 in einigen Gaben wird dann die Heilung der einfachen Pleuritis vollenden. Bei der oft sehr schmerzhaften Pleurodynie gibt es noch einige gute schmerzlindernde Mittel: *Asclepias tuberosa* D3, wenn die rechte, *Ranunculus bulbosus* D3, wenn die linke Seite betroffen ist. *Apis* D3 wird oft *Cantharis* ersetzen. Bei verschlepptem Verlaufe mit serösem oder serös-fibrinösem Exsudat wird man als Resorptionsmittel geben: *Scilla* ∅–D1, *Abrotanum* ∅–D1, *Kalium jodatum* D1, *Arsenicum* D6 und *Sulfur jodatum* D4, auch die Auto-Serum-Injektion leisten hier Gutes. Handelt es sich um eine Pleuro-Pneumonie, dann ist *Antimonium tartaricum* D6 das souveräne Mittel, es ist hilfreich bei großer Schwäche mit Brechwürgen, Atemnot, lautem Schleimrasseln, Nasenflügelatmen und drohendem Kollaps; ein ähnlich wirkendes Medikament ist *Kalium carbonicum* D2–4. Sollten beide versagen, dann wäre zu *Antimonium arsenicosum* D3 Zuflucht zu nehmen. Droht ein Exsudat in Eiterung überzugehen, dann müßte *Hepar sulfuris calcareum* D3 verabfolgt werden; liegt aber ein Empyem vor, so muß unbedingt der operative Eingriff vorgenommen werden, und die Nachbehandlung hat sich zu gestalten, wie bei Abszeß angegeben ist. Die tuberkulöse Form der Pleuritis sollte vom Lungenfacharzt behandelt werden. Das Hauptmittel ist hier *Arsenicum jodatum* D4, auch *Abrotanum* D1 bewährt sich; nebenbei wird man die Tuberkulinpräparate in seltenen Dosen geben. Die Behandlung deckt sich sonst im allgemeinen mit der der Tuberkulose. Die Behandlung der Pleuritiden ist im ganzen eine recht dankbare.

Pollutionen

Sie beruhen meist auf neurasthenischer Anlage und sind Folgen von sexuellen Exzessen und von Onanie. Neben der hier ausschlaggebenden seelischen Führung reiche man am zweckmäßigsten Konstitutionsmittel in seltenen Gaben: *Nux vomica, Phosphorus, Sulfur, Calcium carbonicum, Barium carbonicum*, alle in D30. Sie beheben die Anlage zu diesen schwächenden Zuständen ziemlich sicher. Ein recht günstig wirkendes Mittel ist *Dioscorea* D2-4, es beseitigt Erektionen, die die ganze Nacht auftreten und von 3-4 Pollutionen begleitet sein können; charakteristisch sind die scharf riechenden Schweiße an den Genitalien. *Gelsemium* D4-6 bessert Pollutionen, die tags und nachts auftreten ohne Erektionen. *Digitalis* D4-6 paßt bei starker Reizung der Prostata mit Erektionen und Pollutionen sowie Spermatorrhoe. Ist die Ursache in den Folgen eines Trippers zu suchen, so sind die Hauptmittel: *Thuja occidentalis, Sulfur, Selenium* oder *Acidum nitricum* D4. Die Folgen von häufigen atonischen Samenergüssen, wie Kreuzweh, Depression, Melancholie usw., beseitigen: *China* D3, *Acidum phosphoricum* D3, *Zincum* D6 und *Acidum picronitricum* D6.

Polypen

Diese hypertrophischen Wucherungen an Schleimhäuten werden zweckmäßig operativ entfernt; da jedoch die Anlage fortbesteht, so hat die Allgemeinbehandlung (neben lokaler) nach der Operation einzusetzen, wenn man Rezidiven vorbeugen und völlige Gesundung erreichen will. Bei Nasenpolypen verordnet man die Konstitutionsmittel *Sulfur, Calcium carbonicum, Thuja, Phosphorus* oder *Silicea* in hohen Potenzen und seltenen Gaben; nebenbei gibt man als auf den lokalen Prozeß wirkend: *Jodum* D4-6 oder *Calcium jodatum* D3, bei scharfen, ätzenden, wäßrigen Sekreten und wenn Drüsenanschwellungen skrofulöser Art bestehen; *Sanguinaria* D3-6 bei Stockschnupfen mit Geruchverlust und wundmachenden Sekretionen. *Teucrium marum* D1-2 paßt bei blutigem Ausfluß und wenn Niesreiz besteht und die hinteren Choanen solide Pfröpfe zeigen. *Phosphorus* D6 beseitigt Nasenbluten, grüneitrige Sekrete und Geschwüre nebst Ozäna. Äußerlich gilt *Sanguinaria* D2 als gutes Schnupfpulver, und *Hydrastis*-Glycerin 1 : 10 dient zur Tamponade. Bei Polypen an der Gebärmutter oder am Mastdarm ist *Thuja occidentalis* D4 das Hauptmittel.

Prostata

Die akute Prostatitis verlangt hauptsächlich *Pulsatilla* D4, nebenbei wird man gegen die Schmerzen *Belladonna* D6 und im späteren Stadium *Bryonia* D6 verabreichen. Die chronische Form verlangt *Sulfur* D30, *Selenium* D12 oder *Clematis* D3, wenn die Drüse verhärtet bleibt. Bei diesem Leiden sind sehr gute Erfolge zu erreichen mit: *Ferrum picronitricum* D6–30, wenn häufiger Harndrang nachts besteht oder Harnträufeln. *Sabal serrulata* D1 hat sich oft bewährt, und auch *Solidago virgaurea* ∅ bis D1 wird empfohlen. *Digitalis* D4–6 und höher paßt, wenn viel Reizerektionen mit Pollutionen sich einstellen, ferner vergeblicher Harndrang und Harnträufeln. Ganz hartnäckige Verhärtungen der Vorsteherdrüsen haben sich zuweilen durch *Conium* D4, *Aurum jodatum* D4 und *Argentum nitricum* D3 gebessert; maligne Neubildungen wird man dem Chirurgen überweisen, schwere Zystitis dem Blasenspezialisten.

Pruritus

Das Hautjucken kann die verschiedensten Ursachen haben, die bei der Behandlung berücksichtigt werden müssen. Bei psorischer Grundlage sind die wichtigsten Mittel *Sulfur* D12 und *Psorinum* D15. Die Beschwerden sind bei beiden Mitteln am schlimmsten abends beim Zubettgehen und nachts. Altersjucken bessert sich oft bei *Alumina* D12, *Anacardium* D6, *Mezereum* D6. Rheumatische Grundlage mit Pruritus ani läßt an *Lycopodium* D12 denken, Diabetes an *Kreosotum* D6, das auch bei Pruritus vulvae Gutes leistet. Bei dieser Lokalisation in den Wechseljahren kommen in Frage *Graphites* D12, *Sepia* D30, *Caladium* D3. Äußerlich bewähren sich Karbolwasser 2proz. und *Unguentum verbasci*. Eine allgemeine Umstimmung können bringen die arsenhaltige *Dürkheimer Maxquelle* und *Meerwasser* oral.

Psoriasis

Die Psoriasis läßt sich erfolgreich nur mit dem passenden Konstitutionsmittel behandeln. Dabei bewähren sich in der Regel höhere Potenzen in selteneren Gaben oder Q-Potenzen, die häufiger verabreicht werden können. Ein Hauptmittel ist *Arsenicum* D12, 2× täglich 5 Tropfen. In Süddeutschland ist auch *Pulsatilla* öfter das angezeigte Mittel. Man gibt D12 und höhere Potenzen. Weitere Mittel sind: *Graphites, Natrium muriaticum, Calcium carbonicum* hochverdünnt in seltenen Gaben und *Antimonium crudum* D4; sie sind bei gichtischer Anlage angezeigt, ebenso wird *Berberis aquifolium* ∅-D1 empfohlen. Die Mittel sind lange Zeit fort zu geben. Recht befriedigende Erfolge beobachtet man bei Injektion von *Acidum formicicum* D30, das man am besten 4wöchentlich 1 Gabe intrakutan 0,2-0,5 verabreicht. Seebäder pflegen die Psoriasis sehr zu verschlimmern. Entsprechend gelingen einzelne Heilungen mit *Thalattin* D4, mit reinem Meerwasser 3mal 1 Eßlöffel tgl. wie auch mit vorsichtigen, seltenen Einspritzungen des Mittels (isotonisch).

Psychosen

Viele dieser Kranken sind dankbare Objekte geduldiger arzneilicher Behandlung. Wo keine körperlichen Hinweise für bestimmte Mittel vorliegen, steht an der Spitze bei großer Erregung, Neigung zu Gewalttätigkeit, nächtlicher Unruhe und Jammern *Stramonium* D6, das sogar bei erregter Altersdemenz Luminal zu ersetzen vermag. Dem Hyoscin ebenbürtig kann unser *Hyosyamus* D2 und höher wirken, wenn große Hirnerregung mit Schlaflosigkeit, unzüchtigen Reden, chronische Blutungen darauf hinweisen. Große Ängstlichkeit bei Schwermut deutet auf *Arsenicum* D30, Selbstmordideen auf *Aurum* D6, manische Exaltation auf *Cannabis indica, Crocus, Veratrum album*, jeweils D6 und höher. Ein oft bewährtes Schlaf- und Beruhigungsmittel ist *Passiflora* ∅.

Ptosis - Augenmuskellähmungen und Strabismus

Paresen und Lähmungen der Augenmuskeln infolge von Erkältung bei scharfen, trockenen Nordostwinden heilt *Aconitum* D6 oder *Causticum* D4, das speziell bei Ptosis paßt, ebenso wie *Conium* D6. *Chelidonium* D3-6: Lähmung des Musculus rectus externus. Ist Diphtherie die Ursache, dann wäre *Gelsemium* D1-3 zu geben oder *Lac caninum* in Hochpotenz.

Rachitis

Die Prophylaxe besteht in richtiger Ernährung (Muttermilch) und Pflege, ferner in der medikamentösen Behandlung der konstitutionellen Anlage, speziell der Psora und der exsudativen Diathese. Man vergleiche deshalb die Abschnitte Skrofulose und Eklampsie der Kinder. Man wird auch die Neigung zu Katarrhen der Luftwege und des Digestionsapparates zeitig in Behandlung nehmen. Bei manifesten Knochensymptomen nebst bekannten Begleiterscheinungen sind neben Vigantol Kalkpräparate die Hauptheilmittel; das *Calcium phosphoricum* D3 ist als Nutritionsmittel vorzuziehen, während man *Calcium carbonicum* D30 in seltenen Gaben zwischendurch verabreicht. *Silicea* D12–30 folgt gut bei offenen Fontanellen, Knochenverkrümmungen, dünnen Beinen, dickem Bauch und Frostigkeit. *Phosphorus* D12–30 und *Acidum phosphoricum* D3 passen bei nervösen Symptomen: Schlaflosigkeit, Krampfneigung, Unruhe, ferner bei Neigung zu Katarrhen und Blutungen. *Natrium muriaticum* D6–30 ist notwendig zu geben bei Verdauungsstörungen. *Sulfur* D30 wird als Reaktionsmittel in den seltensten Fällen zu entbehren sein. Denkt man noch an *Mercurius* D6 bei luetischer Anlage, so wird man mit den genannten Mitteln fast regelmäßig die Rachitis völlig ausheilen; selten wird man die Arzneimittellehre weiter befragen müssen.

Retinitis

Die Behandlung sollte stets in Zusammenarbeit mit einem Augenarzt erfolgen. Akute Formen verlangen *Belladonna* D6 und *Gelsemium* D3–D30: passive Kongestionen, Kopfschmerz, Schwindel, fliegendes Skotom. Die Retinitis albuminurica kann durch *Kalium phosphoricum* D6–12 gebessert werden mitsamt ihrem Grundleiden. Bei retinalen Blutungen können *Pusatilla* D6, *Phosphorus* D6, *Cactus* D6 Gutes leisten, ihre Aufsaugung fördern *Lachesis* und *Crotalus* D12.
Asthenopische Beschwerden bessern zuverlässig *Natrium muriaticum* D12 und *Ruta* D2. Letzteres als Tinktur mit *Aqua Foeniculi* 1:4 gemischt kann auch als Augenwasser auf die geschlossenen Lider benutzt werden.

Rhinitis

Als Regel gilt, daß man einen auftretenden Schnupfen niemals durch Gewaltmittel zu unterdrücken versucht; oft kann man ihn aber durch richtig gewählte Mittel in seinem Verlauf erleichtern und kürzen. **Erkältungskatarrhe** der Nase behandelt man im ersten Stadium mit gehäuften Gaben von *Aconitum* D6, auch *Nux vomica* D6 ist hilfreich bei trockenen Katarrhen, sie kann kupieren. Bestehen großer Niesreiz, starke Sekretion und Schleimhautschwellung, so bessert sehr rasch *Euphorbium officinarum* D4–6. Auch *Cepa* D4 hat nach anfänglicher Verstopfung Fließschnupfen mit brennendem Sekret, so daß die Nasenöffnungen gerötet sind, dabei Besserung im Freien und Verschlimmerung im warmen Raum. Geht der Katarrh weiter in den Rachen und will er auf Kehlkopf und Bronchien übergreifen bei reichlich wäßrigen, scharfen Sekretionen, dann wird *Ammonium carbonicum* D3 dem Prozesse Einhalt tun.

Den **Infektionsschnupfen** kupiert *Camphora* D1 nicht selten, wenn man das Mittel frühzeitig, stdl. 1 bis 2 Tr. auf Zucker, verabreicht; man kann ihn zu Epidemiezeiten, z. B. bei Grippe, auch prophylaktisch geben, und zwar mit Erfolg. Sonst ist *Jodum* D6 ein vorzügliches Heilmittel, auch beim gewöhnlichen Schnupfen, wenn die Sekrete wäßrig, scharf, wundmachend auftreten und der Katarrh sich verschleppen will.

Arsenicum D6–12 heilt brennende, wäßrige Sekrete, Niesen ohne Erleichterung, Stirnkopfweh mit Augenentzündung, im Freien besser. *Mercurius* D6 ist angezeigt, wenn das akuteste Stadium vorüber ist; die Sekrete sind dicker, schleimig, aber scharf, es besteht Neigung zu Miterkrankung der Nebenhöhlen und des Rachens. Zieht sich der Katarrh in die Länge und bilden sich Geschwüre mit dicken, gelbsträhnigen Sekreten, dann ist häufig *Kalium bichromicum* D4 ein ausgezeichnetes Heilmittel.

Den **akuten Schnupfen der Säuglinge** behandelt man am besten mit *Sambucus* D2, wenn die Entzündung auf die oberen Luftwege fortschreitet mit erschwerter Atmung und krähender Stimme; auch *Belladonna* D6 und *Apis* D4 sind hier treffliche Hilfsmittel.

Von den chronischen Formen behandelt man die **Rhinitis hypertrophica** mit Kalkpräparaten: *Calcium carbonicum* D6 und *jodatum* D4, *Hepar sulfuris* D6, auch mit *Sulfur* D4 und *Sulfur jodatum* D3. Oft liegt Skrofulose zugrunde, und dann sind auch *Natrium muriaticum* D4 und *Graphitis* D4 angezeigt. Die **Rhinitis atrophica**, oft mit Geschwürbildung und Ozäna (vergleiche daselbst), findet ihre Heilmittel in *Acidum nitricum* D6, wenn zähe, gelbe, auch blutige Sekrete vorliegen, Splitterschmerz, Geschwüre mit harten Rändern und chronischer Kopfschmerz. *Hydrastis* D2–4 paßt bei gelben ätzenden, auch blutigen Sekreten und bei Verdacht auf bösartige Prozesse. *Phosphorus* D6 ist angezeigt bei Stockschnupfen, wenn Polypen, Krusten und Pflöcke sich bilden, die mit folgendem Nasenbluten herausbefördert werden. Äußerlich gebraucht man mit Vorteil Tampons, die man mit *Sanguinaria*- oder *Hydrastis*-Glycerin 1:10 befeuchten und 2–3mal tgl. für einige Zeit einführen läßt. Die Erfolge bei Behandlung der Nasenkatarrhe sind sehr befriedigend, wenn man die Schädlichkeiten nebenbei fernhält und die konstitutionellen Anlagen der Patienten bei Verordnung der Medikamente berücksichtigt.

Schlaflosigkeit

Die Homöopathie verwendet niemals heroische Schlafmittel, sie sucht die Ursache der Schlafstörungen zu beheben, und meist gelingt dies auch. Ist nervöse Erregung die Ursache mit Kongestion zum Kopfe und großer Unruhe und Angst in der Nacht, oft Folge von Ärger oder Furcht, dann ist *Aconitum* D6 recht hilfreich. *Coffea* D30 wirkt ähnlich bei Schlaflosigkeit aus Munterkeit, besonders nach freudiger Erregung und nach Nachtwachen. Die besten Kinderschlafmittel sind: *Chamomilla* D2 und *Cypripedium* D6. *Lachesis* D8: schwere Gehirnerregung, geschwätzig, Illusionen, kann trotz größter Müdigkeit keinen Schlaf finden, erst gegen Morgen, und erwacht dann mit Verschlimmerung aller Beschwerden; am Tage Schläfrigkeit. *Ferrum phosphoricum* D3–6 wirkt bei Gehirnhyperämie und nervöser Schlaflosigkeit der Anämischen, auch bei Fieber und erregter Herztätigkeit. *Nux vomica* D6, noch wirksamer *Strychninum phosphoricum* D12: Folgen von Magen-Darm-Störungen, nach Mißbrauch von Alkohol, Tabak, Kaffee, bei Mangel an Bewegung; Erwachen zwischen 3–4 Uhr, später wieder Einschlafen und spätes Erwachen mit Kopfschmerz. *Zincum valerianicum* D3: bei allgemeiner Schlaflosigkeit mit Unruhe der Beine oft bewährt, ähnlich *Avena* ∅ und *Passiflora* ∅.

Seekrankheit

s. Eisenbahnkrankheit und Nausea

Singultus

Eine arzneiliche Behandlung kommt nur bei den schweren Formen in Betracht. Bei Entzündungen der Pleura und des Peritoneums sind die Hauptmittel: *Belladonna* D3, evtl. *Hyoscyamus* D1–2, in schweren Formen auch *Opium* D6 oder *Veratrum album* D3. Liegen Magenstörungen vor, dann wirkt bei Pyrosis am zuverlässigsten *Acidum sulfuricum* D3. Bei den mehr nervösen Formen sind geeignet zur Behandlung: *Nux vomica* D6 und *Magnesium phosphoricum* D3. Bei einer mit heftigem, tagelang anhaltendem Singultus verlaufenden Grippeepidemie hat *Lachesis* D8 prompt gebessert. Ist die Ursache in einer Anämie zu suchen, wobei häufig Magen- und Verdauungsstörungen vorliegen, dann hat sich bei hartnäckigem Schlucksen *Cyclamen europaeum* D6 bewährt, besonders wenn gleichzeitig viel Gähnen auftritt; auch *Phosphorus* D6 wäre zu Rate zu ziehen, wenn eine nervöse Erschöpfung zugrunde liegt.
Zuverlässig wirkt *Cuprum acet.* D30 s.c. unterhalb des Processus Xyphoideus (Gawlik).

Sinusitis

Frischer Stirnhöhlenkatarrh mit starkem Kopfschmerz besonders in den Vormittagsstunden weicht auf *Cinnabaris* D4 und *Hydrastis* D3 in häufigem Wechsel genommen. Bei nächtlicher Verschlimmerung können auch *Mercurius bijodatus* D4 und *Sticta* D2 in Frage kommen.
Die Erfolge bei Kieferhöhlenkatarrh sind weniger prompt. Man greife zu *Kalium bichromicum* D4 und *Arnica* D6–30, bei hartnäckiger Eiterung zu *Silicea* D30.

Skorbut

Das Leiden wird im Beginn leicht behoben durch Wechsel der Kost und Zufuhr der passenden Vitamine; arzneiliche Behandlung nicht notwendig. Kam es jedoch zu schweren Störungen mit Geschwürbildung im Munde und zu allgemeiner hämorrhagischer Diathese, dann hat neben lokaler Behandlung auch die Arzneibehandlung einzusetzen, und dann sind die Mineralsäuren die Hauptheilmittel: *Acidum muriaticum, sulfuricum, phosphoricum und nitricum*, die in tiefen Potenzen gegeben werden. Bei ausgesprochener Stomatitis mit Speichelfluß und Foetor ex ore ist *Mercurius sublimatus* D6 das Hauptmittel. *Phytolacca* D4 paßt bei heftigen Schmerzen im Munde, bei Geschwüren, Schlingbeschwerden, Halsdrüsenschwellungen und zunehmender Schwäche; das Mittel kann auch zum Gurgeln verwendet werden, wie Kalium chloricum. Setzt mehr die allgemeine hämorrhagische Diathese ein mit Blutungen aus allen Organen oder unter der Haut, so wird man *Phosphorus* D6 verabreichen.

Skrofulose

Der Lymphatismus und die exsudative Diathese sind als die Vorläufer der Tuberkulose zu erachten, und sie werden mit gutem Erfolge spezifisch behandelt mit Tuberkulinen, mit der Impfung nach Ponndorf oder der Perkutanbehandlung nach Petruschky. Ein vorzügliches Mittel ist auch das *Psorinum* D30, wenn der ganze Stoffwechsel darniederliegt; gewöhnlich bestehen die verschiedensten Hautausschläge, Neigung zu übelriechenden Schweißen und Durchfällen. Bei der torpiden Form der Skrofulose, wobei die Patienten gedunsen und schwammig und anämisch sind, zu Hautausschlägen, Schleimhautsekretionen und Drüsenanschwellungen neigen und nebenbei geistig stupide sind, sind die Konstitutionsmittel: *Calcium carbonicum* D30, *Sulfur* D30, *Graphites* D30, *Barium carbonicum* D6, außerdem noch Jodverbindungen. Wegen der näheren Indikationen vergleiche man die kleine Arzneimittellehre des Taschenbuches. Die erethische Form, wobei die Kinder einen grazilen Körperbau zeigen, mager, zart und von schwachem Knochenbau sind bei sanguinischem Temperament und geistiger Begabung, verlangt als Heilmittel: *Phosphorus* D30, *Calcium phosphoricum* D6, *Oleum jecoris aselli* ∅, *Ferrum* D2, *Mercurius solubilis* D6 und *Arsenicum* D6. Ein sehr wichtiges Mittel ist auch *Silicea* D6–30, das vorzüglich wirkt bei Mischformen von Skrofulose und Rachitis; der Bauch des Patienten ist dick, die Beine dünn, bei Kopfschweißen und stinkenden Fußschweißen, großer Empfindlichkeit gegen Kälte und Berührung; die Kinder sitzen am warmen Ofen und haben immer Schnupfen und oft Nasenbluten, sie magern trotz gierigen Essens ab, meist neigt die Haut zu Geschwüren und Eiterungen, ebenso Drüsen und Knochen. Hahnemann hat in seinem großen Werk über die chronischen Krankheiten ungefähr 40 sog. antipsorische Medikamente angegeben; sie kommen alle bei Behandlung der Skrofulose, je nach den Symptomen, in Anwendung, und es kann hier nur auf das Studium der Arzneimittellehre verwiesen werden, wenn man sie mit Erfolg gebrauchen will; die Heilwirkung ist aber bei ausdauernder Behandlung eine ausgezeichnete. Es sollen nur noch einige der wichtigsten Mittel genannt werden: *Alumina, Antimonium crudum, Abrotanum, Aurum, Carbo vegetabilis, Causticum, Kalium carbonicum, Lycopodium, Natrium muriaticum, Petroleum, Thalattin.* Die verschiedensten Potenzen sind mit Erfolg verwendet worden.

Sonnenstich

Neben den allgemeinen Maßnahmen (Zusatz von etwas Kochsalz zum Getränk) wird man bei heftigen Kopfkongestionen mit hochrotem Gesicht, zerebralem Erbrechen, schwerem, vollem Kopfe, starren Augen, bei vollem und gespanntem Puls und bei Atembeengung sofort *Glonoinum* D6 verabreichen. Bei einer ähnlichen Symptomatik mit klopfenden Kopfschmerzen und Bewußtseinstrübung gibt man *Belladonna* D6 bis D30. In leichteren Fällen, wenn sich Schwäche und Kopfschmerz infolge von Sonnenhitze leicht einstellen, paßt sehr gut *Natrium carbonicum* D2–4, auch bei den Folgen von Sonnenstich bewährt, ebenso wie *Lachesis* D8, das Schwindel, Mattigkeit und Ohnmachtsanwandlungen infolge von Hitze behebt.

Soor

Borax D2 ist das Hauptheilmittel bei Kindern, er wird auch von der Schule lokal viel gebraucht; die Wirkung beruht jedoch nicht auf lokaler Desinfektion, sondern sie ist eine allgemein heilende, da das Mittel bei Gesunden ganz die Erscheinungen des Soor hervorruft. Ein weiteres vorzügliches Mittel ist *Kalium chloratum* D3–6, auch an *Arsenicum* D6 wird man denken bei zunehmendem Marasmus; dieses Mittel ist auch das beste bei dem Marasmus-Soor der alten Leute und Kachektischen, obwohl hier die Heilung nur ausnahmsweise erreicht werden wird.

Spermatorrhoe

Agnus castus D4–6 wirkt gegen den Samenfluß, wenn er als Folge von geschlechtlichen Exzessen mit Verlust der Potenz bei Kälte der Genitalien auftritt. *Nuphar luteum* D2–3: Samenfluß atonisch bei völligem Mangel an Libido, Impotenz. *Phosphorus* D30 ist zu geben, wenn der Geschlechtstrieb sehr lebhaft ist, aber es fehlt die Kraft, den Beischlaf auszuüben, und der Samen fließt ohne Erektion ab, während *Acidum phosphoricum* D3 zu wählen wäre, wenn nach Exzessen in venere Samenfluß auftritt mit Brennen im Rücken und Kreuzschmerzen und Schwäche der Beine. Eines der am zuverlässigsten wirkenden Mittel ist *Digitalis* D4–6, sie belebt entschieden die erschlafften Geschlechtsfunktionen und behebt Sperma- und Prostatorrhoe. Geht der Samenfluß mit Lähmigkeit des Rückens und Kopfschmerz einher, besteht gleichzeitig eine nervöse Reizbarkeit bei geistiger Unfähigkeit und Gedankenverwirrung, dann wird man *Selenium* D12 verordnen; meist war eine Gonorrhoea posterior die Veranlassung der Beschwerden.

Stomatitis

Gegen die Entzündung der Mundschleimhaut wird man zu Anfang *Belladonna* D3–6 geben bei Trockenheit im Mund und Rachen und bei Schlingbeschwerden; die Schleimhäute sind hochrot und brennen stark. *Mercurius* D6 bei Rötung mit Schwellung der Schleimhäute und des Zahnfleisches, die Teile sind mehr livide verfärbt, Speichelfluß, Sekrete scharf, ätzend und wundmachend, auch blutig; Geschwüre, Foetor ex ore, Lockerung der Zähne, Zunge stark verdickt, stark belegt, zeigt die Zahneindrücke, Halsdrüsen geschwollen. Weitere Mittel bei Stomatitis sind die Säuren, man vergleiche bei Skorbut. Gegen Aphthen bewährt sich am besten *Borax* D3 und, wenn es sich um sehr heruntergekommene Patienten handelt, *Carbo vegetabilis* D12. Bei Geschwürbildung im Munde mit zäher, gelber, strähniger Schleimabsonderung paßt *Kalium bichromicum* D4; dieses Mittel ist auch angezeigt bei mercurieller Stomatitis, gegen welches Leiden des weiteren empfohlen werden: *Acidum nitricum* D3, *Phytolacca* D3 und *Hepar sulfuris* D4. Bei septischen Mundaffektionen wird man frühzeitig *Arsenicum* D6 und *Lachesis* D8 verordnen.

Struma

Beim parenchymatösen Kropfe sind Jodpräparate die Heilmittel, man gehe aber vorsichtig bei der Dosierung vor. Gut vertragen werden zumeist Jodsalze, wie *Calcium jodatum* D4, *Sulfur jodatum* D3 und *Kalium jodatum* D3; am wenigsten Nebenerscheinungen machen organische Jodverbindungen, wie *Spongia* D2–3 oder *Fucus vesiculosus* ∅–D1. Eine Kropfkur forciere man nie, man lasse sich Zeit, und man wird sicher zum Ziele kommen, ohne den Patienten zu schädigen. Durch die medikamentöse Behandlung soll ja nur die in ihrer Tätigkeit gestörte Schilddrüse wieder in Ordnung gebracht werden; dieses außerordentlich wichtige Organ sollte man deshalb auch nicht operativ angehen, wenn es nicht durchaus nötig ist. Beim Bindegewebskropf sind die Heilmittel Kalkpräparate: *Calcium carbonicum* D6 und *Hepar sulfuris* D12–30, letzteres hauptsächlich, wenn vorher zu viel mit Jodsalben geschmiert wurde. Bei ganz harten Kropfknoten muß immer ein Malignom ausgeschlossen werden. Hier wäre eine Operation angezeigt. Sonst ist bei derartigen Kröpfen *Calcium fluoratum* D6 indiziert oder auch *Conium* D4 bis D6, besonders wenn Verdacht auf eine bösartige Entartung besteht. Der Kinderkropf wird außerordentlich günstig beeinflußt durch *Thalattin* D3 und durch die D4–6-Verreibung von *Lapis albus*, einem Kalkstein, der bei Gastein vorkommt; man hat ja das kalkhaltige Wasser auch zum Teil für das Entstehen der Kröpfe verantwortlich gemacht. Gegen den in der Schwangerschaft stets wachsenden Kropf ist das beste Mittel *Calcium phosphoricum* D6; auch *Hydrastis* D3 und *Hamamelis* D1 sind zu empfehlen, letzeres besonders bei Struma vasculosa. Wegen des Basedowkropfes vgl. bei Basedow. Zystenkröpfe sind am hartnäckigsten; wenn sie auf *Apis* D3 oder *Bromum* D4 sich nicht bessern wollen, wird zumeist die Operation nötig werden; es ist auch nicht von Nachteil, wenn man degenerierte Kröpfe entfernt, an lebensfähiges Gewebe sollte man jedoch nur im Notfalle das Messer setzen. Äußerlich sollte man nie Jod anwenden, da sich die Dosierung zu unsicher gestaltet; es haben sich aber Umschläge von Salz- oder Glaubersalzwasser bewährt. Wer den homöopathischen Arzneischatz richtig zu handhaben weiß, dem wird die Behandlung des Kropfes wenig Schwierigkeiten machen.

Tortikollis

Beim Rheuma der Nackenmuskeln (Tortikollis, Caput obstipum) hat man gute Erfolge bei Gebrauch von *Dulcamara* D3 oder *Rhus toxicodendron* D6, wenn Erkältung bei nassem Wetter die Ursache war. Ist kalter Luftzug das auslösende Moment, besonders nach

Haarschneiden und wenn große Empfindlichkeit gegen Zugluft besteht, dann helfen *Belladonna* D3–6 oder *Glonoinum* D6. Bei chronischem Tortikollis ist *Kalium jodatum* D1 angezeigt. Auch *Causticum* D2–4 hat gut gewirkt sowie *Bryonia* D3. Ist eine Verletzung oder Kontusion die Ursache, so wird man *Arnica* D3–6 versuchen. Bei Narbenverkürzung kann nur die Operation den Schiefhals beseitigen.

Ulcus ventriculi et duodeni

Die Behandlung der Hyperchlorhydrie wurde bei Gastritits besprochen, sie beugt in manchen Fällen dem Magengeschwüre vor. Bei anämischen Mädchen, die über regelmäßige Magenschmerzen, bis zu Krämpfen, klagen, wird man sehr häufig mit Erfolg diese Vorläufer des Ulcus rotundum bekämpfen durch die Verabreichung von *Belladonna* D6 und *Arsenicum* D6, die 2-bis 3 stdl., je 3 Tr., im Wechsel längere Zeit fort zu geben sind. Bei anämischer Grundlage kommt ferner in Anwendung *Ferrum* D2, es beseitigt Dyspepsie, Sodbrennen, Speiseerbrechen, auch die häufig bestehende Obstipation; sollte Neigung zu Durchfällen vorliegen, dann ist *Ferrum phosphoricum* D6 angezeigt. Weitere Vorbeugungsmittel sind: *Natrium muriaticum* D4, besser noch *Thalattin* ∅–D4, *Pulsatilla* D3–6 und *China* D3–6 oder *Chininum arsenicosum* D4, deren Indikationen in der Arzneimittellehre zu vergleichen sind. Ist es zu Geschwürbildung mit Hämatemesis oder bluthaltigen Stühlen gekommen, so wird zuerst die Blutung zu bekämpfen sein, falls keine chirurgische Indikation vorliegt. Das Hauptmittel ist in diesem Fall *Hamamelis* D1, von dem man häufige Gaben zu je 5–10 Tr., am besten in Eiswasser, verabreicht; zumeist genügt dieses Mittel. Sollte bei Übelkeit mit Brechreiz die Blutung andauern, dann ist *Ipecacuanha* D3 zu verordnen. Bei plötzlich eintretendem Kollaps wären *Veratrum album* D3, *Arsenicum* D6 oder *Carbo vegetabilis* D4 die Hilfsmittel. Steht die Blutung, dann beginnt die Ulkuskur mit Diät und arzneilich. Die bewährtesten Mittel sind: *Atropinum* D4 und *Argentum nitricum* D4, die abwechselnd 2- bis 3stdl., je 2–3 Tr., gegeben werden, sie lindern die Schmerzen und fördern die Heilung. Weiter kommen in Anwendung: *Acidum nitricum* D6 und *Phosphorus* D6. Beim Ulkus der Säufer ist *Kalium bichromicum* D6 vorzuziehen oder auch *Acidum sulfuricum* D3. Die Erfolge bei Behandlung des Magengeschwürs sind günstig. In gewissen Fällen wird die chirurgische Behandlung angezeigt sein, und speziell die ungünstig sitzenden Narben sind in der Folge häufig dem Chirurgen zur Behandlung zu überweisen. Sehr wichtig ist die medikamentöse Nachbehandlung bei vernarbten Geschwüren, damit die drohenden Rezidive ausbleiben.

Ulcus cruris

Wegen der Prophylaxe ist es von größter Wichtigkeit, Patienten, die an Varizen der Beine leiden, darauf aufmerksam zu machen, daß sie diese Blutstauungen frühzeitig und dauernd behandeln lassen. Gegen das bestehende Unterschenkelgeschwür wird man medikamentös vorgehen mit *Sulfur* D6 oder besser *Sulfur jodatum* D3, die beide recht gute Heilerfolge bei längerem Gebrauch aufweisen. Geschwüre, die stark granulieren, leicht bluten und mehr flach sind, aber ätzend-eitrig sezernieren und nächtliche Schmerzen verursachen, sprechen für die Anwendung von *Mercurius solubilis* D6. Bestehen in der Umgebung juckende und schuppende Ekzeme bei mehr flachen, aber recht langwierigen Geschwüren, so ist *Clematis* D3 anzuwenden. Ein wichtiges Mittel ist *Arsenicum* D6, wenn Brennschmerz, schlimmer nachts und bei Kälte, vorwiegt und wenn Wärme wohltuend empfunden wird; die Sekrete sind kopiös, scharf und ätzend, die Umgebung ist ödematös; es handelt sich gewöhnlich um marantische Herz- und Lungenkranke. *Silicea* D3–6 paßt bei eiternden Geschwüren, die sehr schmerzen, und wenn Wärme bessert, während *Acidum hydrofluoricum* D6 Besserung hat durch kalte Anwendungen; die Sekrete sind dünn, ätzend, stinkend, die Geschwürränder sind hart und juckend. Bei bösartig aussehenden Geschwüren mit schwarzblauem Grunde, mit infiltrierter Umgebung, heftigen Schmerzen bei Berührung und Verband passen *Lachesis* D8 und vor allem *Vipera Berus* D8–10; sie beugen drohender Sepsis vor und verhüten die Phlebitis. Es gibt noch eine Reihe von ausgezeichneten Mitteln gegen das Übel, die alle das eine oder andere Mal geheilt haben; man orientiere sich deshalb in der homöopathischen Literatur. Äußerlich ist die Zahl der empfohlenen Anwendungen allzu groß; sehr gut tun Umschläge von *Hamamelis*-Extrakt in Wasser, wenn Salben vertragen werden, eine solche von *Hydrastis* oder eine Mischung von Hamamelis- und Echinaceatinktur und Glyzerin zu gleichen Teilen. Die Homöopathie hat stets den Hauptwert auf die arzneiliche Behandlung gelegt, die den

Hebel an der Wurzel dieses hartnäckigen Leidens anzusetzen sucht; in keinem Falle darf versucht werden, mit Gewaltkuren die Geschwüre oder Ekzeme am Unterschenkel zu heilen, da nicht selten schwere Störungen an anderen Organen folgen, und mancher Patient war zufrieden, wenn wieder ein geheiltes Unterschenkelgeschwür aufbrach mit „Salzfluß", weil er sich von unangenehmen Allgemeinstörungen befreit fühlte.

Urtikaria

Anfälle von Nesselsucht, die akut mit Fieber auftreten bei großer Unruhe und Angst, erfordern *Camphora* D1 in häufigen Gaben; auch *Belladonna* D6, kumulativ gegeben, lindert oft rasch die Beschwerden und bringt den Ausschlag zum Schwinden. War eine Erkältung in Nässe im Sommer die Ursache, so ist *Dulcamara* D3 angezeigt. Sonst sind die beiden Hauptmittel *Apis* D3 (akut) und *Natrium muriaticum* D30 (chronisch), auch *Arsenicum* D6 kann in Frage kommen. In hartnäckigen chronischen Fällen – oft liegt eine konstitutionelle Disposition zugrunde – muß man die Ursache zu ergründen suchen und daraufhin die Arzneimittelwahl treffen; bei neuropathischen Patienten hat man öfter Erfolg mit *Kalium phosphoricum* D6 oder *Calcium carbonicum* D6. Äußerlich bewährt sich beim japanischen Primelausschlag Benzin, sonst lindern noch am besten Waschungen mit starkem Salzwasser.

Varizen

Bei Wundheits-, Zerschlagenheitsschmerz und dumpfem Wehtun der Teile, infolge von beträchtlicher Stauung, verordne man *Hamamelis* D1, wenn Geschwüre und Blutungen vorhanden sind. *Arnica* D4 besssert die dick angeschwollenen Varizen bei längerem Gebrauch; gibt man nebenbei *Calcium fluoratum* D6, das Beziehungen zu den elastischen Fasern hat, dann sieht man in der Regel selbst ausgedehnte Varikositäten ganz bedeutend zurückgehen. *Pulsatilla* D4 beseitigt venöse Stauungen mit Wehtun und Stichen; die Extremitäten sind kalt und frostig, Folge von träger Blutzirkulation; Bewegung in frischer Luft bessert alle Beschwerden; in der Ruhe und nachts in Bettwärme Verschlimmerung. Auf Pulsatilla folgt oft gut *Zincum* D4–6, besonders wenn infolge der Stauungen nächtliche

Unruhe der Beine mit Zuckungen auftritt. Liegen Leberleiden dem Übel zugrunde, dann leisten *Sulfur* D6, *Lycopodium* D6, *Carduus marianus* D1 gute Dienste. Bei Herzleiden müssen passende Herzmittel gegeben werden. Die oft infolge von Varizen auftretenden Wadenkrämpfe lassen sich durch *Cuprum* D4, *Magnesium phosph.* D4 oder *Veratrum album* D6 beseitigen. Wegen der varikösen Unterschenkelgeschwüre vergleiche man Ulcus cruris.

Verbrennungen

Bei Verbrennungen ersten Grades nähert man den schmerzhaften Teil für kurze Zeit einer Flamme, nach Erstverschlimmerung folgt rasch Besserung – ein homöopathisches Verfahren. Das gleiche gilt von Umschlägen mit warmem Wasser, dem man 20 Tr. *Urtica-urens*-Tinktur oder 1–2 Tr. *Cantharis*-Tinktur und 25–30 Tr. Weingeist auf 1 Tasse Wasser zusetzt. Verbrennungen zweiten Grades behandelt man mit bestem Erfolg mit einer Salbe von *Echinacea*, sie lindert sehr gut die Schmerzen und beschleunigt die Heilung; innerlich kann man das gleiche Mittel in Tinktur, 2- bis 3stdl. 3 Tr. in etwas Wasser, geben. Ein Hauptmittel ist *Arsenicum* D6 bis D30. Es lindert die Schmerzen und fördert die Granulationen. Die Wirkung setzt besonders in der Hochpotenz sehr rasch ein. Bei tiefergehenden Verbrennungen der Mundschleimhaut wäre *Causticum* D4 zu versuchen. Treten infolge von Verbrennungen Kollapserscheinungen auf, so sind *Ammonium carbonicum* D2 oder *Camphora* ∅–D1 in häufigen Gaben angezeigt.

Zähne

Bei Störungen in der Zahnung, verzögertem Durchbruch, Zahnungsfieber, Verdauungsstörungen sind die Hauptmittel Kalkpräparate; man wird *Calcium carbonicum* D30 in seltenen Gaben als Konstitutionsmittel verabreichen und nebenbei das beruhigende *Chamomilla* D30. Zahnschmerz infolge von Karies verschwindet in der Regel schnell auf *Kreosotum* D3–4 oder auf *Staphisagria* D3 bei schwarzen, abbröckelnden Zähnen; hier ist auch *Acidum nitricum* D4–6 ein gutes Mittel gegen Zahnweh, das des Nachts und bei Wetterwechsel auftritt und von Speichelfluß und Lockerwerden der Zähne begleitet ist. Bei Pulpitis sind *Belladonna* D6, *Arsenicum* D6 und *Mercurius solubilis* D6 die Hauptmittel. Selbstredend sind alle Zahnmittel nur als Hilfsmittel zu erachten, und man wird die Patienten zur Weiterbehandlung dem Zahnarzte überweisen. Bei Wurzelhautentzündung ist ein unvergleichliches Mittel *Mercurius sublimatus* D6; die Schmerzen sind besonders nachts schlimmer im Liegen und in Bettwärme, auch Zugluft und alle Kälte sind unerträglich. Bei mehr langsamem Verlauf der Periodontitis gibt man *Jodum* D6; wenn eine Parulis sich gebildet hat, dann ist *Hepar sulfuris* D3 das Heilmittel. Zahnfisteln und die Pyorrhoe werden günstig beeinflußt und oft geheilt durch *Silicea* D3–6. Bei Quecksilberperiostitis sind die Mittel: *Acidum nitricum* D3, *Kalium jodatum* D1, *Phytolacca* D3, *Mezereum* D3. Rheumatisch-gichtische Zahnschmerzen behandelt man mit *Mercurius* D6, *Bryonia* D3, *Rhus toxicodendron* D6, *Thuja* D4–6, *Nux vomica* D6 oder *Colchicum* D3; nervöse Zahnschmerzen mit *Coffea* D6, *Chamomilla* D6, *Chininum sulfuricum* D2; Schwangerschaftszahnschmerzen mit *Magnesium carbonicum* D4, *Ammonium carbonicum* D4, *Pulsatilla* D6 oder *Sepia* D6. Bei Blutungen des Zahnfleisches ist *Mercurius* D6 zu geben oder auch eine der mineralischen Säuren, man vergleiche bei Skorbut. Da eine ganze Reihe von Zahnleiden auf konstitutioneller Basis sich entwickelt, so fällt die Behandlung der Zähne auch dem Internisten zu; der Zahnarzt befaßt sich in der Regel nur mit der lokalen Behandlung. Wie immer, so ist auch hier für die Arzneimittelwahl die Gesamtheit der Symptome ausschlaggebend.

Zystitis

Das Hauptmittel beim akuten Blasenkatarrh ist *Cantharis* D4–6. Brennschmerz und heftiger, häufiger, erfolgloser Harndrang, Abgang nur weniger Tropfen dunklen, trüben, auch blutigen Urins; es besteht meist Fieber, großer Durst. Blasentenesmus, Erkältung, Tripper (Hier ist natürlich eine antibiotische Therapie indiziert), Diätfehler können die Ursache sein; Cantharis wirkt stets lindernd, oft nach wenigen Tagen unter reichlichem Schweißausbruch heilend. Die Tripperzystitis ist nebenbei mit *Mercurius sublimatus* D6 zu behandeln. Handelt es sich um einen akuten Katarrh nach Genuß von jungem Bier oder Most, so ist *Nux vomica* D4 das beste Medikament. Liegt eine Canthanidenvergiftung vor, so ist *Camphora* D1 angezeigt. Gegen die chronische Blasenentzündung besitzt die Homöopathie einige Mittel, die das Leiden auch ohne lokale Behandlung ausgeheilt haben; selbstredend handelt es sich da um einfache Katarrhe, nicht um Steinleiden, Neubildungen schlimmer Art u. dgl. Man versuche *Sabal* ∅-D2, 3mal tgl. 5 Tr., wenn die Symptome des chronischen Katarrhs vorliegen; es kann sich um verschleppte Erkältungskatarrhe handeln oder um die Folgen von Tripper oder Prostatahypertrophie. Die oft heftig brennenden und schneidenden Schmerzen in Blase und Harnröhre mit Harndrang bei Schwangeren lindert *Populus tremuloides* D1, ähnlich wirksam ist *Pareira* D2. Es paßt auch nach Operationen wie *Arnica* D3-6 (gut wirksam bei Katheterzystitis [Schlüren]). Mit *Balsamum peruvianum* D2 wurde die chronische Cystitis mit stinkendem, trübem, schleimigem, eiweißreichem Harn geheilt, nachdem alle möglichen Mittel und auch die Lokalbehandlung vergebens versucht waren. Bei infolge jeder Erkältung oder von Diätfehlern rezidivierenden Blasenkatarrhen gibt man mit Erfolg *Dulcamara* D3-6 bzw. *Lycopodium* D6; das letztere Medikament paßt auch, wenn der Harn reich an Sedimenten ist und Sand und Grieß führt; unter denselben Umständen ist *Berberis vulgaris* D2-4 oft hilfreich. Die Erfolge homöopathischer Behandlung sind bei akuter Cystitits äußerst befriedigend, wenn man die Patienten das Bett hüten läßt, damit die gewöhnlich auftretenden kritischen Schweiße nicht hintangehalten werden. In chronischen Fällen darf man nicht mehr verlangen, als Arzneimittel zu leisten vermögen; die nicht geeigneten Fälle sind unbedingt spezialärztlicher Behandlung zu überweisen.

Über die homöopathischen Arzneiformen

Die hier folgenden Ausführungen sind in Übereinstimmung mit dem deutschen Homöopathischem Arzneibuch. Die bewährten Vorschriften Hahnemanns werden auf das genaueste beachtet und nur einige zeitgemäße Neuerungen, die meist dem seit jener Zeit geänderten Maß- und Gewichtssystem entsprechen, angebracht.
Die Homöopathie entnimmt ihre Arzneistoffe der Pflanzen- und Tierwelt, dem Mineralreich und auch der chemischen Industrie. Abweichend von der Allopathie bereitet sie sich zunächst aus den verschiedenen Arzneistoffen Essenzen, Tinkturen, Lösungen und Verreibungen von einem genau bestimmten Arzneigehalt, und diese werden nach festgelegten Regeln weiter verdünnt.
Es ist nicht Zweck dieser Zeilen, die Arzneibereitungslehre zu praktischen Zwecken zu erläutern. Wir wollen vielmehr nur klarmachen, was die einzelnen technischen Ausdrücke und Abkürzungen bedeuten, und bringen deshalb nur das hierzu Notwendige. Jeder, der tiefer in die Wissenschaft der Arzneibereitung eindringen will, benötigt ja sowieso das Arzneibuch.

Essenzen

(Urtinkturen aus frischen Pflanzen;
∅ ist das Zeichen für Urtinkturen)

Diese werden aus dem Pflanzensaft der frisch ausgepreßten Pflanzen oder aus frischem Pflanzenbrei hergestellt unter Zusatz von 90%igem Weingeist. Der Arzneigehalt der Essenzen beträgt $^1/_2$ oder $^1/_3$, d. h., in 2 bzw. 3 Teilen Essenz ist genausoviel Arzneistoff wie in 1 Teil der frischen Pflanze. Zur Herstellung der D1 (erste Dezimalpotenz) werden 2 bzw. 3 Teile Essenz mit 8 bzw. 7 Gewichtsteilen Weingeist verdünnt, so daß die D1 immer genau den Arzneigehalt 1/10 hat.
Ad usum externum (für den äußerlichen Gebrauch) werden besondere Essenzen hergestellt, indem meist 1 Teil Urtinktur mit $1^1/_2$ Teilen Weingeist versetzt wird.

Tinkturen aus trockenen Pflanzenteilen und aus frischen tierischen Stoffen

Diese werden meist mit 10 Teilen Weingeist auf 1 Teil des Urstoffes (Zeichen ∅) hergestellt. Ihr Arzneigehalt ist dann 1/10. Die Urtinktur entspricht in diesem Falle der D1 (erste Dezimalpotenz). Bei Stoffen, die sich im Weingeist nicht lösen (oder deren weingeistige Lösung zersetzlich ist usw.), werden wäßrige Urtinkturen bereitet, die entweder den Arzneigehalt 1/10 oder bei schwerlöslichen Stoffen 1/100 haben. In letztem Falle entspricht die wäßrige Urtinktur der D2 (zweite Dezimalpotenz). Weingeistige Lösungen haben den Arzneigehalt 1/10 = D1 oder 1/100 = D2.

Verreibungen (Triturationen)

1 Gewichtsteil der Arzneisubstanz mit 9 Gewichtsteilen Milchzucker verrieben gibt die D1 in Verreibung (erste Dezimalverreibung). Der Arzneigehalt dieser beträgt also 1/10. Bei flüssigen Stoffen, die zu verreiben sind, wird als tiefste Verreibungspotenz die D2 (zweite Dezimalverreibung) bereitet, indem man eine entsprechende Tropfenzahl (2–4) mit 9,9 g Milchzucker verreibt. Der Arzneigehalt der D2 ist 1/100. Auch aus Urtinkturen können Verreibungen hergestellt werden. D1 bzw. D2 sind die tiefsten Potenzen dieser Verreibungen. Diese Arzneiform ist heute weitgehend obsolet.

Tabletten

Tabletten zu 0,25 g, also ¼ g schwer, werden durch Druck in Tablettenmaschinen unter Verwendung von Zusätzen oder Bindemitteln aus den Verreibungen hergestellt. Ihr Arzneigehalt (also auch Wirkung) ist den betr. Verreibungen vollkommen gleich. *Sie bieten den Vorteil der Bequemlichkeit beim Mitnehmen, besonders auf der Reise; ferner ermöglichen sie eine genaue Einhaltung der einzunehmenden Menge.*

Streukügelchen (Globuli)

Die Streukügelchen werden aus reinen Zuckerkügelchen durch Befeuchten mit den flüssigen Potenzen hergestellt. Man befeuchtet eine gewisse Menge reiner Zuckerkügelchen mit dem hundertsten Teile der betreffenden flüssigen Potenz. Da sich Zucker in Wasser sehr leicht löst, kann man Streukügelchen nur aus stark weingeistigen Lösungen oder Potenzen herstellen.

Potenzierung

Es gibt zwei Arten der Potenzierung: die nach der Dezimalskala und die nach der Centesimalskala. Bei der Dezimalskala verfährt man so, daß man je 1 Teil des betr. Urstoffes oder einer Potenz mit je 9 Teilen Milchzucker oder mit Weingeist (in einigen Fällen auch mit Wasser) verreibt bzw. verschüttelt. Aus Urstoffen erhält man so die erste Dezimalpotenz, aus der ersten Dezimalpotenz (D1) die zweite (D2) usw.
Bei der Centesimalskala, die in Deutschland weniger im Gebrauche ist, nimmt man 1 Teil Urstoff auf 99 Teile Vehikel. Bei jeder folgenden Potenzierung ebenso. Die Centesimalpotenzen werden durch den Buchstaben C bezeichnet.
Das Nähere über die Arzneistärke der Potenzen und die Beziehungen beider Systeme zeigt folgende Tabelle:

Dezimalpotenz	Centesimalpotenz	Arzneigehalt
D1	–	1/10
D2	C1	1/100
D3	–	1/1000
D4	C2	1/10 000
D5	–	1/100 000
D6	C3	1/1 000 000

usw.

Potenzen im Schrifttum ohne C oder D sollen Centesimalpotenzen bedeuten. Römische Ziffern bei Hahnemann u. a. bedeuten „Millionesimalpotenzen“ (werden aber wie die anderen Potenzen bereitet) I = D6, II = D12, III = D18 usw.
Die nach der Centesimalskala bis zu C3 oder nach der Dezimalskala bis zu D6 potenzierten schwerlöslichen (oder sog. unlöslichen) Stoffe sind durch das anhaltende Reiben so verfeinert, daß man sie nunmehr auf flüssigem Wege weiter potenzieren kann.
In seinen letzten Lebensjahren entwickelte Hahnemann die sogenannten 50 000er Potenzen, als LM oder R-Potenzen bezeichnet.

Dilutionen

Die flüssigen Potenzen werden als Dilutionen bezeichnet. Von sehr schwer löslichen Stoffen gibt es nach vorstehenden Ausführungen flüssige Potenzen erst von D8 an aufwärts.

Vorwort zur Arzneimittellehre

Im bisher behandelten Teil mußte versucht werden, unsere Arzneibilder den heute üblichen wissenschaftlichen Anschauungen und Diagnosen anzugleichen, eine Arbeit, die in stetigem Fluß bleibt und immer wieder anderer Formulierung bedarf. In der folgenden Arzneimittellehre betreten wir dagegen das ureigene Gebiet der Homöopathie, auf welchem die Kraftlinien unserer Arzneikörper des Mineral-, Pflanzen- und Tierreiches uns vor Augen treten und an Hand des Ähnlichkeitsprinzips zu praktischem Handeln einladen. Sehr viele dieser Mittel haben allerdings vor und neben den Hahnemannschen Prüfungen ein großes, wertvolles Erfahrungsgut ihres Gebrauches auf sich gehäuft, dessen Berücksichtigung selbstverständliche Pflicht ist. All dies in dem folgenden trockenen Kurzstil zusammenzudrängen, heißt eigentlich die aufkeimende Freude an **unseren** Wegen der Therapie zu ersticken. Es muß vorausgesetzt werden, daß dem raschen Nachschlagen in diesem Taschenbuch ein breit angelegtes, ruhiges Sammeln aller Tatsachen über das interessierende Mittel vorausging oder sofort nachfolgt. Dazu können nicht nur größere homöopathische Arzneimittellehren dienen, sondern auch alte und neue Kräuterbücher, Lehrbücher der Toxikologie und Pharmakologie, Chemie und Botanik.

So betrieben, ist dann die Anwendung unserer Heilweise keine trockene Gedächtnis-Akrobatik, wie vielfach geglaubt wird, sondern eine nach den ersten überzeugenden Erfolgen immer neu anspornende, begeisternde Kunst, die allmählich die Denkweise und innere Einstellung des homöopathischen Arztes zum Heilvorgang ändert, ihn von manchem Druck entlastet, dafür aber neue, einfache Aufgaben weist, die er erfüllen kann, auch wo er auf sich allein gestellt bleibt. Erkenntnisse der psychosomatischen Medizin geben der seit Hahnemann bei uns gepflegten Anschauung über den dominierenden Wert der seelischen und Allgemeinsymptome neues Gewicht. Obwohl die leib-seelische Struktur heutiger Kranker eine weitgehend andere geworden sein mag als vor 150 Jahren, so sind doch die Grundregeln der Arznei-Darreichung Hahnemanns noch von Bier und Schulz im ganzen bestätigt worden. Trotzdem verpflichtet uns die Gegenwart zu immer neuem Nachsinnen und Beobachten, ob und wie diese Regeln von uns zum eigenen Gebrauch abgewandelt oder ergänzt werden müssen. Hier sei das wichtige

Werk Biers mit seiner vorbildlichen und breit geschilderten Arbeitsweise uns eine beste Führung. Bier betont den möglichen Reizverzug gegebener Arzneien, Speransky spricht von einer Latenzzeit bis zu zwei Monaten gerade bei den schwachen Reizen. Schöpfen wir daraus den Mut, die schon von Hahnemann gemachten Erfahrungen aufs neue ernst zu nehmen.

Kurze homöopathische Arzneimittellehre

Abrotanum - Eberraute
(Essenz, A.-G.*) 1/3 und Dilutionen)

Abmagerung trotz guten Appetites, besonders an den Beinen. Fieber kontinuierlich, hektisch, bei Drüsen- und Schleimhautleiden. Blutarmut, Blässe, hohle Augen und altes Aussehen. Schlaflosigkeit, innere nervöse Unruhe. Gelenke rot und geschwollen, steif mit Brennschmerzen. Nacken-, Rücken-, Kreuzschmerzen. Verschlimmerung durch Nässe, Kälte, bei Nebelwetter. Vikariierende Beschwerden, z. B. Rheuma statt Katarrh oder Hämorrhoidalfluß. Neigung zu Blutungen aus Nase, Darm oder Blase. Durchfälle abwechselnd mit Verstopfung.
Indikationen: Mittel für Rheumatisch-Gichtische, auch bei larvierter Gicht passend; ferner für Anämische und Rekonvaleszente. Chronische Gicht, Marasmus, Frostbeulen, Rosacea, Hämangiome.
Vergleichsmittel: Bryonia, Acidum benzoicum (Gicht), Jodum, Natrium muriaticum (Marasmus). ∅–D3.

Acidum aceticum - Essigsäure
(A.-G. 96% Dilutionen)

Abmagerung und wassersüchtige Anschwellung der Extremitäten. Haut wie Alabaster, gespannt und kühl. Starke, kalte Schweiße, Magenschmerz krampfig, Erbrechen. Durchfälle mit Brennen im Leib. Essigkachexie. Blutungen aus allen Körperhöhlen. Blutwallungen, Entkräftung nach Verletzung, Operation, Narkose.
Indikationen: Hydrops: Blutungen, Kachexie. Magen-Darm-Katarrhe, chronisch, mit Marasmus der Kinder.
Vergleichsmittel: Arsenicum album, China officinalis, Digitalis purpurea (selten gebrauchtes Mittel). D2–6.

Acidum benzoicum - Benzoesäure
der Salicylsäure verwandt (A.-G. 1/10, Dilutionen)

*) A.-G. = Arzneigehalt nach Homöopathischem Arzneibuch.

Urin spärlich, dunkel, stinkend wie Pferdeharn, satzig. Schweiße sehr stark in der Nacht. Heftiger Durst. Schmerzen periodisch, wandernd an den Gelenken. Verschlimmerung nachts und nach Weingenuß. Magenkrämpfe. Gichtschmerzen und Tophi an Händen und Füßen. Überbeine. Gelenke rot, heiß; stechende Schmerzen daselbst und Schwellungen. Herzschmerzen stechend, wechselnd; Herzklopfen, besonders nachts.
Indikationen: Stoffwechselmittel ersten Ranges bei harnsaurer Diathese, akutem und chronischem Rheuma der Gelenke und Sehnenscheiden, des Herzens und bei Neuralgien; chronische Gicht, Tophi, Überbeine, Gelenkdeformationen. Entscheidend für die Mittelwahl sind stets die Harnsymptome. Bewährt bei beginnender Endo- und Perikarditis im Verlaufe des akuten Gelenkrheumatismus.
Vergleichsmittel: Acidum nitricum, Sabina. D1–6.

Acidum formicicum – Ameisensäure
(A.-G. 25%)

Anwendung wie Formica rufa.

Acidum fluoricum – Flußsäure
(A.-G. 38–40%, Dilutionen)

Hautjucken intensiv mit Brennen und Hitzegefühl. Schweiße stinkend an Händen und Füßen. Ätzende Sekrete. Geschwüre und Fisteln langwierig und bösartig mit dünnem, ätzendem Eiter. Verschlimmerung der Schmerzen nachts und durch jede Wärme. Besserung durch Kälte, kalte Umschläge und bei Bewegung. Knochenschmerzen nachts in den Röhrenknochen und Eiterungen daselbst. Neigung zu Verhärtungen der Drüsen und degenerativen Prozessen. Venenerweiterungen, Ulcera varicosa, Neigung zu Ödemen. Harnausscheidung vermehrt und Besserung des Kopfschmerzes dadurch.
Indikationen: Zahnkaries, Drüsenverhärtungen, Keloide und Entzündung alter Narben, Gefäßerweiterungen und chronische Hautgeschwüre mit harten Rändern. Naevus vasculosus. Das Mittel wirkt langsam, aber tief, und es paßt besonders bei fahl und krank aussehenden, alten oder alt aussehenden marantischen Patienten, muß aber lange fort gegeben werden.

Vergleichsmittel: Silicea, Jodum. D6–30.

Acidum hydrocyanicum – Blausäure
(A.-G. 2%, Dilutionen)

Rapider Kräfteverfall, plötzlich drohende Lebensgefahr. Krämpfe aller Art. Eiskalte Haut, livides Gesicht, Präkordialangst und Dyspnoe. Flüssiges rollt beim Schlucken glucksend den Ösophagus hinab. Bewußtlosigkeit, Anästhesie und Harninkontinenz. Erbrechen und Durchfälle mit stürmischem Verlauf, größte Schwäche.
Indikationen: Kollapsmittel ersten Ranges bei Cholera, bei Urämie, auch bei Herzleiden. Krampfmittel bei Epilepsie mit allen typischen Symptomen, auch bei anderen Krampfzuständen passend, Zwerchfellkrampf, Laryngismus.
Vergleichsmittel: Cicuta virosa, Crataegus oxyacantha, Camphora, Laurocerasus, Sambucus nigra. D3–30.

Acidum lacticum – Milchsäure
(A.-G. etwa 90%, Dilutionen)

Saures Aufstoßen und Erbrechen. Durchfälle mit Kolik und Tenesmus. Kollern im Leibe. Schweiße reichlich, sauer. Gelenke, besonders der Finger, rot, geschwollen und schmerzhaft. Harndrang häufig, besonders nachts.
Indikationen: Rheumatisch-gichtische Affektionen der Gelenke und Muskeln. Diabetes. Katarrhe der oberen Luftwege mit Kitzelhusten. Saure Dyspepsie. Vomitus matutinus, Hyperemesis gravidarum.
Vergleichsmittel: Acidum phosphoricum. D3–30.

Acidum muriaticum = Acidum hydrochloricum Salzsäure
(A.-G. 25%, Dilutionen)

Große Schwäche und Hinfälligkeit. Ruhige Delirien und Bewußtlosigkeit mit unfreiwilligen Stühlen. Zunehmende Herzschwäche, Puls aussetzend und kalte Glieder. Hämorrhoiden brennend, vorfallend. Große Empfindlichkeit gegen Berührung. Blutungsneigung der Schleimhäute, Geschwüre daselbst; Decubitus. Fieber mit ner-

vöser Erschöpfung, adynamisch, septisch, typhös. Magenschmerz, Leerheitsgefühl.
Indikationen: Blutungen, Fieber mit hochgradiger Schwäche. Mundentzündungen. Chronische Magenkatarrhe mit Säureüberschuß, Hämorrhoiden.
Vergleichsmittel: Arsenicum album, Baptisia, Acidum phosphoricum, Kalium chloricum. D1–3

Acidum nitricum – Salpetersäure
(A.-G. 25%, Dilutionen)

Nervenüberreiztheit, zornig, fluchend, furchtsam, Brünette, hagere Alte. Matt und kraftlos, gelbe Gesichtsfarbe, dunkle Haare. Geschwüre und Fisteln an Haut, Schleimhaut, Knochen. Splitterschmerzen und Brennen an Geschwüren und Schleimhäuten. Neigung zu Blutungen, Nachtschweiße. Stinkende Se- und Exkrete, Eiter grün oder bräunlich. Neigung zu Herzschwäche und Herzklopfen, Puls aussetzend. Verschlimmerung bei Nässe und Kälte und nachts in Bettwärme. Katarrhe und Durchfälle bei jeder Erkältung, Rezidivneigung. Frostig, kalte Füße. Folgen von Quecksilbermißbrauch: Geschwüre, Kachexie. Fieber schleichend, remittierend. Kopfschmerz hartnäckig wie ein Band um den Kopf, klopfend, mit Blutandrang, nachts. Bluthusten und eitriger, übelriechender Auswurf. Lungenstiche. Speichelfluß, lockere Zähne, Foetor ex ore, Mundgeschwüre. Großer Durst, Würgen, Erbrechen von Blut und Schleim. Hämorrhoiden mit Splitterschmerz, Afternässen, Fissuren. Harn stinkend, brennt, ist eiweißhaltig und auch blutig. Regel meist zu früh, stark, dunkel und langdauernd. Fluor fötid, scharf, eitrig-blutig, wundmachend.
Indikationen: Skrofulös-tuberkulöse Konstitution mit Drüseneiterungen und -verhärtungen, Fisteln, Phthisis, Basedow. Rheumatische Anlage. Hämorrhagische Diathesen. Schwer heilende Hautgeschwüre aller Art, Lokalisation mit Vorliebe am Übergang von Schleimhaut zur Haut, an Stirnhaargrenze. Kopfschmerz der Luetiker und Arteriosklerotiker. Ozäna. Hämoptoe und Hämatemesis. Ulcus ventriculi. Hartnäckige, chronische Darmkatarrhe und Pädatrophie. Knochenleiden. Nephritis und Zystitis, Blasen- u. Darmpolypen.
Vergleichsmittel: Arsenicum album, Mercurius, Hepar sulfuris calcareum, Thuja occidentalis. D6–30; günstige Mittelwirkung zeigt sich oft an durch Auftreten von Hauterscheinungen.

Acidum oxalicum – Oxalsäure
(Dilutionen)

Heftige neuralgische Schmerzen, anfallweise an kleinen Stellen auftretend. Kreuzschmerz und Rückenschwäche gegen die Beine gehend. Hautjucken, frostig und Kälteüberrieseln. Herzklopfen und Bruststiche, nervöse Aphonie. Harnbeschwerden: Drang und Zwang; Harn klar und sehr sauer. Denkt stets an seine Beschwerden, die dadurch schlimmer werden. Im Rücken Kältegefühl, das Kreuz versagt, Lähmigkeit.
Indikationen: Harnsaure Diathese; Lumbago. Neurasthenie, heftige Samenstrangneuralgien. D6–30.

Acidum phosphoricum – Phosphorsäure
(A.-G. 25%, Dilutionen)

Nervöse Erschöpfung und große Schwäche körperlich und seelisch. Schlafsucht am Tage, schlaflos nachts. Redeunlust. Neigung zu Schlummersucht, Apathie in Fieberzuständen asthenischer Art, schleichend. Nachtschweiße aus Schwäche, erschöpfend. Kreuzschwäche ausgesprochen nach sexuellen Exzessen. Kopfschmerz mit dem Gefühl eines niederdrückenden Gewichtes auf dem Scheitel, Hirnmüdigkeit und Neigung zu Schwindel. Schwächegefühl in Kopf, Brust, Rücken, Bauch und Beinen. Durst auf kalte Milch, Magenschwäche. Weiße Durchfälle, schmerzlos, wenig schwächend. Knochen und Knochenhaut empfindlich, schabende Schmerzen. Gelenke schwach, schlotternd, Knochenverkrümmung und -eiterung. Harn reichlich, milchig, phosphat- und zuckerhaltig. Geschlechtsfunktionen schwach, Pollutionen, Kreuzschmerz. Häufiges nächtliches Urinlassen.
Indikationen: Nervenschwäche und -zerrüttung, weniger Nervosität; Folgen von geistiger Überanstrengung, Blut- und Samenverlusten, von Kummer und Sorgen. Heimweh u. dgl., Folgen von schnellem Wachsen, von schweren Krankheiten, Rekonvaleszentenmittel. Rachitis. Diabetes. Phosphaturie. Kopfweh. Schlaflosigkeit. Sexuelle Neurasthenie. Anhaltende Diarrhöen. Das Mittel muß längere Zeit und in stärkeren Dosen verabreicht werden.
Vergleichsmittel: China, Nux vomica, Acidum picrinicum. D1 bis 12.

Acidum picrinicum – Pikrinsäure
(Dilutionen)

Hirnmüdigkeit und Hirnerschöpfung. Neurasthenische Beschwerden. Unfähigkeit zu körperlicher und geistiger Arbeit mit Schlaflosigkeit. Schwindel, kann sich nicht konzentrieren. Rücken- und Kreuzschwäche, Beine schwer und ganzer Körper müde u. schwer. Geschlechtliche Schwäche, Pollutionen. Harn eiweißhaltig mit erhöhtem spezifischem Gewicht. Hautjucken heftig und Neigung zu Furunculosis, besonders im Gehörgang. Prostatavergrößerung, Nykturie.
Indikationen: Folgen von Kummer und geistiger Übermüdung. Nervenzerrüttung. Verschlimmerung durch geistige Arbeit und Nachtstudien. Folgen von geschlechtlichen Exzessen. Albuminurie. Hautkrankheiten.
Vergleichsmittel: Gelsemium, Phosphorus, Silicea, Argentum nitricum. D6–30.

Acidum sulfuricum – Schwefelsäure
(A.-G. 94–98%, Dilutionen)

Aussehen elend, blaß, heruntergekommen, Schwäche und Mattigkeit. Schweiße sehr stark aus Schwäche. Innerliches Zittern; hastig. Blutwallungen und Blutungen aus Schleimhäuten und in die Haut. Schleimhautgeschwüre und wunde Mundwinkel. Zahnfleisch blutend. Magensäure und Erbrechen. Magen schwach, verlangt nach Schnaps. Durchfälle sauer und entzündete, stark juckende Hämorrhoiden. Abneigung gegen Kaffee. Saures Aufstoßen macht die Zähne stumpf. Schmerz langsam beginnend, plötzlich aufhörend.
Indikationen: Skorbut, Peliosis rheumatica. Störungen im Klimakterium. Saure Dyspepsie und chronischer Magenkatarrh der Säufer. Singultus bei Pyrosis. Chronische saure Durchfälle. Metrorrhagien. Petechien, Quetsch- und Rißwunden.
Vergleichsmittel: Arnica, Ledum, Sepia. D2–6.

Aconitum – Sturm- oder Eisenhut
(Essenz, A.-G. ½, Dilutionen)

Eine der giftigsten und bewährtesten Arzneipflanzen. Maximaldosis etwa 0,5 g der Tinktur oder 0,0002 Aconitin. Schon von Hufeland gepriesen als eines der wirksamsten Antirheumatica und Antineuralgica, hat es sich außerordentlich bewährt zur Kupierung akut einsetzender katarrhalischer und rheumatischer Fieber, noch ehe örtliche Veränderungen oder Exsudate sich bilden. Verlangt häufige Gaben.

Hochgradige Erregung, Unruhe, Angst, Todesfurcht, Schlaflosigkeit. Kopfschmerz zum Zerspringen. Schwindel, Schwanken, Delirien; Migräne mit Galleerbrechen. Nervenschmerzen plötzlich, reißend, anfallweise, besonders nachts. Haut brennend rot, trocken, Stiche wie von Eisnadeln. Frost und Schüttelfrost. Hitze und dann erleichternde Schweiße. Will in der Hitze sich abdecken, aber Frösteln bei jeder Bewegung. Durst unlöschbar auf kaltes Wasser, das erquickt. Herzklopfen mit Angst, Wallungen und Taubheitsgefühl. Überempfindlichkeit, Ungeduld, verzweifelt wegen Schmerzen. Berührung ist unerträglich. Sinnesorgane überreizt. Neigung zu Fieber bei Erkältung, bei Nord-Ost-Winden. Blutungen hellrot aus allen Organen von Kongestion. Verschlimmerung abends, nachts, periodisch und plötzlich. Verschlimmerung durch Bewegung, Berührung, Druck und Kälte. Besserung durch warme, profuse Schweiße gegen Morgen.

Indikationen: Akuteste Erkältungsfieber bei sonst gesunden, kräftigen Individuen von sanguinischem Temperament. Nervöse Herzstörungen, Präkordialangst; Angina pectoris. Folgen von Erkältung bei Nord-Ost-Winden, von Kalttrinken, von unterdrücktem Schweiß und Sekretionen, Folgen von Schreck und Ärger oder Furcht und sonstigen Gemütserregungen. Akuteste Enzündungen an allen Organen. Kopfschmerz; Schlaflosigkeit; Neuralgien. Augen-, Ohren-, Nasenkatarrhe, Krupp im ersten Stadium, pfeifend bei Exspiration. Entzündung der Luftwege und des Verdauungstraktes. Nieren- und Blasenentzündung usw. Ausbleibende Regel infolge von Erkältung oder Gemütserregung. Sogenanntes Milchfieber bei unterdrückten Lochien. Die Brennschmerzen, das Kribbeln, Kälte- und Taubheitsgefühl sind typisch; sobald krampfige Schmerzen einsetzen, ist Belladonna, Chamomilla oder Colocynthis zu geben.

Vergleichsmittel: Belladonna, Chamomilla, Coffea, Ferrum phosphoricum. D6–30.

Aesculus Hippocastanum – Roßkastanie
(Essenz, A.-G. 1/3, Dilutionen)

Der China ähnliche Wirkung, besonders bei asthenischen Hämorrhagien.
Vollheitsgefühl im Bauche und an anderen Teilen von Blutstauungen. Hämorrhoiden mit Holzsplitterschmerz. Obstipation. Dumpfer Schmerz im Ileo-Sakralgelenk mit Kreuzschwäche, Schleimhäute brennend, trocken, wenig Sekrete, besonders im Rachen. Besserung durch Bewegung im Freien und in kühler Luft.
Indikationen: Erstes Hämorrhoiden-Mittel (D2). Blutstauungen und rheumatisch-gichtische Anlage. Kopfschmerz. Augen-, Nasen-, Rachenkatarrhe. Abdominalplethora mit träger Verdauung.
Vergleichsmittel: Aloe, Collinsonia, Nux vomica, Sulfur. ∅-D3.

Aethiops antimonialis –
Hydrargyrum stibiato-sulfuratum
(Tabletten)

Skrofulöse Augenentzündungen. Phlyktaene. Alte Fisteln. Colica mucosa, Colitis (ulcerosa). D3–6.

Aethusa cynapium – Hundspetersilie
(Essenz, A.-G. 1/3, Dilutionen)

Milch unverträglich und Abneigung dagegen. Erbrechen von geronnener oder flüssiger Milch, plötzlich auftretend. Blässe und verfallenes Aussehen. Durchfälle mit rasch zunehmender Erschöpfung vom Gehirn aus. Krämpfe, Bewußtlosigkeit oder Schlaf vor Schwäche. Verschlimmerung bei Sonnenhitze, nach Krampfanfall, Stuhlgang, Essen u. Trinken.
Indikationen: Brechdurchfall der Kinder nach falscher Ernährung oder im Sommer, Pylorospasmus der Säuglinge, Epilepsie.
Vergleichsmittel: Antimonium crudum, Arsenicum album, Cicuta virosa, Veratrum album. D3–6.

Agaricus muscarius – Fliegenpilz
(Essenz, A.-G. 1/3, Dilutionen)

Mit seinem zinnoberroten Hut, mit weißen Warzen besetzt, der schönste Pilz unserer Wälder. In Nordasien als berauschendes Mit-

tel gebraucht. Enthält neben Cholin vor allem Muskarin, den Antagonisten des Atropins.
Erregt, reizbar; schwätzen, singen, wie in einem Rausche, Muskelzuckungen, Zittern, Krämpfe wie beim Veitstanze. Glieder kalt, frostig, bläulich, Venen gefüllt; Blutungsneigung. Haut juckend, brennend, kribbelt, ist frostempfindlich. Gefühl von Eisnadeln unter der Haut an allen Körperteilen. Kreuzweises Auftreten der Beschwerden, z. B. linker Arm, rechtes Bein.
Indikationen: Hirn- und Spinalreizung. Schwindel; Kopfschmerz der Schüler und Studenten. Blutstauungen mit Parästhesien. Frostschäden. Verlangsamte geistige und körperliche Entwicklung der Kinder. Veitstanz. Spinalirritation. Rückenmarkparesen und -paralysen. Herzklopfen mit Angstgefühl. Zucken einzelner Muskeln, der Lider.
Vergleichsmittel: Cimicifuga, Cannabis indica, Hyoscyamus niger, Tarantula hispanica. D3–30.

Aloe

(Tinktur, A.-G. 1/10, Dilutionen)

Schon in den ältesten Zeiten als Tonikum und Purgans berühmt. Brennen und Hitze, wechselnd mit Wallungen, venöse Stauungen. Gefühl der Schwere und Last und Vollheitsgefühl in allen Organen. Abdomen bevorzugt, der Mastdarm ist der Hauptangriffspunkt. Aufgeregt, reizbar, hypochondrisch. Kopfschmerz kongestiv, wie eine Last auf dem Scheitel. Venen überfüllt, Varizen, Blutungsneigung. Hämorrhoiden. Herabdrängen im Becken. Gefühl der Schwere und Völligkeit. Pflockgefühl im Ileo-Sakralgelenk und an der Symphyse. Durchfälle morgens mit heißen Blähungen, große Schwäche folgt. Schleimhäute trocken, brennend, Geschwürbildung und Blutungen. Blähsucht zum Platzen, Kollern, Rumpeln, Schließmuskelschwäche, der After ist unzuverlässig, Stuhl unfreiwillig.
Indikationen: Ungleichmäßige Blutverteilung, Stauungen stehen im Vordergrunde. Status haemorrhoidarius und Abdominalplethora. Durchfälle herrschen bei den Hämorrhoiden vor, letztere treten traubenförmig vor und bluten leicht. Leberanschoppung und Gallenstauung mit Blähsucht. Dysenterie mit Tenesmus. Chronischer Dickdarmkatarrh. Soll nach zu vielem Arzneigebrauch das ursprüngliche Krankheitsbild wiederherstellen.

Vergleichsmittel: Sulfur, Lycopodium. D3–30. Bei chron. Diarrhoe mit Inkontinenz bewirken oft noch mittlere Potenzen Erstverschlimmerung.

Alumina – Tonerde
Aluminiumoxid (Tabletten – Dilutionen)

Große allgemeine Schwäche und Lähmigkeit! Lähmungen. Magere, kachektische Personen, schwach, matt, müde, elend. Schleimhäute und Haut trocken, Splitterschmerz, Geschwüre. Neigung zu Verhärtungen an Haut, Schleimhäuten und Drüsen. Schwindel, wie trunken in der Frühe, beim Gehen und Bücken. Zwangsvorstellungen, fixe Ideen, Selbstmordgedanken. Mastdarm- und Blasenschließmuskelschwäche und -lähmung. Verlangen nach Unverdaulichem, wie Kohle, Kalk, Kreide usw. Große Erkältlichkeit, Verlangen nach Wärme und warmer Kleidung. Verschlimmerung durch trockene Kälte, durch Alkohol und Kartoffelgenuß. Besserung bei feuchtem Wetter und bei Bewegung im Freien.
Indikationen: Neurodermitis. Allergosen. Degenerative Prozesse. Morbus Alzheimer. Psychosen, Rückenmarksleiden. Chronische Schleimhautkatarrhe der Kinder und alten Leute. Dyspepsie. Obstipation der Kinder und Schwangeren; auch weicher Stuhl wird schwer entleert. Das Mittel wirkt sehr langsam, aber tief und muß längere Zeit fort gegeben werden.
Vergleichsmittel: Plumbum, Secale comutum, Silicea. D6–30 und höher.

Ambra grisea – Amber
(Tinktur, A.-G. 1/10, Dilutionen)

Ein Gallen- oder Darmstein des Pottwales, bestehend aus dem cholesterinartigen Ambrafett und ätherischem Öl. Moschusartige Wirkung.
Überempfindlichkeit nervöser, müder, schwacher, magerer Personen. Unruhig, hastig, eilig, von Gegenstand zu Gegenstand springend. Schlaflosigkeit von Nervenüberreizung und -erschöpfung. Gehör überempfindlich. Herzklopfen und Atemnot bei geringsten äußeren Eindrücken. Sprechen und Unterhaltung greift sehr an, ebenso Koitus. Metrorrhagie nach geringen Anstrengungen. Man-

gelnde Reaktion in schweren Krankheiten aus nervöser Schwäche. Verschlimmerung durch Musik. Gegenwart anderer beim Stuhlgang unerträglich. Einseitige Schweiße.
Indikationen: Neurasthenie und nervöser Zusammenbruch nach Sorgen oder geistiger Übermüdung. Asthma nervosum. Schlaflosigkeit. Schwindel. D3-D6 und höher.

Ammonium carbonicum - Hirschhornsalz
(Tabletten)

Neigung zu Schwächeanfällen und Ohnmachten; Herzschwäche. Neigung zu Katarrhen bei feuchtem Wetter. Kitzelhusten, trocken, brennend, schlimmer nachts zwischen 2-3 Uhr. Auswurf scharf und anfangs schwerlöslich, später reichlich. Durchfälle wie bei Cholera nostras am 1. Tag der Regel, dabei Kopfweh. Atemnot und Erstickungsgefühl mit starkem Schleimrasseln. Verschlimmerung bei naßkaltem Wetter und von Kaltbaden. Nase dauernd verstopft durch Katarrhe, besonders nachts, schnüffelnde Kinder, Erysipel, Streptokokkeninfektionen, Scarlatina maligna. Nasenbluten, beim Waschen des Gesichts, der Hände – besonders morgens, nach dem Essen, wirkt meist rechtsseitig.
Indikationen: Dicke, stets müde, erkältliche Frauen, kurzatmig mit Kollapsneigung. Analeptikum und Herztonikum bei langsam eintretender Herzschwäche; Riechfläschchen! Reaktion anregend bei allgemeiner Schwäche in schweren Krankheitszuständen. Bronchitis der Alten und Bronchiolitis mit drohendem Kollaps. Nasenkatarrhe, die langsam auf die weiteren Luftwege sich ausbreiten, Folgen von Erkältung, Durchnässung und Kaltbaden; auch Rheumatismen, speziell Zahnweh nachts und zur Regelzeit.
Vergleichsmittel: Rhus toxicodendron, Acidum muriaticum, Antimonium tartaricum. D3 Tabl.

Anacardium orientale - Malakkanuß
(Tinktur, A.-G. $^1/_{10}$, Dilutionen)

Die ostindische und die westindische Elefantenlaus werden von Eingeborenen vielfach verwendet gegen Hautausschläge und Magenleiden.
Bewußtseinsstörungen; Geist nicht klar; alles ist wie im Traume. Gedächtnisschwäche und -verlust der alten Leute. Demoralisation.

Fluchen, Schwören, streitsüchtig. Gefühl eines Pflockes in Kopf, Hals, Darm. Hautjucken, heftiges, mit Bläschen, Pusteln oder Quaddeln. Verschlimmerung durch geistige Anstrengung und Gemütsaffekte. Besserung durch Essen (Magenschmerz), aber Schmerz 2 Stdn. später wiederkehrend. Kopfschmerz, Besserung bei Essen. Starker Stuhldrang verschwindet beim Pressen. Rektum wie gelähmt und zugestöpselt. Symptome wandern von rechts nach links.
Indikationen: Nervenmittel. Ulcus duodeni. Nervöse Dyspepsie. Heftig juckende Ekzeme, neurotische Ekzeme, Lichen.
Vergleichsmittel: Rhus toxicodendron, Chelidonium. D6–30. Häufig Erstverschlimmerung.

Antimonium arsenicosum – Antimonarsenat
(Tabletten)

Indikationen: Entsprechend seinen Komponenten wertvolles Mittel bei Bronchitis, Pneumonia katarrhalis mit viel Rasseln, Atemnot und Beklemmung, anstrengendem, schwerlöslichem Husten, hohem Fieber, Durst, rasch zunehmender Schwäche und drohendem Kollaps, exsudativer Pleuritis, resorbierend, Asthma. D2–3 Tabl.

Antimonium crudum – Schwefelspießglanz
(Tabletten – Dilutionen)

Von Paracelsus und den Iatrochemikern als mächtiges Arkanum viel benutzt.
Große Müdigkeit, will stets liegen, besonders bei heißem Wetter. Schläfrigkeit am Tage und nach dem Essen und viel Kopfschmerz. Kinder sind störrisch, widerspenstig, mürrisch, wollen nicht berührt oder angesehen werden. Erwachsene sind sentimental, erotisch. Zunge dickweiß belegt; saures Aufstoßen; Rhagaden am Mund. Übelkeit, Völle im Magen, Würgen und Speiseerbrechen. Durchfälle unverdaut, Blähsucht oder Obstipation. Heiserkeit und Aphonie nach Überhitzung oder Kaltbaden. Hautschwielen, Schrunden, Rhagaden, Nagelverunstaltungen. Folgen von Viel- und Durcheinanderessen mit Übelkeit. Verschlimmerung bei naßkaltem Wetter durch Kaltbaden. Verschlimmerung durch Erhitzung in der Sonne, durch saures Essen und Trinken.

Indikationen: Paßt bei rheumatisch-gichtischer Anlage und bei Fettsucht; bei Stoffwechselstörungen der Kinder und Greise. Akute und chronische Magen-Darm-Katarrhe. Hautschwielen an den Füßen. Akute Laryngitis.
Vergleichsmittel: Pulsatilla, Ipecacuanha, Sulfur. D3–6 Tabl. und höher.

Antimonium sulfuratum aurantiacum – Antimonpentasulfid
(Tabletten)

Indikationen: Mittel der Wahl bei Bronchitis mit großer Schleimsammlung, Atemnot und Beklemmung und zähem, weiß-gelbem Auswurf, der schwerlöslich ist. Lungenemphysem und Asthma der Alten, dabei oft dyspeptische Beschwerden. D2–3 Tabl.

Antimonium tartaricum – Brechweinstein,
Tartarus stibiatus seu emeticus,
auch Stibium tartaricum genannt
(Dilutionen – Tabletten)

Rapider, allgemeiner Kräfteverfall, drohende Lebensgefahr. Facies Hippokratis. Gesicht auch blaß und gedunsen oder zyanotisch, kalt-schweißig. Herzschwäche mit Erschöpfung, Zittern, Schlafsucht, drohender Kollaps. Fieberzustände, nachts klebrige Schweiße, Hautausschläge kommen bei Exanthemen nicht recht heraus. Juckende, impetiginöse und pockenartige Ausschläge. Hexenschuß, Kinder sind verdrießlich, ärgerlich, lassen sich nicht anfassen. Kopfschmerz drückend, wie ein Band um die Stirne. Herzklopfen mit Präkordialangst; zunehmende Herzschwäche. Schleimrasseln auf der Brust, muß aufsitzen wegen Atemnot. Nasenflügelatmen, Todesangst, Auswurf unlöslich, zäh, gelblich. Zunge weiß belegt, Geschmack bitter, Speichelfluß. Übelkeit ständig, Brechwürgen, Magendruck, Erbrechen erleichtert. Durchfälle erschöpfend, schmerzhaft, blutig-schleimig. Große Schläfrigkeit. Verschlechterung durch feucht-kaltes Wetter.
Indikationen: Rheumatisch-gichtische Anlage. Lumbago. Hautausschläge. Drohende Vagusparalyse bei schwersten Krankheiten, wie Pneumonie, Bronchiolitis, Grippe; Pleuritis. Magen-Darm-

Katarrhe der Trinker. Dysurie, Hämaturie. Vgl. Ipecacuanha. D3–6 Tabl.

Apis mellifica – Bienengift
(Tinktur, A.-G. 1/10, Dilutionen)

Brennen und Stechen der Teile mit Rötung, Schwellung, Hitze. Große Unruhe und Erregung zuerst, später Schlummersucht von Hirndruck. Fieber adynamisch mit wenig Durst, dabei Zerschlagenheitsschmerz. Haut sehr empfindlich gegen Berührung, nesselartige Ausschläge. Ödeme, Hydrops alabasterartig, allgemein und lokal. Neigung zu Eiterungen und Phlegmonen mit Brennen und Stechen. Rechtsseitig wirkendes Mittel oder Wandern von rechts nach links. Kopfweh, von Hirnhautreizung, Aufschreien im Schlafe, Zähneknirschen. Ödem der Augenlider, Tränenfluß. Lichtscheu; Chemosis. Stiche am Herzen, Neigung zu Herzschwäche mit Atemnot. Kitzelhusten von einer kleinen Stelle im Kehlkopfe ausgehend. Ödem im Halse, glänzend, wie gefirnißt, Hals sehr empfindlich. Halsbelag rechtsseitig beginnend, nach links fortschreitend. Durst wenig oder Verlangen nach Milch und kühlenden Sachen.
Urin eiweißhaltig, wenig, geht mit Drang und tropfenweise. Ovarium rechts brennend und Drang gegen die Schenkel zu. Verschlimmerung durch Wärme in jeder Form, im warmen Zimmer. Besserung durch Kälte, im Freien, bei Bewegung in frischer Luft.
Indikationen: Akute und akuteste Entzündungen an Haut, Schleimhäuten, Zellgewebe und besonders an den serösen Häuten mit Fieber; paßt mehr, wenn die Gewebe ödematös durchtränkt sind, bei drohender Eiterung; das Fieber ist adynamisch: wenig Durst und mäßige Schweiße wechseln mit Hitze, Erysipel, Nesselsucht, Panaritien, Phlegmonen, Furunkel. Meningitis, Hydrozephalus. Augenentzündungen aller Art. Angina und Laryngitis, Hydropsien.
Vergleichsmittel: Natrium muriaticum (chronisches Apis), Cantharis, Lachesis, Zincum. D1–30.

Apocynum cannabinum – Indianerhanf
(Essenz, A.-G. 1/3, Dilutionen)

Der in Nordamerika heimische Hundswürger wird dort als Diuretikum benutzt und wegen seiner guten Wirkung bei kardialem Hydrops als „vegetabilischer Trokar“ bezeichnet.

Herzklopfen mit Stechen, sehr wechselnder Puls, große Schwäche. Atemnot und Oppression auf der Brust, kann nicht liegen. Durst unauslöschlich, aber jeder Schluck Wasser wird erbrochen. Dumpfer Schmerz in der Nierengegend. Harndrang und Blasenschwäche. Gesicht blaß, wassersüchtige Anschwellungen bei großem Durst, Übelkeit, Heißhunger, Erbrechen, fortschießende Durchfälle. Gefühl von Hinsein im Epigastrium von allgemeiner Schwäche
Indikationen: Hydrops von Herzfehlern oder Niereninsuffizienz; Aszites. Sommerdurchfälle und Zehrungsdiarrhöen der Kinder, Digitalisersatzmittel, besonders bei gleichzeitigen Magen-Darm-Störungen.
Vergleichsmittel: Digitalis, Helleborus niger. ∅–D2.

Aralia racemosa – Narde

(Essenz, A.-G. 1/3, Dilutionen)

Neigung zu Katarrhen und große Empfindlichkeit gegen Kälte. Scharfe Nasensekrete, wundmachend; Heuschnupfen und Asthma. Krampf- und Kitzelhusten nach dem ersten Schlafe, schlechter beim Niederlegen.
Vergleichsmittel: Arsenicum jodum, Cepa, Naphtalinum, Sabadilla. ∅–D3.

Aranea Diadema – Kreuzspinne

(Tinktur, A.-G. 1/10, Dilutionen)

Alle Spinnengifte zeigen mächtige Wirkung auf das Nervensystem. Frostigkeit und Eiskälte der Glieder, große Müdigkeit und Schwäche. Periodisch auftretende neuralgische Schmerzen, intermittierende Fieber. Schlaflos wegen Frostigkeit; beim Erwachen Gefühl, als seien einzelne Körperteile zu groß, Taubheitsgefühl. Zahnschmerz im Oberkiefer plötzlich beim Zubettgehen auftretend. Fersenbeinschmerz bohrend mit Kältegefühl in den Knochen. Verschlimmerung bei naßkaltem Wetter und in feuchten Wohnungen.
Indikationen: Hydrogenoide Konstitution Grauvogls. Rheumatische Anlage. Malariafolgen. Febris intermittens.
Vergleichsmittel: Arsenicum album, Cedron. D6–30.

Argentum nitricum – Höllenstein
(Tabletten – Dilutionen)

Abgezehrte Menschen mit blassem, grauem, eingefallenem Gesicht, fortschreitende Abmagerung, sehen älter aus, als sie sind. Gedächtnisschwäche, ruhelos, erregt, Schwindel, besonders in engen Straßen, im Dunkeln, in der Höhe. Kopfschmerz links über dem Auge, bohrend, berstend, besser durch festes Binden, durch Druck und kalte Luft. Migräne. Angst und Platzangst. Zwangsvorstellungen. Zittern und Taumeln. Lanzinierende Neuralgien, unsicherer Gang, Kribbeln der Glieder. Augen entzündet mit Lichtscheu und milden eitrigen Sekreten. Heiserkeit und Kitzelhusten mit Auswurf wie gekochte Stärke. Asthma. Splitterschmerz im Rachen bei Entzündung und Geschwüren. Magen aufgetrieben zum Platzen, heftiges, lautes Aufstoßen. Magenschmerz periodisch, oft gegen Mitternacht, Magenkrämpfe. Verlangen nach Süßigkeiten, die aber schlecht bekommen. Meteorismus und Flatulenz mit Kollern im Leibe. Durchfälle grün, schleimig, blutig. Harn eiweißhaltig, auch blutig, Harnzwang und -drang. Ausfluß eitrig aus der Harnröhre, dabei Splitterschmerz. Fluor scharf, blutig, fleischwasserartig, langwierig, Ovarium links wie zu groß und schmerzhaft. Verschlimmerung nachts, periodisch, durch Wärme, vor der Regel, durch geistige Überanstrengung. Besserung durch Druck (Kopfweh) und linke Seitenlage (Herzklopfen).
Indikationen: Hirn- und Rückenmarkleiden. Epilepsie, Neurasthenie, Tabes dorsalis. Konjunktivitis, Trachom. Heiserkeit der Sänger und Redner. Rachenkatarrh. Nervöser Magenkrampf und Ulcus rotundum. Durchfälle chronisch, nervös; Nephritis und Zystitis.
Vergleichsmittel: Arsenicum album, Mercurius, Phosphorus, Pulsatilla. D3 (rec. parat, cum aqua dest.) 30.

Arnica montana – Bergwohlverleih
(Tinktur, A.-G. 1/10, Dilutionen)

Schmerzen wie gequetscht oder geprügelt am ganzen Körper. Empfindlichkeit der kranken Teile bei Berührung; große Unruhe. Große Schwäche nach Blutverlusten oder nach schweren Krankheiten. Schwindel, Ohrensausen, Benommenheit. Schlaflosigkeit. Gefäße erweitert, speziell Kapillaren und Venen. Blutwallungen, Blutungen, Blutergüsse nach Schlag, Quetschungen, Verwundungen.

Frost und Hitze mit großem Durst. Gesicht rot und heiß, Glieder kalt, es folgen starke Schweiße. Fieberzustände aller Art. Haut neigt zu Furunkeln, zu Wundliegen, zu Ausschlägen. Angst und Unruhe, Bett ist wie zu hart, wirft sich fortgesetzt herum. Platzangst, Schwindel, Gedächtnisschwäche und dumpfer Kopfschmerz, Benommenheit, gleichzeitig schweigsam, Stupor im Fieber.
Rheumatische Schmerzen überall, wie verrenkt, nach Anstrengungen. Ohrensausen, Schwerhörigkeit, Folgen von Verletzungen.
Herzstiche und -krampf, zunehmende Herzschwäche; Puls schwach.
Brust wie zerschlagen und Atemnot; Husten schwer und Bluthusten.
Heiserkeit nach Überanstrengung der Stimme. Keuchhusten. Fauliges Aufstoßen, Appetitlosigkeit. Magen aufgebläht, Durchfälle stinkend, unfreiwillig. Regel zu früh und stark; Blutungen nach Stoß und Fall, nach Geburten.
Indikationen: Paßt bei anämischen, nervösen, rheumatischen und venösen Konstitutionen; bei Folgen von allen Verletzungen. Blutstillungs- und Resorptionsmittel, Analeptikum. Muskelrheumatismus nach Durchnässung oder Übermüdung. Venöse Stauungen, Varizen, Apoplexie. Arteriosklerose mit Angina pectoris. Septische Prozesse. Rekonvaleszentenmittel. Folgen von Gehirn- und Rückenmarkerschütterung. Dyspepsia flatulenta. Abortus- und Wochenbettmittel.
Vergleichsmittel: Aconitum Napellus, Bellis perennis, Hamamelis, Rhus toxicodendron. D1–30.

Arsenicum album – Anhydrid der arsenigen Säure
(Tabletten – Dilutionen)

Ein tief auf jedes Organ und Gewebe wirkendes Mittel; schon seine prägnanten Allgemeinsymptome führen häufig zu sicherem, erfolgreichem Gebrauch.
Rascher Kräfteverfall, größte Erschöpfung. Facies Hippokratis, hohle Augen, kalte Schweiße, reizbare Schwäche, Brennschmerz, heftiger Durst. Neigung zu Blutung und Geschwürbildung, zu Ödemen und Hydrops. Blutarmut und Bleichsucht. Fieberzustände akut und chronisch. Wechselfieber. Sekrete wäßrig, scharf, ätzend und wundmachend. Haut trocken, schmutzig, schuppend, brennend oder wächsern. Abmagerung fortschreitend. Flechten besonders im Gesicht, Furunkel, Gangrän, Geschwüre. Unruhe körperlich und geistig, fühlt sich beobachtet, Angst und Todesangst; Ster-

begedanken. Kopfschmerz und Migräneanfälle, mehr linksseitig und periodisch auftretend. Neuralgische Schmerzen, besonders um Mitternacht, periodisch, Wärme bessert. Augen brennend, tränend, lichtscheu; Lidkrämpfe. Herzklopfen heftig mit Unruhe und Angst. Neigung zu Herzschwäche. Raucherherz. Nasensekrete scharf, wundmachend, brennend, dünn. Husten trocken, quälend, besonders nachts und in kalter Luft, wenig Auswurf, Atemnot, muß aus Bangigkeit aufsitzen, sehr erschöpfend. Asthma nervöser Art oder vom Herzen ausgehend. Durst unendlich. Mund trocken, brennend, trinkt aber nur kleine Schlucke. Hals brennend, neigt zu Geschwüren mit stinkendem Belag. Appetitlos, Ekel, Sodbrennen, Erbrechen, Magenkrämpfe. Durchfälle mit heftigster Kolik, erschöpfend. Hämorrhoiden, brennend wie Feuer und vorfallend. Tenesmus, Harn eiweißhaltig, Schmerz in der Nierengegend. Harndrang. Absonderungen kadaverös, fötid. Verschlimmerung in der Ruhe und bei Kälte, besonders nachts; Besserung durch Wärme feucht oder trocken.
Indikationen: Folgen von Malaria, Lues, Vergiftungen mit Jod, Quecksilber, Chinin. Verfettungen der Organe. Septische Prozesse aller Art mit Fieber. Hautleiden aller Art, besonders Flechten, Geschwüre, Karbunkel, Gangrän. Neuralgien überall. Angina pectoris. Katarrhe der Luftwege. Asthma bronchiale. Gastritits. Ulcus rotundum. Heuschnupfen. Periodisch auftretende Beschwerden.
Vergleichsmittel: Rhus toxicodendron, Carbo vegetabilis, Allium Cepa, Phosphorus, Thuja occidentalis. D6–30 und höher.

Arsenicum jodatum – Arsentrijodid
(Tabletten – Dilutionen)

Tuberkulosemittel, hauptsächlich im 1. und 2. Stadium der Lungentuberkulose empfohlen, wenn der Husten kurz und hackend ist, der Auswurf sich schwer löst und die Abmagerung langsam fortschreitet. Heufieber, Peritonitis tuberculosa, Pädatrophie mit Durchfällen.
Vergleichsmittel: Rhus toxicodendron, Carbo vegetabilis, Allium Cepa, Phosphorus, Thuja occidentalis. D4–30 und höher.

Arum triphyllum – Indianerrübe
(Essenz, A.-G. 1/3, Dilutionen)

Ein nordamerikanisches Mittel, das ähnlich unserem Aronstab (Arum maculatum) bewährt ist bei akuter und chronischer Heiserkeit sowie bei Nasen-, Rachen- und Kehlkopfaffektionen. Fließschnupfen mit ätzendem Sekret und Verstopfungsgefühl der Nase. Ständiges Nasenzupfen u. -bohren bis zum Bluten. Zupft an den Lippen bis sie bluten. Nägelkauen. Heiserkeit vom vielen Reden. D6–D30.

Asa foetida – Stink-Asant
(Tinktur, A.-G. 1/10, Dilutionen)

Eine aus Persien stammende Umbellifere, schon im Altertum viel gebraucht als Gewürz und Arznei.
Nächtliche Knochenschmerzen, Knochenhautschwellungen und Eiterungen. Fistelbildung mit bohrenden, stechenden Schmerzen; Geschwüre sehr empfindlich. Neuralgische Schmerzen an den Augen. Überempfindlichkeit des Gemütes. Globus im Ösophagus. Ohnmachtsneigung. Herzstörungen nervöser Art; Krampfneigung. Sodbrennen. Tympanie: Alles drängt nach oben und heftiges Aufstoßen. Stinkende Blähungen und Verstopfung. Brustdrüsenschwellung mit Sekretion von Milch bei Nervösen.
Indikationen: Hysterie und Neurasthenie. Hautgeschwüre mit hartnäckigen Ekzemen in der Umgebung und Überempfindlichkeit, Nervöse Dyspepsie mit Flatulenz. Nervöse Herzstörungen. Colon irritable mit Verstopfung.
Vergleichsmittel: Moschus, China officinalis, Mercurius, Aurum. D2–6.

Atropinum sulfuricum – Atropinsulfat
(Tabletten – Dilutionen)

Indikationen: Wirkt wie Belladonna, nur noch kräftiger. Asthma nervosum. Epilepsie. Akkomodationsstörungen. Konjuktivitis. Ulcus ventriculi. Gallen- und Nierensteinkoliken. Enuresis nocturna. D4–6.

Aurum – Gold
(Tabletten – Dilutionen)

Lebensüberdruß, Melancholie, Selbstmordgedanken, Trübsinn, religiöse Manie. Sehr reizbar, überempfindlich. Blutwallungen zum

Kopfe, nächtlicher Kopfschmerz. Apoplektisch-plethorischer Typus. Herzklopfen und -stiche und Wallungen zur Brust, Angstgefühle. Zusammenschnüren der Brust und Beklemmungen. Lymphknotenschwellungen, Leberschwellung. Nephrosklerose. Augen geschwollen, rot, lichtscheu, Sehstörungen, Ohrenfluß stinkend, ebensolche Nasensekrete mit Geschwüren; rote Nase, Knochenschmerzen dumpf, bohrend, besonders nachts. Knochenfisteln. Hodenschwellungen, Uterusvergrößerung, Eierstocktumoren. Verschlimmerung nachts und früh.
Indikationen: Folgen von Alkoholismus. Ozäna. Leberzirrhose, Hodenentzündungen. Psychische Störungen aller Art, besonders Depressionszustände. Chronische Herzleiden, besonders Stenokardie, roter Hochdruck. Fettherz, Chorio-Retinitis.
Vergleichsmittel: Hepar sulfuris calcareum, Kalium jodatum, Mercurius, Acidum nitricum, Phorsphorus. D3–30.

Baptisia tinctoria – Wilder Indigo

(Essenz, A.-G. 1/3, Dilutionen)

In ihrer Heimat wird die Wurzel als Antiseptikum gegen Typhus und Scharlach gebraucht. Die homöopathische Prüfung (1875) ergibt:
Fieber hoch und anhaltend, septischer Art. Zunehmende Schwäche. Wehtun überall, wie zerschlagen, Unruhe, Bett erscheint zu hart. Kopfschmerz dumpf, besonders im Vorderkopfe. Gesicht rot, heiß; stupider, blöder Gesichtsausdruck, wie trunken. Geist verwirrt, murmelnde Delirien, Geschwüre stinkend, schmerzlos auf livіden Schleimhäuten. Durchfälle stinkend mit Koliken, speziell in der Blinddarmgegend.
Indikationen: Septische Prozesse. Stomatitis. Gastrisches Fieber. Enteritis, Appendizitis, Ösophagus-Spasmen, Dysphagie.
Vergleichsmittel: Rhus toxicodendron, Arsenicum album, Arnica, Echinacea angustifolia. D3.

Barium carbonicum – Kohlensaures Barium

(Tabletten – Dilutionen)

Alle Absonderungen stinken. Kann nur Flüssigkeiten schlucken. Schmerzlose Halsentzündung.

Kinder sind stumpfsinnig, furchtsam, wachsen und lernen schlecht. Alte Leute sind mißtrauisch, leutescheu, verdrießlich, vergeßlich. Schleimhäute stets katarrhalisch mit Trockenheitsgefühl. Nase geschwollen, dick, leicht blutend. Schwellung der Tonsillen. Heißhunger und trotz Vielessen Abmagerung. Dickbauch. Haut neigt zu Ausschlägen, frostig, juckend. Stinkende Fußschweiße. Drüsen hart und geschwollen, neigen zu Eiterung; wenig schmerzhaft. Schwindel und Schlaflosigkeit der Alten, Zittern, Schwäche, Lähmigkeit. Husten nachts der Alten, Magen- und Verdauungsschwäche, Blähsucht, Obstipation, Knochenwachstumsstörungen mit großem Kopf, Gelenkentzündungen. Pollutionen und geschlechtliche Erregung der Kinder typisch.
Indikationen: Lymphatismus und große Empfindlichkeit gegen naßkaltes Wetter. Anginarezidive. Skrofulose und Rachitis mit Augen-, Ohren-, Nasenleiden. Chronische Tonsillitis und Schwellungen aller drüsigen Organe. Arteriosklerose mit Herzstörungen. Zustand nach Apoplexie; Dementia senilis. Beginnende maligne Neubildungen. Kardia-Striktur.
Vergleichsmittel: Digitalis purpurea, Silicea, Calcium carbonicum. D3–30.

Belladonna – Tollkirsche
(Essenz, A.-G. 1/2, Dilutionen)

Gehört zu den heimischen Giftpflanzen, die am häufigsten zu Vergiftungen Anlaß geben. Die Symptome der Arzneiprüfung sind: Akute, heftige Entzündungen, die sich bereits lokalisierten. Fieber mehr gutartig, mit Schweißen an bedeckten Teilen, durstlos, Kongestionen zum Kopfe, Gesicht hochrot, heiß; Füße kalt. Karotiden pulsierend. Pupillen weit, lichtscheu. Augen tränend und trübsichtig. Große Erregung und Unruhe, Neigung zu Delirien und Manie. Schlaflos trotz Schläfrigkeit; schwere Träume. Zähneknirschen. Plötzliches Auffahren aus dem Schlafe mit Schreck und Schreien. Krampfschmerzen, Zuckungen und Krämpfe auch im Schlafe.
Schmerzen blitzartig, plötzlich kommend und gehend, periodisch. Überempfindlichkeit der Sinnesorgane und der entzündeten Teile. Blutungen hellrot. Schleimhäute brennend, trocken, besonders am Halse. Haut rot, glänzend, scharlachähnlich, juckend. Schweiße heiß, nicht erleichternd, besonders im Gesicht und am Kopfe. Stirnkopfweh zum Bersten mit Schwindel. Migräneanfälle. Delirien tobend mit Schreien, Halluzinationen, Wahnideen.

Krampfhusten, Heiserkeit, Atemnot bis zum Asthma. Zusammenschnüren im Halse; Schlundkrampf. Magenkrämpfe, Erbrechen. Durchfälle, Koliken. Krampfschmerzen in der Lebergegend, heftigste Leibschmerzen. Harndrang und -zwang. Regel stark, hellrot, heiß, übelriechend mit Drang nach unten. Krampfwehen und Gefühl, als breche der Rücken. Abortusneigung. Großes Kindermittel; die Kinder haben ein rasch wechselndes Pupillenspiel.
Indikationen: Folgen von Erkältung, von Schreck und Ärger. Infektionsfieber im Beginn. Gehirnaffektionen aller Art mit Krämpfen, Delirien und Lähmungen.
Akute Entzündungen an Augen, Ohren, Luftwegen, Magenkatarrh, Ulcus rotundum. Galleinstein- und Nierenkoliken. Akuter Muskelrheumatismus. Steifhals. Enuresis nocturna. Basedow.
Vergleichsmittel: Calcium carbonicum, Hyoscyamus niger, Stramonium. D4–30.

Berberis vulgaris – Sauerdorn
(Tinktur, A.-G. 1/10, Dilutionen)

Das Alkaloid Berberin steht zwischen Chinin und Rhabarber. Große Müdigkeit und Erschöpfung bei fahlem, schlaffem Gesicht. Frostig, zerschlagen. Rheumatische, neuralgische Schmerzen, ausstrahlend, Kältegefühl im Magen. Sodbrennen. Schmerz im rechten Hypochondrium, Blähsucht, Ikterus; Durchfälle. Schmerz in der Nierengegend, längs der Harnleiter ausstrahlend. Blasenschmerz, Schneiden in der Harnröhre gegen die Hoden. Urin trüb, flockig, mit rotem Satz; Harngrieß und -sand.
Indikation: Harnsaure Diathese, Rheuma und Gicht. Nierenentzündung. Nierengrieß und -steine. Gallensteinkrankheit. Ikterus. Magen-Darm-Störungen. Lumbago.
Vergleichsmittel: Lycopodium, Nux vomica, Sarsaparilla. ∅–D6.

Bismutum subnitricum – Basisches salpetersaures Wismut
(Tabletten – Dilutionen)

Einsamkeit unerträglich, verlangt nach Gesellschaft. Angst quälend mit Unruhe, unzufrieden. Zunge weiß, Zahnfleisch geschwollen, Speichelfluß. Magenbrennen, Druck wie von einer schweren

Last daselbst. Erbrechen sofort nach dem Essen. Großer Durst auf Kaltes. Magenkrampf zum Rücken strahlend, muß sich dabei nach hinten überbeugen. Durchfälle heftig.
Indikationen: Nervöser Magenkrampf. Hypochondrie und Meteorismus. Gastritis und Ulcus ventriculi (hintere Magenwand).
Vergleichsmittel: Antimonium crudum, Arsenicum album, Belladonna, Kreosotum. D3–6 Tabl. und höher.

Borax – Natriumtetraborat
(A.-G. der Lösung $^1/_{100}$, Dilutionen)

Überempfindlichkeit gegen Geräusche. Furcht zu fallen bei abwärtsgehender Bewegung; Stiche rechts in der Tiefe der Lunge. Modriger Auswurf. Mund voller Aphthen, an den Lippen schmerzhafte Geschwüre. Durchfälle. Urin weiß, scharf. Kind schreit beim Urinieren. Regel zu früh, stark, lang. Fluor kleisterartig, macht Jucken. Haare struppig, spalten und verfilzen sich. Nasenlöcher krustig. Nasenspitze gerötet.
Indikationen: Nervosität der Kinder mit Magen-Darm-Katarrhen. Aphthen, schleichende Lithiasis. Menorrhagie. Dysmenorrhoea membranacea. Sterilität.
Vergleichsmittel: Bryonia, Calcium carbonicum. D1–3 Tabl.

Bovista – Staubschwamm
(Tinktur, A.-G. $^1/_{10}$, Dilutionen)

Absonderungen der Schleimhäute zäh, fadenziehend.
Venöse Stauungen, gedunsene Haut und Ödeme; Frostigkeit. Vergrößerungsgefühl am Herzen und Kopf, wie zu groß. Blutungen passiv, kapillär, dunkel, nachts und frühmorgens. Flechten hartnäckig am Handrücken. Achselschweiße nach Zwiebel riechend. Geistige Auffassung schwach, Stottern. Dumpfer Kopfschmerz. Gefühl eines Eisklumpens im Magen, Durchfälle alter Leute. Uterusblutungen passiv, stark, besonders nachts und morgens, zwischen den Perioden.
Indikationen: Anämie und venöse Stasen. Störungen des Intellektes. Hautausschläge, Verdauungsstörungen, besonders zur Regelzeit. Blutungen. D3–6.

Bromum - Brom

(A.-G. der Lösung 1/100, Dilutionen)

Vorwiegend wirksam bei skrofulösen Kindern mit Lymphknotenvergrößerung. Blonder, blauäugiger Typ (im Gegensatz zum dunkelhaarigen Jod).
Lymphknoten- und Drüsenanschwellungen mit schleichendem Fieber und keine Eiterung. Kopfweh mit Blutwallungen und Schwindel. Brennschmerz an den Schleimhäuten, Membranen, Wundheitsgefühl. Haut mit Akneknötchen, trocken, brennend, Geschwüre. Kopfmüdigkeit, Gedächtnisschwäche, Verblödung. Krampfanfälle. Herzklopfen und -druck bei linker Seitenlage: will tief atmen. Kehlkopf zusammengeschnürt, Heiserkeit; pfeifende, beengte Atmung. Husten und Erstickungsanfälle, Folge von Membranbildung. Geschlechtstrieb abgeschwächt, Impotenz. Dysmenorrhoe. Verschlechterung durch Wärme. Besserung am Meer und durch Bewegung.
Indikationen: Floride Skrofulose. Tonsillitis chronica. Harte Struma. Furunculosis. Psychische Störungen und Angstzustände. Sportherz. Krupp und Pseudokrupp. Laryngitis.
Vergleichsmittel: Conium, Spongia tosta, Jodum. D2-3.

Bryonia alba - Zaunrübe

(Essenz, A.-G. 1/2, Dilutionen)

Die Zaunrübe ist ein Hauptmittel der Homöopathie mit sehr vielseitiger, zuverlässiger Wirkung.
Temperament reizbar, ärgerlich, mißlaunig, will Ruhe haben. Fieber abends und nachts zunehmend, Hitze mit großem Durst auf viel Wasser; Schweiße sauer, nachts und früh. Schleimhäute trocken, stechend. Sekrete zäh, schwerlöslich, blutig. Stechende, scharfe Schmerzen, unsägliches Wehtun überall.
Kopfweh pulsierend, zum Bersten, schlimmer bei Bewegung, besser bei Druck. Delirien mild und murmelnd, besonders nachts; Erwachen mit Schreck. Schwindel. Viel Niesen, Nasenbluten (auch vikariierend), Heiserkeit. Husten hart, trocken, sehr schmerzhaft. Auswurf zäh und wenig. Atmung kurz, beschleunigt; besser bei Liegen auf der kranken Seite.
Zunge weiß und trocken. Geschmack bitter, großer Durst. Erbrechen, Übelkeit, Magenschmerz nach Essen, brennend, stechend, Meteorismus, Obstipation. Empfindlichkeit des rechten Hypo-

chondriums. Gelbsucht nach Ärger. Gelenke rot, heiß, geschwollen, schmerzhaft bei Bewegung, in Wärme. Verschlimmerung bei Bewegung und Berührung, durch Essen, Ärger und Wärme, Besserung durch Druck, Kälte, Liegen auf der kranken Seite.
Indikationen: Das Mittel ist hauptsächlich nach den Allgemeinsymptomen und den Modalitäten zu wählen. Alle Entzündungen im 2. Stadium bei Infiltration der Gewebe oder bei serösen Ergüssen. Schleichende Fieberzustände aller Art mit Reizung der Meningen; Entzündungen aller serösen Häute. Gelenkrheumatismus. Laryngitis. Bronchitis, Pneumonie, Pleuropneumonie. Magen-Darm-Katarrhe; Sommerdurchfälle. Leberentzündungen, Duodenalkatarrh; Ikterus.
Vergleichsmittel: Aconitum Napellus, Belladonna, Calcium carbonicum, Rhus toxicodendron, Arsenicum album. ∅–D30.

Cactus grandiflorus – Königin der Nacht

(Essenz, A.-G. 1/3, Dilutionen)

Herz zusammengeschnürt, wie mit einer eisernen Hand gepackt. Herzklopfen und -flattern, bei schwachem Puls. Herzgeräusche. Atemnot. Brust wie umschnürt. Linksliegen ist unmöglich. Blutungsneigung aus Nase, Lunge, Magen, Blase, Gebärmutter. Kopfweh, drückend auf dem Scheitel, wallend mit Schlaflosigkeit. Zusammenschnürungsgefühl an allen Organen ist charakteristisch.
Indikationen: Herzfehler und Kompensationsstörungen. Angina pectoris. Basedow. Stauungskatarrhe auf der Lunge und Hämoptoe. Obstipation mit Hämorrhoiden. Blasenstörungen. Blutungen. Besonders als Herztonikum und Sedativum gut sowie als Herzentgiftungsmittel nach Infektionen, Nikotin.
Vergleichsmittel: Digitalis, Convallaria majalis, Spigelia, Kalmia latifolia, Naja tripudians. D1–6.

Calcium carbonicum (Calcarea carbonica Hahnemanni)

Wesentlich: Calciumcarbonat (innere Teile der Austernschale)
(Tabletten – Dilutionen)

Das Präparat enthält entsprechend seiner Herkunft von einem Seetier wohl auch Spurenelemente anderer Art. Konstitutionsmittel ersten Ranges, besonders für Kinder und alte Menschen.

Temperament phlegmatisch, träge, langsam, torpid. Schlaflosigkeit, schwere Träume. Kopfschmerzen habituell. Haut blaß, gedunsenes Aussehen. Schlechtes Wachsen und Zahnen, Knochenverkrümmungen. Kopfschweiße, profus im Schlafe, besonders am Hinterkopfe. Partielle Schweiße, Kältegefühl innerlich und äußerlich; Widerwillen gegen Kälte. Füße naßkalt, Handflächen schweißig und kühl; frostig. Geschwollene Nase und Lippen. Schleimhäute neigen zu chronischen Katarrhen, Polypenbildung. Flechten mit Hautjucken. Schorfe wie Kreide. Unheilsame Geschwüre. Atemnot bei Treppensteigen; Husten mit eitrigem Auswurf. Herzklopfen nach dem Essen, Neigung zu Herzschwäche. Säurebildung im Magen und Darm, Gefräßigkeit, viel Durst. Verlangen nach Eiern, Abneigung gegen Gekochtes und Milch. Saures Erbrechen der Milch in Klumpen, sie macht Übelkeit. Meteorismus mit Verstopfung oder sauren Durchfällen. Urin stinkend mit weißem Satz. Nierengrieß und -sand. Onanieneigung und häufige Pollutionen, atonische Prostatorrhoe. Regel zu früh, stark, lang, besonders im jüngeren Alter, Verschlimmerung durch Kälte, Nässe, Luftzug und Bewegung.
Indikationen: Lithämie, Neurasthenie. Blutarmut, Fettsucht und Abmagerung, besonders Pädatrophie. Rachitis. Arteriosklerose. Hartnäckige Hautausschläge aller Art. Spasmophilie; Epilepsie; Hydrozephalus. Chronische Augen-, Ohren- und Nasenkatarrhe; Fleischpolypen. Kropf. Chronische Bronchitis der Emphysematiker. Saure Dyspepsie. Durchfälle im Zahnungsalter. Karies, Nekrose; chronische Rheumatismen und Gicht. Nierensteine, Gallensteine, Sexuelle Neurasthenie. Menorrhagie; Pubertätsstörungen.
Vergleichsmittel: Chamomilla, Pulsatilla, Lycopodium, Silicea, Kalium bichromicum. D6–30.

Calcium fluoratum – Flußspat
(Tabletten – Dilutionen)

Hypertrophie und Verhärtung der Gewebe. Augenlid-Entzündungen, -Verdickungen und Geschwürbildung. Drüsenverhärtungen schmerzlos; Verhärtung von Sehnen und Faszien. Knochen- und Gelenkverdickungen, Eiterungen und Fistelbildung. Venen erweitert, blau durchscheinend. Nävus. Hämorrhoiden. Zahn-Karies-Neigung.
Indikationen: Varikositäten und Blutstauungen; Erschlaffung der elastischen Fasern an Gefäßen und Lungen. Hordeolum. Exosto-

sen. Zahnfisteln, Ulcus cruris, harte Ränder. Beziehungen zum Narbengewebe.
Vergleichsmittel: Conium, Lapis albus, Barium muriaticum, Hekla-Lava, Rhus toxicodendron. D3–12, langsam wirkend.

Calcium jodatum – Jodkalzium
(Tabletten – Dilutionen)

Indikationen: Lymphknotenschwellungen und chronische Tonsillitis. Schleimhautkatarrhe, chronisch. Mittelohreiterungen, Struma. D2–3 Tabl. und dil.

Calcium phosphoricum – Kalziumphosphat
(Tabletten – Dilutionen)

Magerkeit, Blutleere, Mattigkeit, Schul-Kopfschmerz. Fontanellen schließen sich lange nicht; Zahnung langsam. Schwäche der Wirbelsäule, Knochenverkrümmungen und -schmerzen. Kallusbildung verzögert bei Frakturen, besonders bei alten Leuten. Verlangen nach Geräuchertem, Speck, Salz und Eiern. Große Empfindlichkeit gegen jeden Wetterwechsel, schleppende Rekonvaleszenz nach Grippe und anderen Infektionskrankheiten. Verschlimmerung durch Denken an die Beschwerden, feucht-kaltes Wetter. Besser durch trockene Wärme.
Indikationen: Skrofulose und Pädatrophie. Rheumatische Veranlagung. Magen-Darm-Katarrhe chronisch. Rachitis, Knochenkaries, langsames Zahnen. Wachstums- und Entwicklungsstörungen. Agile Idiotie (D3).
Vergleichsmittel: Calcium carbonicum, Silicea, Sulfur. D3–30.

Camphora – Kampferbaum
(A.-G. der Lösung 1/10, Dilutionen)

Plötzlich einsetzender rapider Kräfteverfall mit blassem Gesicht. Eiskalte Haut, innere Hitze, stößt Decken weg, kalte Schweiße. Heftiger Durst, Muskelkrämpfe, Brechwürgen und Übelkeit. Stühle schmerzlos, reiswasserartig. Untertemperatur. Harndrang und -zwang, Harnverhaltung und Inkontinenz. Geschlechtstrieb

abgeschwächt oder Priapismus. Regel stark. Verschlimmerung durch Kälte und Zugluft. Besserung beim Denken an die vorhandenen Beschwerden.
Indikationen: Zurücktretende Hautausschläge mit folgendem Kollaps. Schock. Fiebermittel bei akuten Erkältungs- und Infektionsfiebern, kupiert entstehende Krankheiten. Blasenkatarrh. Antidot bei fast allen vegetabilischen Arzneien und Giften (Tabak, Canthariden, Santonin u. a.), vorbeugend gegen Katheterfieber. Folgeerkrankungen nach Masern.
Vergleichsmittel: Arsenicum album, Cuprum, Veratrum album, Eucalyptus. ∅–D3.

Cannabis indica – Haschisch
(Tinktur, A.-G. 1/10, Dilutionen)

Gehirnerregung mit Halluzinationen und Delirien, wie berauscht. Geschwätzig oder vergeßlich, Täuschungen betreffs Raum und Zeit. Kopfweh, als öffne und schließe sich der Scheitel, heftig drückend. Herzklopfen mit Angst und hochgradige nervöse Atemnot. Schleimig-eitriger Ausfluß aus der Harnröhre, Harndrang und -zwang.
Indikationen: Migräne mit Hirnreizung. Asthma nervosum. Zystitis. ∅–C30.

Cannabis sativa – Hanf
(Essenz, A.-G. 1/2, Dilutionen)

Harndrang und Brennen längs der Urethra beim Harnen. Gelber, schleimig-eitriger Ausfluß aus der Harnröhre. Erektionen häufig und schmerzhaft mit Chorda veneria und Priapismus. Erotische Gedanken, erregter Geschlechtstrieb, Samenergüsse. Dysurie. Blasenkrämpfe. Nierenschmerzen, Eiweißharnen. Verschluckt sich leicht mit Erstickungsanfall.
Indikationen: Blasenkatarrh; Nierenentzündung mit Herzbeschwerden. Nierensteine. Hornhauttrübungen.
Vergleichsmittel: Apis, Cantharis, Thuja occidentalis. ∅–D3.

Cantharis – Spanische Fliege
(Tinktur, A.-G. 1/10, Dilutionen)

Stimmung aufgeregt, unruhig, ängstlich. Schleimhäute und Serosa gereizt; brennende, schneidende Schmerzen. Haut brennend, feuer-

rot mit Blasenbildung. Krampfige Zusammenschnürung des Rachens, besonders beim Wassertrinken. Durst unendlich bei trockener Zunge und wunden Rändern. Ekel, Würgen. Erbrechen von Schleim, Magenkrämpfe. Durchfälle blutig-schleimig, Afterbrennen und Tenesmus.
Urin spärlich, trübe, oft eiweißhaltig, blutig-schleimig. Harn tropfenweise mit Zwang und Drang, Schmerz zum Schreien. Brennen und Schneiden in Harnröhre, Blase und Nierengegend. Tenesmus an Blase und Mastdarm, besonders nach dem Harnlassen. Schleimig-eitrige, reichliche Sekretion aus der Urethra, auch blutig. Glied geschwollen, viel schmerzhafte Erektionen, Pollutionen.
Indikationen: Hydrophobie, Satyriasis. Angina, Pleuritis, Dysenterie. Zystitis, Nephritis, Nierensteine, Sand und Grieß. Erysipel. Verbrennungen. Immer wird Blasenreizung vorhanden sein, wenn Cantharis angezeigt ist.
Vergleichsmittel: Apis, Arsenicum album, Mercurius sublimatus corrosivus. D6–30.

Capsicum annuum – Spanischer Pfeffer
(Tinktur, A.-G. 1/10, Dilutionen)

Heimat Südamerika. Bekanntes Stomachikum und Hautreizmittel mit starker Wirkung auf die Harnwege. Hoher Vitamin C-Gehalt. Leicht beleidigt, nostalgisch. Heimweh mit roten Wangen. Sehr kälteempfindlich.
Gedunsen, fettsüchtig, frostig, besonders zwischen den Schulterblättern. Brennende, scharfe Sekrete, Trockenheitsgefühl der Schleimhäute. Ohrenschmerzen, besonders am Processus mastoideus, Ohreiterungen. Atem übelriechend bei Husten, Foetor ex ore; Engbrüstigkeit. Brennen der Zungenspitze, Rachen rot und geschwollen, Zusammenschnüren. Sodbrennen, Speichelfluß; brennende Durchfälle. Afterknoten geschwollen, brennend, blutend.
Indikationen: Neuralgien, Plethora und mangelnde Reaktion bei Fettsüchtigen. Otitis media. Pharyngitis. Saure Dyspepsie, Flatulenz, Hämorrhoiden, Bronchitis foetida. D3–6.

Carbo animalis – Tierkohle
(Tabletten – Dilutionen)

Hochgradige Erschöpfung, venöse Konstitution der Greise. Frostig, bläuliche Hautfarbe, Eiterungen. Drüsen hart und hartnäckig.

Drohende Eiterung der Leistendrüsen. Schleimhäute brennend, geschwürig, stinkende Sekrete. Husten mit Atemnot und eitrig-gangränösem Auswurf. Erstickungsanfälle. Folgen von verdorbenem Fisch. Verschlimmerung nach dem Rasieren, beim Essen, durch trockene, kalte Luft. Besser durch Handauflegen auf die kranke Stelle. Sonst vergleiche man Carbo vegetabilis, das die gleichen Symptome zeigt.
Indikationen: Psora, Drüsenschwellungen. Bronchitis chronica, Emphysem, Kältegefühl auf der Brust, Phthisis. Pyrosis, Hämorrhoiden.
Vergleichsmittel: Sepia, Sulfur, Kreosotum, Conium. D3–30.

Carbo vegetabilis – Holzkohle
(Tabletten – Dilutionen)

Schwäche mit mangelhafter Oxydation und Venosität, akuter Kollaps, langsamer Marasmus. Innerliches Brennen an Schleimhäuten und Organen. Haut eisig kalt, besonders die Knie und die unteren Extremitäten. Kalte Schweiße an den Gliedern, kalter Atem, kalte Zunge. Verlangen nach frischer Luft, will solche zugefächelt haben. Heiserkeit abends, besonders bei feuchter Luft. Atemnot; Krampfhusten. Auswurf eitrig, blutig, stinkend, besonders bei alten Leuten. Blutungen passiv überallher von Stauung. Venenschwellungen. Fieber mit innerer Hitze und Brennen, Nachtschweiße, Frostigkeit. Sekrete und Exkrete scharf, zäh, grün, ätzend, auch blutig. Zunge voller Aphthen, Magensäure, besonders nach fetten Speisen. Bauch aufgetrieben, Flatulenz, blutende Afterknoten. Abmagerung, blaue Venen, Haut marmoriert, Geschwüre unheilsam. Regel zu früh, stark, lang. Fluor scharf und übelriechend.
Verschlimmerung abends, bei feuchtem Wetter, durch Wärme. Besserung durch Aufstoßen (Atemnot, Magenbeschwerden).
Indikationen: Herzkollaps. Altererscheinungen, Gangrän, Hämorrhagische Diathesen. Varizen; passive Blutungen. Hartnäckige Drüsenleiden. Laryngitis, Bronchitis, Emphysem. Stomatitis, Hyperacidität, Magenektasie, Flatulenz; Darmgeschwüre, Hämorrhoiden. Sich hinschleppende Folgen früherer akuter Krankheiten.
Vergleichsmittel: Arsenicum album, China officinalis, Lycopodium, Kalium carbonicum, Dosera. D3–30.

Carduus marianus – Mariendistel

(Tinktur, A.-G. 1/3, Dilutionen)

Rechtsseitig wirkendes Mittel (Leberseite). Hypochondrisch. Stirnkopfweh nachts. Weiße Zunge mit Zahneindrücken; bitterer, schlechter Geschmack. Haut ikterisch, schmutzig, juckend. Harn goldgelb und gallehaltig. Völle, Druck, Stiche in der Lebergegend. Übelkeit, Ekel, Aufstoßen, Erbrechen von Galle. Atemnot bis zu Asthma. Seitenstechen. Menorrhagie, Varizen, Ulcera cruris mehr rechtsseitig.
Indikationen: Biliöse Zustände; Leberanschwellung, Magen- und Darmstörungen; Ikterus, Gallensteinkrankheit. Zwerchfellhochstand mit Folgen. Abdominalplethora, Hämorrhoiden.
Vergleichsmittel: Chelidonium majus, Aloe, Podophyllum peltatum, Bryonia, Mercurius. ∅–D3.

Caulophyllum thalictroides – Frauenwurzel

(Essenz, A.-G. 1/3, Dilutionen)

In der amerikanischen und englischen Medizin gebräuchliches, gutes Frauenmittel.
Gebärmutterkrämpfe und Reflexbeschwerden vom Uterus aus. Rheumatische Schmerzen an den kleinen Gelenken wandernd. Magenkrämpfe, Dyspepsie, Regel stark oder unregelmäßig, auch aussetzend. Regelkrämpfe. Uterus wie mit Blut überfüllt. Fluor stark, schleimig. Wehen krampfig oder mangelnd, falsche Wehen; Abortneigung. Starrer Muttermund.
Indikationen: Unterleibsbeschwerden wechseln häufig mit fliegendem Gelenkrheuma. Geburts- und Nachgeburtsmittel.
Vergleichsmittel: Cimicifuga, Gelsemium, Pulsatilla, Sepia. ∅–C30.

Causticum – Ätzstoff Hahnemanns

(A.-G. 1/2, Dilutionen)

Den Ammonium-Verbindungen zugehörig, mit Hauptwirkung auf den Bewegungsapparat und die Atemwege.
Magere, bleiche, niedergebrochene Menschen, müde und abgespannt bis zu Lähmungserscheinungen. Folgen von: Mangelnder

Anerkennung, fehlender Sympathie. Kind verlangt nach Gesellschaft, z.B. auch durch Haustiere.
Haut trocken und heiß, besonders nachts, daher schlaflos. Hautverdickungen, Fußschwielen, harte Warzen. Flechten juckend und brennend; Rhagaden an Lippen, Nase, Augen. Brennen der Schleimhäute, trocken, wie roh und wund, sehr reizbar. Reißen und Ziehen an Nerven und Muskeln. Krampfanfälle in der Pubertät, zur Regelzeit, bei Neumond. Zittern, Steifigkeit, Schwäche der Glieder; Gang unsicher, Stolpern. Lähmung der Glieder, Kribbeln. Neuralgische Schmerzen. Augenlider entzündet, voller Ausschlag, Augenbrennen, Tränen. Widerhallen der eigenen Stimme im Ohr mit Schwerhörigkeit. Heiserkeit mit Brennschmerz vor Trockenheit, schlimmer morgens. Husten hohl, hart, trocken, schmerzhaft, besser durch kaltes Trinken. Stuhldrang, aber erfolglos; Stuhl geht nur im Stehen ab. Afterfissuren. Hämorrhoiden brennend. After nässend. Gelenke schmerzhaft, steif, deformiert, schwach, schlotternd. Unfreiwillige Harnentleerung. Blasenlähmung nach Operationen. Verschlimmerung bei trockener, kalter Luft im Winter, bei Bewegung und nachts zwischen 3–4 Uhr. Besserung in Bettwärme und durch kaltes Trinken (Husten), durch feuchtes Wetter.
Indikationen: Psora und Skrofulose; Rheuma, Gicht und deformierende Gelenkentzündung. Hautleiden, Warzen an Fingerspitzen und Nase. Lähmungen, rheumatisch und von Rückenmarkleiden und postdiphtherisch. Kinderlähmung. Veraltete Neuralgien, besonders Ischias. Ptosis. Laryngitis, Grippekatarrhe, After- und Mastdarmleiden. Enuresis.
Vergleichsmittel: Carbo vegetabilis, Rhus toxicodendron, Arsenicum album. D6–30.

Ceanothus americanus – Seckelblume

(Tinktur, A.-G. 1/10, Dilutionen)

Milztumoren und Leberschwellung mit stechenden Schmerzen. Kreuz- und Nierenschmerzen mit zuckerhaltigem Harn. Folgen von Malaria, von Chininmißbrauch; Neuralgien. D1.

Cedron – Samentinktur aus Simaruba Cedron

(Tinktur, A.-G. 1/10, Dilutionen)

Periodisch auf die Stunde wiederkehrende Schmerzen oder Fieber. Linke Seite bevorzugt, besonders Gesicht, mit Brennen wie Feuer

im Auge. Neuralgien heftigster Art, oft mit Malaria zusammenhängend, schlechter bei Nässe und im feuchten Klima.
Vergleichsmittel: Arsenicum album, China officinalis. ∅–D3.

Chamomilla – Feldkamille
(Essenz, A.-G. 1/3, Dilutionen)

Reizbare, ungeduldige, schreiende, störrische Kinder. Mürrische, eigensinnige, launenhafte, überempfindliche Frauen. Neigung zu Krämpfen, abnorme Schmerzempfindlichkeit, Ohnmachten. Kopfschmerz nervös und rheumatisch. Schlaflosigkeit, schwere Träume. Neuralgische Schmerzen zum Schreien, anfallweise, Taubheit der Teile. Ruhelosigkeit, Angst, Herumwerfen im Bett, Kinder wollen herumgetragen werden. Blutwallungen, eine Wange rot und heiß, die andere blaß und kalt. Fieber mit Frost und Hitze wechselnd, viel Durst, nachts heiße Schweiße.
Geschmack bitter, Galleerbrechen, Magendruck und Magenkrämpfe. Durchfälle wie Spinat oder gehackte Eier. Kolik mit Blähsucht. Regel sehr stark, dunkel, klumpig, mit heftigen Krämpfen. Krampfwehen und schmerzhafte Nachwehen, dabei große Ungeduld.
Folgen von Ärger, Zorn, Erkältung, von Kaffeemißbrauch. Verschlimmerung abends und nachts im Bett, durch Ärger, Wind. Besserung durch Aufstehen und Herumgehen, Getragenwerden.
Indikationen: Konstitution rheumatisch-nervös. Hysterie. Zahnfieber und Zahnungsbeschwerden mit Erbrechen und Durchfällen. Krämpfe der Kinder und Frauen überall, besonders nach Gemütserregungen.
Vergleichsmittel: Aconitum Napellus, Coffea cruda, Belladonna, Staphisagria, Ignatia. D2–30.

Chelidonium majus – Schöllkraut
(Essenz, A.G. 1/3, Dilutionen)

Große, umfassende Heilwirkung. Fand schon im Altertum vielfach Verwendung bei Magen- und Leberleiden, Wechselfiebern, Gicht, Geschwülsten. Chemische Formel und Wirksamkeit dem Papaverin ähnlich.
Lethargie, Betäubung. Rechtsseitige Wirkung ist ausgesprochen (Leberseite). Rechts am unteren Schulterblattwinkel bohrender

typischer Schmerz. Lebergegend wie wund, stechende und drückende Schmerzen. Periodizität der Erscheinungen, besonders bei rauhem und kaltem Wetter. Rheumatische, herumziehende Schmerzen; Kopfweh. Neuralgien. Husten krampfhaft, keuchend, Bruststiche rechts unten. Anfälle kolikartig in der Lebergegend; Leberschwellung; Ikterus. Magenschmerz, besser durch Essen; bitterer Geschmack und Erbrechen. Verschlimmerung 3–4 Uhr und 16 Uhr, durch Wetterwechsel. Besserung durch Essen, lokale Wärme, Zurückbeugen.
Indikationen: Leber- und Gallenmittel: Funktionsstörungen, Gallensteinkrankheit, harnsaure Diathese mit allen Folgen. Rechtsseitige Lungenentzündung. Oft epidemisches Mittel, besonders bei Grippe.
Vergleichsmittel: Nux vomica, Bryonia, Lycopodium, Podophyllum peltatum, Opium. ∅–D30.

China – Chinarinde
(Tinktur, A.-G. 1/10, Dilutionen)

Große Schwäche und Hinfälligkeit mit nervöser Überreizung. Blutarmut mit Frostigkeit, Blässe, kalten Händen und Füßen. Schwindel, Ohrensausen, Augenschwäche; Gesicht bald blaß, bald rot. Besserung durch starken Druck. Überempfindlichkeit aller Sinne, besonders Gehör und Geruch. Schmerzen bei geringster Berührung.
Herzklopfen, Wallungen zum Kopfe mit rotem Gesicht; klopfende Adern und Angst. Blutungen aus allen Organen, dunkel, klumpig mit Lufthunger. Fieberzustände wechselfieberartig mit vorwiegend Magenstörungen. Kopfweh klopfend, zum Bersten, periodisch, Folge von Blutleere.
Atemnot mit Rasseln, Krampfhusten, Asthma bei feuchtem Wetter. Geschmack bitter, Zunge weiß; Heißhunger. Satt und voll nach wenigen Bissen. Übelkeit, unverdautes Erbrechen. Blähkoliken, besonders nachts; Völle im Leib. Durchfälle nach dem Essen und nachts, schwächend, unverdaut.
Regel zu früh und stark, dunkel, klumpig. Periodisch auftretende Beschwerden. Folge von Säfteverlusten, Blutungen, Schweißen, Durchfällen usw. Verschlimmerung nachts, durch Zugluft, leise Berührung, Verlust von Körpersäften, Bewegung, Kleiderdruck, Obst, Milch. Besserung durch Wärme, starken Druck, Zusammenkrümmen.

Indikationen: Folgen von Blutungen und geschlechtlichen Exzessen. Anämie und Kachexie. Blutungen aus allen Organen. Asthma. Dyspepsie und Durchfälle, besonders nach Obstgenuß. Zirkulationsstörungen und Stoffwechselstörungen, die von der Leber ausgehen.
Vergleichsmittel: Arsenicum album, Cedron, Natrium sulfuricum. D2–D30.

Chininum arsenicosum – Chininarsenit
(Tabletten – Dilutionen)

Indikationen: Blutarmut, Leukämie, Kachexie. Blutbildungs- und Kräftigungsmittel in der Rekonvaleszenz. Fiebermittel bei Sepsis. Neuralgien, die periodisch wiederkehren. D4–6.

Cicuta virosa – Wasserschierling
(Essenz, A.-G. $^{1}/_{2}$, Dilutionen)

Kopfschmerz kongestiv mit Erregung und engen Pupillen. Schwindel, stierer Blick, Delirien und Krämpfe tonisch. Anfallweises Auftreten der Krämpfe, oft mit Schrei, besonders bei Berührung. Kältegefühl am Herzen, Schlingmuskelkrampf, Erbrechen. Pustelausschläge am Kopfe und im Gesicht, besonders am Mund. Verschlimmerung durch Tabakrauch, Kälte. Besserung durch Wärme.
Indikationen: Epilepsie; Gehirnerschütterung; Psychosen; Zerebrospinalmeningitis, Kopf- und Bartflechten.
Vergleichsmittel: Acidum hydrocyanicum, Conium, Oenanthe crocata. D6–30.

Cimicifuga racemosa – Actaea
Wanzenkraut
(Essenz, A.-G. $^{1}/_{3}$, Dilutionen)

Krampfige, schießende Schmerzen in fast allen Körperteilen, motorische Erregung und unerträglicher Schmerz, Beckenorgane besonders ergriffen.
Kopfschmerz heftig, zersprengend. Wechsel der Stimmung; Erregung, schwere Depression. Rückennerven überreizt, Kreuzschwä-

che, schmerzhafte Zuckungen. Schmerz anhaltend am linken Schulterblattwinkel, in den Arm ausstrahlend; Puls jeden 3. oder 4. Schlag aussetzend.
Galleerbrechen mit Stöhnen bei Kopfweh und Migräne. Uteruskrämpfe zur Regelzeit. Schmerz von Hüfte zu Hüfte schießend, scharf, zum Krümmen. Eintretende Regel oder Fluor bessert die Krämpfe. Schwangerschaftsbeschwerden fortwährend wechselnd. Krampfwehen. Körperliche und seelische Beschwerden wechseln. Uterusreflexe. Ohrensausen typisch. Verschlimmerung bei naßkaltem Wetter mit Frostigkeit, während der Regel.
Indikationen: Arthralgisch-myalgisch-neuralgischer Symptomen-Komplex der Klimax, Kopfschmerz, Migräne, Neuralgien, Geistesverwirrung. Rheuma wechselnd mit Nervosität. Neuropathie mit Schlaflosigkeit. Spinalirritation. Angina pectoris spuria.
Vergleichsmittel: Caulophyllum, Pulsatilla, Lilium tigrinum, Agaricus muscarius. ∅–D3 und höher.

Cina – Zittwersamen

(Tinktur, A.-G. 1/10, Dilutionen)

Die in Zentralasien wachsende Artemisia Cina ist die Stammpflanze unseres Santonin. Sie hat neben ihrer wurmtreibenden Wirkung noch das folgende Prüfungsbild.
Krampfbereitschaft. Stimmung sehr reizbar und launisch, ungeduldig und mürrisch. Zähneknirschen im Schlafe; Krämpfe von Wurmkrankheit. Hungrig bald nach reichlicher Mahlzeit.
Blasses, fahles Aussehen; Jucken und Beißen der Nase; Nasenbohren. Auffahren aus dem Schlafe mit Zittern, Schreien vor Angst. Gelbsehen, Schwachsichtigkeit, Doppelsehen und Schielen. Krampfhusten keuchend, anfallweise, mit Niesen endigend. Speichelfluß. Heißhunger. Erbrechen und gleich wieder Hunger; Blähsucht und Durchfälle. Urin reichlich, wird beim Stehen wie Milch. Bettnässen. Verschlimmerung durch Berührung, Angesehenwerden. Besser durch Bauchlage.
Indikationen: Kinderkrämpfe; Neuropathie. Reflexkrämpfe von Würmern. Verdauungsstörungen mit Heißhunger und Appetitlosigkeit; periodische Flatulenz, Askariden und Wurmkrankheit überhaupt. Enuresis.
Vergleichsmittel: Ignatia, Chamomilla, Spigelia. D1–3 und höher.

Clematis erecta - Waldrebe

(Essenz, A.-G. 1/3, Dilutionen)

Hautausschläge, Blasen und Bläschen, heftig juckend, nässend. Eitriger Ausfluß aus der Harnröhre und Schwellung der Leistenlymphknoten. Hoden steinhart geschwollen und sehr schmerzhaft, Folge von Tripper. Harn geht schwer und in dünnem Strahl, schmerzhaft und tropfenweise.
Folgen von unterdrückten Hautausschlägen und geheilten Geschwüren. Drüsenschwellungen. Gelenk- und Knochenschmerzen, Zahnschmerz rheumatisch-neuralgisch.
Indikationen: Ekzeme und Folge von Unterdrückung derselben. Szirrhöse Prozesse. Folgen von Quecksilbermißbrauch. Zystitis. Samenstrangneuralgie (bewährt).
Vergleichsmittel: Cantharis, Sarsaparilla, Silicea. D3–30.

Cocculus indicus - Kockelkörner

(Tinktur, A.-G. 1/10, Dilutionen)

Aus Ostindien stammend. Die Körner sind seit dem Mittelalter bekannt als Fischköder, die Fische werden betäubt, verlieren das Gleichgewicht. Bei englischen Matrosen beliebt gegen Seekrankheit.
Nervöse Erregung, Krämpfe, Schwäche und Lähmigkeit. Schlaflosigkeit wegen Gedankenjagd und Angst, nach Übermüdung. Drohender Schwindel mit Brechreiz, wie nach Vergiftung. Kopf wie hohl und leer, Hinterkopf mit Übelkeit und Brechreiz. Gedankenverwirrung, wie betäubt, Stottern, Zunge wie lahm. Zeit vergeht zu schnell.
Nackenmuskeln scheinen den Kopf nicht tragen zu können. Kreuz versagt, muß sich niedersetzen vor Schwäche und Zittern. Muskelzuckungen, Krämpfe überall und Lähmungserscheinungen. Hände und Füße taub, wie eingeschlafen. Gliederschmerzen.
Magen wie hohl und leer, Widerwille gegen alles Essen. Erbrechen von Schleim und Speisen. Empfindlichkeit gegen Speisegeruch. Blähsucht. Regel stark, krampfhaft, nachher große Schwäche. Alles schlimmer durch Wagen-, Boot-, Schiff- oder Eisenbahnfahren.
Indikationen: Mittel für erschöpfte, nervöse Frauen mit Schlaflosigkeit nach körperlichen und seelischen Überanstrengungen, nach

Nachtwachen; Kopfweh, Schwindel, Nausea; Eisenbahnkrankheit; Mittelschmerz.
Vergleichsmittel: Ignatia, Petroleum, Pulsatilla, Tabacum. D3–30.

Coccus cacti – Cochenillelaus
(Essenz, A.-G. 1/3, Dilutionen)

Amerikanische Schildlaus, auf Kakteen lebend. Liefert Karminrot. Neigung zu Blutungen, Regel stark. Zusammenschnüren im Halse, Gefühl eines Fadens daselbst. Krampf- und Stickhustenanfälle, besonders früh beim Erwachen. Auswurf hell, strähnig, fadenziehend mit Würgen. Atemnot bis zu Asthma mit Husten und Brechwürgen. Urin braun, spärlich, sauer, auch blutig-schleimig. Nierenschmerzen; Sand, Grieß und Steinchen im Urin; Harndrang. Schlimmer durch Wärme. Besser durch kühle Luft, Ruhe.
Indikationen: Lithämie; Steinleiden; Blasenkatarrh. Asthma. Ein vorzügliches Nierenfunktionsmittel bei harnsaurer Diathese. Menorrhagie.
Vergleichsmittel: Cantharis, Sarsaparilla, Kalium bichromicum. ∅–D3 und höher.

Coffea – Mokkakaffeebohnen
(Essenz, A.-G. 1/3, Dilutionen)

Das Kaffeetrinken war schon im Altertum in Persien und Arabien üblich, kam aber erst im 17. Jahrhundert nach Europa. Hahnemann war ein Feind des Kaffees bei seinen Arzneikuren wegen dessen antidotarischer Wirkung auf viele Mittel und wegen seiner das ganze Nervensystem erregenden Kraft.
Wechselnde, veränderliche Stimmung, erregt und hypochondrisch. Herzklopfen, Wallungen zum Kopfe mit Schweißen. Schlaflosigkeit. Überempfindlichkeit gegen Schmerzen, Neigung zu Krämpfen. Neuralgische Schmerzen, Zahnschmerz, nervös, schlimmer nachts. Sinnesorgane überreizt und überempfindlich.
Magenkrampf, Blähsucht, Koliken, zum Verzweifeln schmerzhaft. Durchfälle nach Gemütserregungen. Harn hell und reichlich, oft Drang und schmerzhafter Zwang. Regel stark, dunkel, klumpig mit schweren Krämpfen, sexuell erregt.
Folgen von Freude, Gemütsbewegung, von Reizmittelmißbrauch. Verschlimmerung nachts, in kalter Luft, von Erregung und Freude.

Indikationen: Mittel für Frauen und Kinder mit nervös-hysterischer Veranlagung. Nervöses Herzleiden, auch Herzschwäche. Blutungen. Schlaflosigkeit. Neuralgien. Kopfweh, Migräne, Verdauungsstörungen. Dysurie.
Vergleichsmittel: Aconitum Napellus, Chamomilla, Nux vomica. D3–30.

Colchicum autumnale – Herbstzeitlose
(Essenz, A.-G. 1/2, Dilutionen)

Überempfindlichkeit der Sinne, besonders gegen Geräusch und Speisegeruch. Rasche Erschöpfung bei akuten Krankheiten, Gefühl zum Sterben. Herzklopfen mit Stichen, Atemnot, Angst und Beklemmung. Fieber mit trockener Hitze und heftigem Durst und Frösteln. Neigung zu Herzschwäche und Kollaps mit kaltem Schweiß.
Zunge trocken, schwer und steif; großer Durst. Ekel vor Speisen. Übelkeit bis zur Ohnmächtigkeit, Erbrechen und Würgen. Koliken mit Meteorismus, erschöpfende Durchfälle; Tenesmus.
Gelenkschmerzen, rheumatisch, wandernd und überspringend. Nachtschweiße sauer, dabei Fieber, Schlaflosigkeit, Unruhe. Harn eiweißhaltig, blutig, harnsäurereich. Dysurie. Verschlimmerung abends bis früh, Bewegung, Küchengerüche. Besserung durch Ruhe und Wärme.
Indikationen: Rheuma und Gicht, gerne auf Herz und Serosa überspringend. Pleuritis mit raschem Kollaps. Magenkatarrh. Blähungskoliken und Enteritis; Ruhr. Nierenentzündung nach Scharlach oder Rheuma. Hydropsien.
Vergleichsmittel: Carbo vegetabilis, Arnica, Arsenicum album, Veratrum album. D3–6 und höher.

Collinsonia canadensis – Grießwurzel
(Essenz, A.-G. 1/3, Dilutionen)

In der englischen und amerikanischen Medizin verwendetes Diuretikum und Antispasmodikum bei Steinleiden, Zystitis. Zuverlässiges Hämorrhoidenmittel.
Stühle trocken, dabei Blähsucht und Stauungen. Blutende Afterknoten, ziemlich schmerzlos, aber Trockenheitsgefühl. Regel stark

mit Krämpfen. Leukorrhoe und Jucken der Teile. Rheumatische herumziehende Schmerzen in Armen und Beinen. Herzbeschwerden und Hämorrhoiden.
Indikationen: Hämorrhoiden der Schwangeren mit Obstipation und Blähungskoliken. Varizen. Harnsaure Diathese. D1–3.

Colocynthis – Koloquinten
(Tinktur, A.-G. 1/10, Dilutionen)

Uraltes drastisches Abführmittel Nordafrikas. In der Homöopathie ein Hauptschmerzmittel.
Reizbar, ruhelos, ärgerlich und ungeduldig bei Schmerz. Schmerzen meist nervös, blitzartig, schießend. Periodisch wiederkehrend. Folgen von Ärger, Schreck, Erkältung. Zunge wie verbrüht, Rachen trocken, heftiger Durst. Brechreiz, Aufstoßen, schlechter bei Essen und Trinken. Koliken wie Messerschneiden, in der Nabelgegend, besser bei Zusammenkrümmen, durch Druck und Wärme. Durchfälle schmerzhaft, wäßrig mit Tenesmus. Harnzwang und -drang anfallweise. Sand und Grieß im Urin. Krämpfe in der Gebärmutter- und Eierstockgegend. Linksseitige Beschwerden sind häufiger.
Indikationen: Rheumatisch-gichtische Konstitution. Neuralgien überall, vorzüglich im Gesicht, und Ischias. Koliken jeder Art, auch Gallen- und Nierenkolik. Durchfälle. Zystitis.
Vergleichsmittel: Chamomilla, Magnesium phosphoricum, Plumbum. D6–30.

Conium maculatum – Gefleckter Schierling
(Essenz, A.-G. 1/2, Dilutionen)

Bekannt als Hinrichtungsgift des Sokrates.
Schwäche, Zittern, Schwindelneigung bei Lagewechsel, fortschreitende Kachexie. Drüsenverhärtungen stechend, empfindlich bei Druck. Haut gelb, schlaff, juckend, zu Schweiß und stinkenden Geschwüren neigend. Schweres Sprechen, Gedächtnisschwäche, unsicherer Gang. Taubheitsgefühl längs der Nerven und von unten nach oben fortschreitende Lähmungen mit Koordinationsstörungen.
Hornhautgeschwüre und -flecken; Ophthalmie; heftige Lichtscheu. Heiserkeit mit Kitzelhusten, schlimmer nachts im Liegen. Sodbren-

nen, Magenschmerz, viel Durst, Verlangen nach Salz. Durchfälle, zittrige Schwäche nachher. Schwitzt, sobald er einschläft oder die Augen schließt.
Harn geht schwer, ruckweise, ist schleimig. Pollutionen, gesteigerter Trieb bei geschwächter Potenz. Regel schwach, scharfer Fluor mit Jucken und Stechen der Teile. Drüsen und Mamma steinhart, stechend.
Indikationen: Psorische Konstitution. Neigung zu langsam fortschreitenden Degenerationsprozessen, speziell an Schleimhäuten und Drüsen. Prostatahypertrophie mit Zystitis. Trophische Störungen an der Haut, hartnäckige Geschwüre. Fortschreitende Gemütsleiden und Rückenmarksstörungen. Keratitis; Katarakta. Laryngitis. Folgen von Onanie und geschlechtlicher Enthaltsamkeit. Cornu cutaneum (bewährt).
Vergleichsmittel: Barium carbonicum, Cicuta virosa, Jodum, Hydrastis canadensis. D3–30.

Convallaria majalis – Maiglöckchen
(Essenz, A.-G. 1/3, Dilutionen)

Ähnlich der Meerzwiebel (Scilla) ein herzstärkendes Zwiebelgewächs ohne kumulative Wirkung. Seine diuretische Kraft übertrifft selbst die des Strophanthins. Extrasystolen beruhigend.
Indikationen: Herzhypertrophie nach Überanstrengungen; Jod- und Nikotinvergiftung. ∅.

Copaiva – Copaivabalsam
(A.-G. 1/10 der Lösung, Dilutionen)

Von einer brasilianischen Leguminose stammender Balsam, schon im Mittelalter gebräuchlich bei Gonorrhoe und Lungenvereiterung.
Husten schmerzhaft mit übelriechendem, scharfem Auswurf. Juckende Quaddeln, Flechten und Bläschen auf der Haut. Brennen in der Harnröhre mit gelbem, eitrigem Ausfluß. Urin nach Veilchen riechend mit ständigem Drang; eiweißhaltig.
Indikationen: Bronchitis foetida, Bronchiektasie. Urtikaria bei Blasenleiden. Nephritis chronica.
Vergleichsmittel: Cantharis, Apis, Sepia. D1–3.

Crataegus oxyacantha – Weißdorn
(Blüten- und Beerenessenz, A.-G. 1/2)

In der Homöopathie viel verwandtes, ungiftiges Herztonikum, besonders für das Altersherz, zum Dauergebrauch geeignet. Krampfschmerzen am Herzen mit Angst und Verzweiflung. Herzschwäche mit Atemnot, Bruststechen und trockenem Husten. Ödeme, Anasarka.
Indikationen: Angina pectoris; Wassersucht. Dyspepsie. Schlaflosigkeit alter Leute (∅ 3 × tgl. 5–20 Tr.).

Crocus sativus – Safran
(Tinktur, A.-G. 1/10, Dilutionen)

Wechselnde, hysterische Stimmung, erregt und überreizt, Herzklopfen mit Wallungen, Gesicht heiß und dunkelrot. Blutungen stark, dunkel, klumpig. Regel stark, zu früh mit Abwärtsdrängen und Schmerz. Kopfschmerz dumpf mit Schwindel und Schlaflosigkeit. Gefühl, als bewege sich etwas Lebendiges im Leibe. Augenlider trocken, brennend, zuckend mit Schweregefühl. Rascher und heftiger Wechsel der Stimmung von Heiterkeit zu Verzweiflung und Wut. Blutungen schwarz, klumpig, fadenziehend. Abstoßender Geruch während der Regel und beim Koitus.
Indikationen: Frauen- und Kindermittel; Nervosität, Hysterie. Klimakterische Beschwerden mit Menorrhagie und Blutwallungen. Nasenbluten in der Pubertät. Chorea minor. Schlaflosigkeit. Bindehautkatarrhe und nervöse Augenmuskelzuckungen.
Vergleichsmittel: Ipecacuanha, Trillium pendulum, Platinum, China officinalis, Sabina. ∅–D30.

Crotalus horridus – Klapperschlangengift
(Tabletten – Dilutionen)

Blutzersetzung mit Blutungen und hämorrhagischer Diathese. Haut gelb, ebenso Conjunctiva. Herzschwäche plötzlich oder langsam zunehmend bei hohem Fieber. Bluthusten, Bluterbrechen, Nasenbluten, Darmblutungen. Fieber typhös, adynamisch erschöpfend; Schweiße. Haut- und Schleimhautgeschwüre blauschwarz, blutend, stinkend.

Kopfschmerz blindmachend, mehr rechts und im Hinterkopf; halbseitig. Zittern vor Schwäche; Muskelweh; kalte Hände und Füße. Herzklopfen und Angst, kann nicht links liegen. Kollaps. Atemnot mit Husten und Bruststichen und großer Brustschwäche. Hals zusammengeschnürt; Erbrechen, Meteorismus; Singultus. Durchfälle blutig mit Kolik und empfindlichem Leib. Harn dunkel, blutig, eiweißhaltig. Dysurie.
Indikationen: Sepsis; Ikterus. Kollaps. Fieber. Blutungen überallher. Geschwüre. Gastro-Enteritis. Peritonitis. Nephritis. Resorbiert retinale Blutungen. D6–30.

Croton Tiglium – Purgierkörner
(Tinktur, A.-G. 1/10, Dilutionen)

Ostasiatisches, sehr giftiges Drastikum und Hautreizmittel. Unzählige Bläschen auf der Haut, juckend, brennend, stechend. Pusteln und gelbe Krusten bildend. Ekzeme der Kinder. Auge lichtscheu, entzündet, starkes Tränen, wie nach hinten gezogen. Husten mit Heiserkeit und Atemnot und Verschleimung. Verschlimmerung beim Hinlegen. Übelkeit, Brechwürgen, Erbrechen mit Ohnmachtsanwandlungen. Durchfälle gußweise, heftig, besonders nach Essen und Trinken.
Indikationen: Juckende Hautausschläge, besonders im Gesicht. Konjunktivitis. Laryngitis und Bronchitis. Gastritis und Enteritis. Brechdurchfälle.
Vergleichsmittel: Anacardium orientale, Rhus toxicodendron, Sepia. D6–30.

Cuprum – Kupfer
(Tabletten – Dilutionen)

Hauptrichtung auf das Nervensystem, allgemeine Krampfbereitschaft. Periodischer, paroxysmaler, krampfhafter Charakter beherrscht das ganze Mittelbild. Blutarmut und Bleichsucht, wenn Eisen versagt oder mißbraucht ist. Haut blaß und bläulich mit juckenden Ausschlägen, besonders an den Gelenkbeugen. Schlaf unruhig mit Muskelzuckungen. Krämpfe tonisch und klonisch bei blauem Gesicht; Schaum vor dem Munde. Bewußtlosigkeit mit Röcheln. Kinder neigen zu Krämpfen beim Zahnen, bei Würmern.

Waden-, Schenkel- und Bauchmuskelkrämpfe, Leib ist bretthart. Anfallweise blitzartige Gliederschmerzen und Krämpfe mit Zukken. Herzschwäche und -krämpfe; Lippen blau, Angst und Kollaps. Keuchhusten mit Heiserkeit, Erstickungsanfälle. Magen- und Darmkrämpfe zum Schreien, Druck bessert. Brechwürgen, Übelkeit; Kalttrinken bessert. Durchfälle heftig, grünwäßrig mit Tenesmus. Regelkrämpfe, Nachwehen; Verschlimmerung vor der Regel.
Indikationen: Krämpfe aller Art, akut oder chronisch, anfallweise auftretend. Angina pectoris. Epilepsie. Koordinationsstörungen. Asthma. Folgen von zurückgetretenen oder unterdrückten Ausschlägen. Psora. Neuropathie. Singultus.
Vergleichsmittel: Calcium carbonicum, Nux vomica, Veratrum album, Plumbum. D6–30.

Cuprum arsenicosum – Arsenigsaures Kupfer
(Tabletten – Dilutionen)

Krämpfe epileptisch oder urämisch, wie bei Cuprum angegeben. Magenkrämpfe und Erbrechen bei großem Durst. Durchfälle choleraartig, wäßrig mit heftigster Krampfkolik. Gangrän. D2–3 Tabl.

Cyclamen europaeum – Alpenveilchen
(Essenz, A.-G. ½, Dilutionen)

Anämie, Chlorose, Kopfschmerz anhaltend mit Müdigkeit und Schwäche, Schwindel, Flimmerskotom. Schlummersucht am Tage. Halbseitige Kopfschmerzen mit Gesichtsverdunkelung, besonders zur Regelzeit. Augenschwäche von Blutarmut. Regel verspätet, sehr stark, klumpig, krampfhaft; auch ausbleibend. Abneigung gegen frische Luft.
Indikationen: Rheumatisch-anämische Konstitution. Migräne mit Sehstörungen. Koryza. Schwindel und Schlummersucht. Fersenschmerz. D3. Heuschnupfen anämischer Mädchen. D15 1× tägl. (Schilsky).

Digitalis purpurea – Roter Fingerhut
(Essenz, A.-G. ½, Dilutionen)

Die heute weitgehend aufgehellte und ausgewertete Kraft dieser großen Heilpflanze zeigt in der Homöopathie ein nach mehreren

Seiten noch ausgeweitetes Bild. Jene von der Schule bisher kaum beachteten „Nebenwirkungen" haben sich als zuverlässige Anzeigen für Dilutionen bewährt.
Stimmung gedrückt. Puls hart, langsam, gespannt, Gefäße kontrahiert. Kopfschmerz mit Blutwallungen, Schwindel, Gehirnerregung. Herzstiche und -krämpfe, kann nicht links liegen. Atemnot. Erstickungsgefühl beim Einschlafen mit Auffahren und Angst. Übelkeit zum Sterben, Brechwürgen bei reiner Zunge.
Herzflattern und kleiner, flatternder, unfühlbarer Puls. Große Mattigkeit und Erschöpfung; Zyanose, drohender Kollaps. Ödeme, Wassersucht; Harn wenig, dunkel, trüb.
Anfälle von Kopfschmerz und Schlaflosigkeit, Gedächtnisschwäche. Kalte Stirnschweiße, Schlafsucht aus Erschöpfung. Pupillen weit und träge, Lidentzündungen, Bindehautschwellung. Angstvolle Atemnot, schwerer Husten mit Auswurf wie Zwetschenbrühe. Appetitlosigkeit, Ekel, Brechwürgen, großer Durst. Leber groß, schmerzhaft; Ikterus. Durchfälle oder Verstopfung. Sekretion dick, gelb, eitrig aus Urethra. Pollutionen atonisch. Samen- und Prostatafluß. Regel stark und zu früh eintretend mit starkem Kreuzweh.
Indikationen: Herzmittel: Klappenfehler und Kompensationsstörungen; Dilatation und Insuffizienz; Herzschwäche nach Überanstrengung, bei Pneumonie usw.; Stenokardie; Wassersucht. Migräne D3 (Imhäuser). Schlaflosigkeit. Blepharitis. Chemosis, Phlyktäne. Hämoptoe. Stauungskatarrhe, Erbrechen und Brechdurchfall. Stauungsleber, Ikterus. Menorrhagie (D6).
Kontraindiziert sind stärkere Gaben beim Herzinfarkt sowie bei postinfektiöser Myokarditis. D3–D6 und höher.

Dioscorea villosa – Yamswurzel

(Essenz, A.-G. 1/3, Dilutionen)

Rheumatisch-nervöse Schmerzen, krampfig, die Stelle wechselnd. Neuralgische Schmerzen besonders im Bauch. Stenokardie. Lumbago. Magenkrampf mit Übelkeit und Aufstoßen von leerer Luft. Koliken, heftigste, anfallweise, plötzlich die Stelle wechselnd. Besserung bei Druck und Bewegung und durch Rückwärtsstrecken. Durchfälle frühmorgens, profus, dünn, gelb; beim Aufstehen.
Übelriechende Schweiße an den Genitalien. Geschlechtserregung. Viel Erektionen und atonische Pollutionen. Samenfluß. Regelkrämpfe anfallweise mit Rücken-, Kreuz- und Beinschmerz.

Indikationen: Krampfkoliken, Blähsucht, Durchfälle. Neuralgien. Roemheld.
Vergleichsmittel: Chamomilla, Colocynthis, Nux vomica, Bryonia.
∅ bis D3.

Drosera rotundifolia - Sonnentau
(Essenz, A.-G. 1/2, Dilutionen)

Das bekannte Hahnemannsche Keuchhustenmittel ist ein im Torfmoose gedeihendes fleischfressendes Pflänzchen, unter Naturschutz stehend.
Kinder sind unruhig, ängstlich und reizbar bei Keuchhusten. Krampf-, Kitzel- und Bellhusten, trocken mit Heiserkeit. Schleim im Halse zäh, Kratzen daselbst, löst sich nicht. Brust ist so schmerzhaft, daß sie wegen des Stechens bei Husten gehalten wird. Keuchhusten mit Brechwürgen, besonders nach Mitternacht und gegen Morgen, Verschlimmerung durch Hinlegen. Durchfälle schleimig, breiig, auch blutig mit Leibschneiden. Rheumatoide Schmerzen an Gelenken und Gliedern.
Indikationen: Kitzel- und Krampfhusten bei Masern und Phthisis, Durchfälle bei Keuchhusten und Masern.
Vergleichsmittel: Chelidonium majus, Corallium rubrum, Cuprum.
D2–30.

Dulcamara - Bittersüßer Nachtschatten
(Essenz, A.-G. 1/2, Dilutionen)

Einheimische, giftige Solanazee. Von alters her gebräuchlich in vielseitiger Wirkung auf Rheuma, Haut, Bronchien, Darm, Blase.
Frostig und erkältlich, Katarrhneigung bei feuchtem Wetter. Folgen von unterdrückten Schweißen und Sekretionen, von Durchnässung. Folgen von Liegen auf naßkaltem Boden; im Sommer bei Wetterwechsel.
Rheumatische und neuralgische Schmerzen, besser bei Bewegung und Wärme. Lähmigkeit und Lähmungen der Glieder, der Augenmuskeln. Erkältungs- und Grippefieber mit Frost, Hitze und heftigen Schweißen. Jucken der Haut und Quaddelbildung, besonders beim Übergang von kalt zu warm.
Gedankenverwirrung, Kopfschmerz, schlechtes Sprechen, Zunge schwer. Heiserkeit, Atemnot wie Asthma bei alten Leuten bei Nässe.

Durchfälle mit Kolik bei plötzlich kühlem Sommerwetter. Harn trüb, fortgesetzter Harndrang; Blasenkrampf. Regel bleibt aus, dafür Nasenbluten oder Mammaschwellung.
Indikationen: Konstitution rheumatisch. Wechselbeziehungen zwischen Rheuma und Katarrhen. Urtikaria bei Darm- oder Blasenstörungen. Fleischwarzen. Konjunktivitis und Otitis. Asthma humidum. Sommer- und Herbstdurchfälle. Zystitis. Alles Folge von Erkältung, auch durch Klimaanlagen.
Vergleichsmittel: Rhus toxicodendron, Calcium carbonicum, Pulsatilla, Bryonia, Natrium sulfuricum. D2–30.

Echinacea angustifolia – Schmalblättrige Kegelblume
(Essenz, A.-G. 1/3, Dilutionen)

In Gärten kultivierte, aus Florida stammende Komposite mit großen, purpurroten Sternen. In der indianischen Volksmedizin als Antiseptikum im Gebrauch, als solches auch bei uns außerordentlich bewährt.
Entzündliche und septische Fieber jeder Art.
Schüttelfröste, viel Frostigkeit, dann Hitze und Schweiße. Neigung zu Herzschwäche und Kollaps mit Hirnerscheinungen. Eiterungen und Abszeßbildungen überall mit bösem Verlauf. Durchfälle schwächend. Verbrennungen und Erfrierungen. Äußerlich als Salbe.
Vergleichsmittel: Arsenicum album, Baptisia, Lachesis, Rhus toxicodendron. ∅–D2.

Elaps corallinus – Korallenottergift
(Tabletten – Dilutionen)

Septische Prozesse aller Art mit Blutungen, schwarz aus allen Teilen. Fieber adynamisch, typhös mit kalten Schweißen. Ohrenfluß eitrig, dünn, blutig, Ohrgeräusche. Nasenbluten, stinkende Nasensekrete. Kältegefühl in der Brust. Husten, schmerzhafte rechte Lungenspitze, Auswurf eitrig, dunkel. Gefühl wie von Eis im Magen. Durchfälle blutig, septisch.
Indikationen: Sepsis aller Art. Otitis media. Ozäna und Nasenbluten. Gastroenteritis.
Vergleichsmittel: Arsenicum album, Carbo vegetabilis, Crotalus horridus, Lachesis. D6–30.

Equisetum arvense – Zinnkraut
(Essenz, A.-G. 1/2, Dilutionen)

Harn reichlich, schleimig, Grieß und Sand führend; Harndrang und -zwang, Blase wie wund und zu voll, Tenesmus. Brennen in der Harnröhre zu Ende des Harnlassens. Dysurie.
Indikationen: Lithämie, Zystitis, Enuresis, ∅–D6.

Erigeron canadensis – Berufskraut
(Essenz, A.-G. 1/3, Dilutionen)

Blutungen, Kongestion, hellrot und heftig, gußweise aus allen Organen. Blasenblutungen speziell, dabei Blasen- und Mastdarmreizung. Rheumatische Schmerzen der Muskeln und an den Gelenken. Reißen, Ziehen, schlechter bei Gehen und bei Wetterwechsel.
Indikationen: Blutungen, Lumbago, Hüft- und Gliederweh rheumatisch. ∅–D3.

Eucalyptus globulus – Fieberbaum
(Tinktur, A.-G. 1/10, Dilutionen)

Trocknet in seiner australischen Heimat Sümpfe aus, ozonisiert die Fieberluft tropischer Gegenden. In der heißen Zone geschätztes Malaria- und Grippemittel.
Abgeschlagenheit, Schwäche, Erschöpfung; Stechen und Zucken in allen Muskeln und Gelenken, schlimmer nachts und bei Nässe. Fieber intermittierend mit Durst und Brennen im Leibe. Herzklopfen mit Schwindel und Stirnkopfweh; Blutwallungen. Atemnot mit Husten und viel Rasseln; quälender Reizhusten. Blutarmut und kachektischer Reizhusten. Kachektisches Aussehen nach Malaria.
Indikationen: Grippe rheumatisch. Pleurodynie. Krampfhusten. Asthma cardiacum. ∅.

Eupatorium perfoliatum – Wasserhanf
(Essenz, A.-G. 1/3, Dilutionen)

Kopfweh kongestiv. Schwindel. Fieber mit Unruhe, muß sich fortgesetzt herumwerfen. Zerschlagenheitsgefühl und ungeheure

Schmerzen im ganzen Körper. Knochen wie zerschmettert, Handgelenke wie verrenkt, Steifigkeit. Fieber periodisch auftretend mit Galleerbrechen und gelbem Gesicht.
Kehlkopf wie wund, Heiserkeit, trockener Husten, sehr schmerzhaft. Galleerbrechen bei Schmerzanfällen und auf der Höhe des Fiebers, was erleichtert; eiskalte Füße. Zunge trocken, gelb, trinkt gern kalt, aber darauf Erbrechen.
Indikationen: Kopfschmerz und biliöse Migräne. Fieber rheumatisch. Grippe. Leberschwellung. Kachexie nach Malaria.
Vergleichsmittel: Bryonia, Chelidonium majus, Natrium muriaticum. ∅–D3.

Euphorbium – Wolfsmilch
(Tinktur, A.-G. 1/10, Dilutionen)

Bläschen, Blasen, juckende und brennende Knötchen der Haut mit Fieber. Auge trocken und brennend. Lidödem. Tränen. Schleimhäute brennend, Fließschnupfen, Niesreiz, Stirnkopfweh. Viel Durst, bitterer Geschmack, Erbrechen und brennende Durchfälle. Knochenschmerz nachts, den Schlaf raubend, ebensolche Kopfschmerzen.
Indikationen: Herpes zoster, Erysipel. Konjunktivitis. Koryza und Nebenhöhlenkatarrhe, Tubenkatarrh, Rachenkatarrh. Ruhrartige Durchfälle.
Vergleichsmittel: Rhus toxicodendron, Veratrum album. D3–6.

Euphrasia officinalis – Augentrost
(Essenz, A.-G. 1/3, Dilutionen)

Augen geschwollen, brennend, beißend an Lidern und Bindehaut. Tränen reichlich, heiß, scharf. Lichtscheu und Lidkrämpfe. Gefühl, als liege ein Haar über dem Auge. Chemosis. Folgen von Erkältung, Grippe, Masern, Verletzungen, Skrofulose. Hornhauttrübungen, Sehstörungen und Sehschwäche, wischt die Augen. Nasensekrete mehr mild, lockerer Husten, lästig, besonders am Tage. Stottern, behinderte Sprache. Periode nur eine Stunde oder nur einen Tag lang.
Indikationen: Blepharitis, Konjunktivitis, Iritis; Maculae, Koryza, Grippe, Hypoglossusparese.

Vergleichsmittel: Allium Cepa, Arsenicum album, Gelsemium, Pulsatilla, Kalium jodatum. D3–6.

Ferrum – Eisen
(Tabletten – Dilutionen)

Wechselnde Stimmung: erregt, reizbar – mißmutig, gedrückt. Rheumatisches Reißen, Stechen, Bohren in Armen und Beinen. Rheuma des linken Deltamuskels. Gelenke geschwollen und steif. Nächtliche Verschlimmerung, muß aufstehen und herumgehen, was bessert. Neuralgische Schmerzen, periodisch, mehr nachts an Kopf, Zähnen, Gliedern. Blasse Schleimhäute. Gesicht bleich, gedunsen, oft grünlich. Gesicht abwechselnd heiß und rot, kalte Glieder. Blutwallungen. Kopf müde; frostig, mager, aber erregt. Neigung zu Blutungen. Herzklopfen und plötzlicher Blutandrang zum Kopfe, zur Brust. Blutstauungen, Varizen, Ödeme an den Beinen; Blutflecken. Fieber mit Durst im Frost, Körper und Glieder sind mehr kühl. Kopfschmerz pulsierend, besonders beim Bücken. Schlaflosigkeit. Schwindel und Taumeln beim Abwärtssehen und bei rascher Bewegung. Nasenbluten hellrot. Heiserkeit. Trockener Husten. Atemnot. Bluthusten der Anämischen und bei beginnender Phthisis. Magenschwäche, Sodbrennen. Magenkrampf, Erbrechen, Abneigung gegen Fleisch. Meteorismus; unverdaute, schmerzlose Durchfälle, besonders nachts. Regel ausbleibend oder stark und lang, intermittierend.
Indikationen: Schulterrheumatismus. Anämie und besonders Chlorose. Neuralgien. Blutungen. Fieberneigung. Folgen von Säfteverlusten; Rekonvaleszenz. Kopfschmerz. Herzklopfen nervös bei Erregung. Stauungskatarrhe. Hämoptoe. Zahnschmerz. Magenkatarrh und Enteritis. Menorrhagie, Enuresis. Kinder, die sich dauernd erkälten C200. Morbus Scheuermann D20 (Zur Linden).
Vergleichsmittel: China officinalis, Graphites, Hamamelis, Cuprum. D1–12 und höher.

Ferrum phosphoricum – Eisenphosphat
(Tabletten – Dilutionen)

Steht zu Beginn fieberhafter Infektionen in der Mitte zwischen dem mehr sthenischen Charakter von Aconit und Belladonna und dem

asthenischen, schleichenden von Gelsemium. Der Ferr.-phos.-Fall ist nicht vollbütig, robust, sondern nervös, sensitiv, blutarm mit Scheinplethora und mit den Wallungen von Ferrum. Erstes Stadium entzündlicher Affektionen besonders der Brust. Im Fieber subjektiv wenig beeinträchtigt.
Rheumatische Schmerzen, wandernd, schlimmer nachts und bei Bewegung. Augen gerötet und lichtscheu. Stiche und durchfahrende Schmerzen im Ohr. Otitis media. Magen empfindlich, schmerzhaft, viel Durst, saures Aufstoßen und Erbrechen. Durchfälle unverdaut, schmerzlos, wäßrig, besonders im Herbst und Sommer.
Vergleichsmittel: Aconitum Napellus, Gelsemium, China officinalis. D3–12.

Ferrum picronitricum – Pikrinsaures Eisen
(A.-G. der Lösung $^1/_{100}$, Dilutionen)

Ohrensausen hartnäckig, Schwerhörigkeit; Furunkel im Gehörgang. D4–30.

Formica rufa – Rote Ameise
(A.-G. der Lösung $^1/_{10}$, Dilutionen)

Umfassende und tiefgreifende Wirkung, besonders auf die gichtisch-rheumatische Konstitution. Vgl. die Untersuchungen der Bierschen Schule mit Acid. formic. Injektionen und oral.
Rheumatische Schmerzen an Muskeln, Gelenken und Nerven. Plötzlich auftretend, wandernd, schlimmer bei Bewegung. Steifigkeit des Rückens und der Glieder und große Mattigkeit. Hände und Füße wie eingeschlafen, Verlangen, sich zu recken und zu strecken. Scharfe Schweiße und Hautjucken, nesselartige Ausschläge. Große Empfindlichkeit gegen Nässe, Kälte und Kaltbaden. Neuralgische Schmerzen, wo die Nerven aus den Knochen treten. Frösteln und kaltes Überrieseln, scharfe Hautausdünstung.
Atmung erschwert, asthmatisch; Stiche in Brust und Herz. Magensäure, Erbrechen, Würgen und saures Aufstoßen. Durchfälle, Meteorismus, Kolik, Afterschmerz mit Stuhldrang. Urin blutig, eiweißhaltig, wenig oder reichlich. Blasenreizung. Sehr empfindlich gegen Kälte und Nässe.

Indikationen: Harnsaure Diathese, Rheuma, Gicht, deformierende Gelenkentzündung; Neuralgien am Kopfe, Ischias. Urtikaria, trockene Ekzeme, Psoriasis, Entzündungen an Schleimhäuten und Serosa. Asthma bronchiale. Saure Dyspepsie. Nephritis chronica.
Vergleichsmittel: Rhus toxicodendron, Dulcamara, Urtica urens, Calcium fluoricum. D3–30.

Gelsemium sempervirens – Wilder Jasmin

(Essenz, A.-G. 1/3, Dilutionen)

In Nordamerika heimischer giftiger Schlingstrauch, dort als Antineuralgikum im Gebrauch. Toxische Gaben führen zu völliger motorischer Lähmung bei klarem Bewußtsein.
Schwäche, Zittern (z. B. Zunge zittert bei der Racheninspektion), Zerschlagenheit, Erschöpfungszustände. Fieber sich hinschleppend mit dunkelrotem Gesicht, wie trunken. Schläfrig, benommen, apathisch, selten bewußtlos. Kalte Hände und Füße bei vollem, aber schwachem Pulsschlag. Erkältlichkeit bei Sommerwetter mit trockenen Katarrhen.
Erschöpfung der Nerven, Schwindel, Schlaflosigkeit, Krämpfe, Kopfschmerz dumpf, pulsierend im Nacken mit Steifigkeit. Migräne anfallweise mit Erbrechen, Blindheit vor dem Anfall. Lähmungen an allen Muskeln, auch nach Diphtherie. Neuralgische Schmerzen plötzlich, stechend, schießend, krampfig. Auge im ganzen schmerzend, Pupillen weit, Muskellähmungen.
Herz: Gefühl, als wolle es stillstehen, wenn man sich nicht bewegt. Erkältungs- und Grippekatarrhe, Heiserkeit. Schlingbeschwerden. Durchfälle gelb und dünn nach Erkältungen oder Gemütsaffekten. Reichlicher Harnabgang bessert die Beschwerden, besonders Kopfweh. Sexuelle Schwäche, Pollutionen, Impotenz, Spermatorrhoe. Uterus wie mit der Hand gepackt. Regelstörungen aller Art. Wehenschwäche, Krampfwehen, Fluor albus mit Schwäche. Kinder sind zartgliedrig.
Indikationen: Fieber rheumatisch, grippeartig, gastritische Fieber mit größter Erschöpfung und Apathie. Migräne, bewährt in D30. Glaukom-Schmerz. Beschäftigungskrämpfe, Neuralgien, Lähmungen, Ptosis. Herzstörungen des Alters. Laryngitis, Magen-Darm-Katarrhe.
Vergleichsmittel: Ignatia, Aconitum Napellus, Belladonna, Cimicifuga, Magnesium phosphoricum. D1–30.

Glonoinum – Nitroglyzerin

(A.-G. der Lösung 1/100, Dilutionen)

Plötzliche Blutwallungen zu Kopf und Brust, Karotiden pulsierend. Gesicht hell- oder dunkelrot, Schwarzwerden vor den Augen. Puls voll, gespannt. Unruhe, muß sich stets bewegen, Angst und Furcht. Kopf schwer und wie zu groß, Wogen des Gehirns mit jedem Pulsschlag. Schwindel, kennt sich nicht mehr aus, Angst vor Schlaganfall. Kopfschmerz pulsierend, Migräne, besser im Freien. Kann nichts auf dem Kopf vertragen. Krämpfe und epileptiforme Anfälle (Urämie, Eklampsie). Auge wie zu groß, Schwach- und Trübsichtigkeit von Blutfülle.
Herzklopfen pochend durch den ganzen Körper gehend. Atemnot von Blutandrang zu den Lungen, Druck in der Brust. Harn eiweiß- und zuckerhaltig, spärlich, auch bluthaltig. Zur Regelzeit Blutwallungen zum Kopfe und Migräne. Folgen von Sonnenstich und Ofenhitze, von Nervenverletzungen. Verschlimmerung bei Sonnenhitze, von Alkohol, Besserung durch Bewegung im Freien und durch kalte Anwendungen.
Indikationen: Plötzliche Blutzirkulationsstörungen, Sonnenstich, drohende Apoplexie; Migräne, Hirnhautreizung, Krämpfe, Basedow; Retinitis albuminurica. Stenokardie. Schrumpfniere, Arteriosklerose.
Vergleichsmittel: Belladonna, Opium, Stramonium, Aconitum Napellus. D3–30.

Graphites – Reißblei

(Tabletten – Dilutionen)

Der von Hahnemann geprüfte englische Graphit enthält 96% Kohlenstoff und 4% Eisen. Das Mittel entfaltet gegenüber dem amorphen Kohlenstoff (Carbo) eigene Wirkungen.
Traurig, niedergeschlagen, voller Angst und Sorgen, Musik löst Weinen aus. Fett, frostig und verstopft. Haut trocken, zu Rhagaden und Schrunden neigend. Nägel verkrümmt und ausfallend. Stinkende Fußschweiße. Flechten mit honigartigem Sekret, besonders hinter den Ohren. Keloide an alten Narben. Brustwarzen wund und schrundig. Blutwallungen, Herzklopfen, Pulsieren im ganzen Körper (beigemengtes Ferrum!). Blut reich an Leukozyten; Frostigkeit, Blutarmut. Augenlider verdickt, voll Ekzem, scharfe Trä-

nen, wunde Winkel. Schwerhörig, hört besser im Lärm; Ekzeme ums Ohr. Stockschnupfen. Kehlkopf rauh und trocken, Heiserkeit beim Singen abends. Übelkeit, Ekel, Erbrechen mit Magenschmerz und -krampf periodisch wiederkehrend. Essen bessert die Schmerzen; Abneigung gegen Fleisch. Meteorismus, stinkende Flati, Brennen im After. Verstopfung, tagelang kein Stuhldrang. Schleimfetzen im Stuhl. Durchfälle unverdaut, speziell bei Pädatrophie. Afterfissuren und -ekzem. Hämorrhoiden. Aftervorfall. Ekzeme am Skrotum. Geschlechtlich gleichgültig. Frauen haben Abneigung gegen Beischlaf. Scharfer Fluor, Regelverspätung.
Indikationen: Psora und Skrofulose, Ekzeme, Nagelleiden, Haarausfall. Hautverdickungen nach Erysipel, Keloide, Schrunden und Warzen. Anämie. Hordeolum. Otitis media sicca und Otosklerose. Magenkrampf, chronischer Magenkatarrh; Obstipation, Afterfissuren, Colitis mucosa.
Vergleichsmittel: Argentum nitricum, Pulsatilla, Calcium carbonicum, Sepia, Sulfur, Acidum hydrofluoricum. D6–30, in chron. Fällen seltene Gaben, wöchentlich 2mal.

Grindelia robusta – Grindelia
(Tinktur, A.-G. 1/10, Dilutionen)

Amerikanische Komposite, als Asthmamittel gebraucht.
Auffahren aus dem Schlaf bald nach dem Einschlafen mit Ringen nach Luft und Erstickungsgefühl, Rasseln auf der Brust. Bronchitis und asthmatische Zustände von Lungenemphysem.
Vergleichsmittel: Antimonium tartaricum, Lachesis. ∅–D12.

Guajacum – Pockholzbaumharz
(Tinktur, A.-G. 1/10, Dilutionen)

Ulrich von Huttens Antisyphilitikum. Auch damals schon als Rheumamittel geschätzt.
Rheumatische, stechende, reißende Muskel- und Gelenkschmerzen, Besserung durch kalte Anwendungen. Schweiße stark und übelriechend. Harndrang mit Grieß- und Sandabgang. Schleimhautkatarrhe mit übelriechenden Sekreten. Tonsillenabszesse. Schleichende Fieber mit Nachtschweißen bei Lungenkatarrhen und Pleuritis. Stiche in der linken Lungenspitze, quälender Husten mit eitri-

gem Auswurf. Mund und Hals trocken und brennend, muß immer trinken. Schmerz in der Leistengegend, wie von einem austretenden Bruch.
Indikationen: Rheuma, Gicht und Tophi. Sehnenentzündungen. Tonsillitis. Wachstumsschmerzen der Kinder. Pleurodynie. Leistenbruchanlage.
Vergleichsmittel: Mercurius, Causticum Hahnemanni, Rhus toxicodendron, Mezereum, Rhododendron. ∅ – D6.

Hamamelis virginica – Zaubernuß
(Essenz, A.-G. 1/3, Dilutionen)

Das Mittel bedeutet für das venöse System dasselbe wie Aconit für das arterielle.
Venen voll und erweitert, sie schmerzen und sind leicht entzündet. Wehtun und Zerschlagenheitsschmerz der Glieder. Hämmernder Kopfschmerz in den Schläfen, in Kopf und Augen. Blutungen passiv, stetig fließend mit Wundheitsschmerz überall. Vikariierende Blutungen bei aussetzender Hämorrhoidal- oder Regelblutung. Folgen von Stoß, Fall, Verwundung oder Entzündung. Gefühl, als wolle der Rücken brechen, Leibvölle, Afterbrennen. Schleimhäute mit geschlängelten Venen, besonders im Rachen. Schwellung der Schilddrüse, vaskulös, pulsierend, empfindlich. Hoden- und Ovarienschwellung, in den Bauch ausstrahlende Schmerzen.
Indikationen: Venenmittel: Varizen, Phlebitis, Phlegmasia, Ulcera cruris, Varikozele, Hämorrhoiden blutend. Blutungen passiv aus allen Organen. Rheuma der Muskeln. Neuralgien. Pharyngitis, Dickdarmkatarrhe. Struma. Verbrennungen 1. u. 2. Grades (äußerlich).
Vergleichsmittel: Arnica, Calendula, Trillium pendulum, Pulsatilla. ∅ – D3.

Helleborus niger – Schneerose
(Tinktur, A.-G. 1/10, Dilutionen)

Altberühmte Heilpflanze, giftig, blüht zur Weihnachtszeit (Christrose). Von Paracelsus gerühmtes Herzmittel, übertrifft besonders bei Alten in seiner tonisierenden, diuretischen Wirkung oft die Digitalis.

Hochgradige Erregung von Hirnkongestion mit schrillem Aufschreien. Kopfweh schießend mit Schwindel und Benommenheit. Augen nach oben verdreht, Pupillen weit und reaktionslos. Kaubewegungen, Stirnrunzeln, automatische Gliederbewegungen. Schlummersucht. Lähmungserscheinungen von Hirndruck. Stupor. Typhoid mit kaltem, blassem, verfallenem Gesicht. Kalte Stirnschweiße. Durst enorm und gieriges Trinken. Zupfen an Lippen und Nase; Puls schwach, aussetzend und unfühlbar. Kollaps. Würgen, Erbrechen, Meteorismus, schwere Durchfälle. Urin schwarz, wenig, blutig, eiweißhaltig, auch unterdrückt. Wassersucht und Krämpfe, Herzschwäche.
Indikationen: Hirn- und Nierenentzündungen. Kollaps. Wassersucht. Hydrocephalus acutus. Psychosen.
Vergleichsmittel: Apis, Zincum, Cicuta virosa, Veratrum album.
∅–D3.

Hepar sulfuris calcareum – Kalkschwefelleber

Gemisch von Calciumpolysulfid mit Calciumsulfat
(Tabletten – Dilution)

Wird hergestellt durch Erhitzen von Austernschalenkalk mit Schwefelblüte und ist im Gegensatz zu dem in der offizinellen Medizin üblichen Hepar sulfuris kalinus in Wasser nur schwer löslich. Seine Wirkung entspricht den Bestandteilen Schwefel und Kalk.
Blonder, schlaffer, lymphatischer Typus.
Geschwüre, Abszesse, Fisteln usw. mit Stechen und Splitterschmerzen. Schüttelfröste und Fieber mit nervöser Erregung leiten die Eiterung ein. Sekrete dick-eitrig, übelriechend. Geschwüre sehr empfindlich. Schleimhautkatarrhe nach Erkältung mit Stechen wie von Gräten. Sekrete reichlich, schleimig-eitrig, anfangs schwerlöslich. Kruppöse Entzündungen mit Rezidivneigung bei jeder Erkältung. Haut sehr empfindlich gegen Kälte und Berührung, unheilsam. Schweiße bei Anstrengung, körperlich oder geistig, und nachts profus, ohne Erleichterung. Ausschläge, Flechten, Geschwüre aller Art, Neigung zu Eiterung. Allgemeine Überempfindlichkeit, Nagelkopfweh mehr rechts.
Augenlider geschwollen, schmerzhaft, eiternd. Hypopion. Ohrenfluß eitrig. Schwerhörigkeit nach Scharlach. Heiserkeit, Husten bellend; Rezidive bei Erkältung. Rasseln auf der Lunge mit lockerem, reichlichem Auswurf. Asthmatische Beschwerden bei trockener Kälte, besser bei feuchter Wärme.

Sodbrennen, Verlangen nach Reizmitteln. Magen empfindlich gegen Druck, Essen macht voll und Druck. Durchfälle sauer, unverdaut; das ganze Kind riecht sauer. Vergeblicher Stuhldrang selbst bei weichem Stuhl. Harn geht schwer ab, schwacher Strahl, Restharn. Folgen von Erkältungen, die gerne die oberen Luftwege befallen. Folgen von Jod- und Quecksilbermißbrauch, Metallvergiftungen. Verschlimmerung durch trockene Kälte, durch Berührung. Besserung durch Wärme und feuchtes Wetter.
Indikationen: Psora, Skrofulose, Drüsenschwellungen, Eiterungen und Fisteln überall. Rheuma, Witterungsneurosen. Eitergeschwüre, Furunkel, Panaritien, Phlegmonen. Kopfschmerz, Neuralgien. Blepharitis. Keratitis. Otitis media. Koryza, Laryngitis, Krupp, Phthisis, Lungenabszeß. Dyspepsia acida, Pädatrophie. Nephritis nach Scharlach. Schwache Blase.
Vergleichsmittel: Aconitum Napellus, Spongia, Silicea, Staphisagria, Myristica. D2–30.

Hydrastis canadensis – Gelbwurz

(Tinktur, A.-G. $^{1}/_{10}$, Dilutionen)

Bekanntes, aus Amerika stammendes Hämostatikum bei uterinen Blutungen. In der Homöopathie bewährt bei allen chronischen Katarrhen mit dickgelbem, zähem Sekret.
Fahl-gelbes Aussehen, Abmagerung, Marasmus. Große Muskelschwäche und Hinfälligkeit. Schleimhautkatarrhe mit gelbem, fadenziehendem, scharfem Sekret. Geschwürbildung mit Neigung zu Blutungen aus allen Teilen.
Nase juckend, brennend, Wundheitsgefühl; blutige Sekrete. Zunge schmutzig-gelb, breit, welk, mit roten Rändern. Magen öd und leer, Gefühl von Hinsein, Herabhängen. Stühle knollig mit Schleim überzogen und Schleimklumpen. Leberschwellung mit Ikterus, Obstipation, helle Stühle. Urin mit dickem, zähem Schleim. Uterusblutungen mit Fluor dick, zäh, gelb, blutig, wundmachend.
Indikationen: Nebenhöhlenkatarrhe. Ozäna. Stomatitis, Leukoplakie. Magengeschwür und Colitis mucosa; habituelle Obstipation nach Mißbrauch von Abführmitteln. Gallensteinkrankheit. D3 und höher.

Hyoscyamus niger – Schwarzes Bilsenkraut
(Essenz, A.-G. 1/2, Dilutionen)

Große Unruhe, geschwätzig, Lachen und Weinen oder Schreien. Kopfschmerz, Schwindel, Delirien und Halluzinationen. Singultus. Pupillen weit, Blick stier, Lichtscheu, Sehtäuschungen. Manien, Verfolgungswahn, besonders Nymphomanie mit geilen Gebärden. Schlaflosigkeit; Erwachen mit Schreck, Zittern, Zucken, Kopfrollen. Schlummersucht, Betäubung in der Folge; unfreiwilliger Stuhl und Harn, Krämpfe epileptiform, mehr klonisch, mit folgendem Sopor.
Krampf- und Kitzelhusten bei trockenem Kehlkopf, schlimmer nachts, nach Niederlegen. Blasenkrampf und -lähmung mit Inkontinenz oder Retentio. Fieber adynamisch mit typhösem Verlauf bei blassem Gesicht. Folgen von Gemütsaffekten (z. B. Eifersucht, unglückliche Liebe) und von unterdrückten Exanthemen.
Indikationen: Geistesstörung mit großer Erregung der Arteriosklerotiker und Schnapstrinker. Nächtlicher Reizhusten (D3). Seniler Tremor, Parkinson.
Vergleichsmittel: Belladonna, Stramonium, Agaricus muscarius, Gelsemium. D2–30.

Hypericum perforatum – Johanniskraut
(Essenz, A.-G. 1/3, Dilutionen)

Spezielle Wirkung auf das Rektum, Hämorrhoiden. Die „Arnica der Nerven".
Schläfrigkeit und Abspannung, dabei Herzklopfen. Durst groß, Appetit gering, Magendruck. Schmerzen heftig, schießend längs der Nerven aufwärts nach Traumen. Halswirbel sehr empfindlich. Ameisenlaufen.
Indikationen: Folgen von Hirn- und Rückenmarkerschütterung; traumatische Neurose. Beschäftigungskrämpfe; Stichverletzungen. Neurasthenie. Anämische Zustände mit Scheitelkopfweh und Zirkulationsstörungen. Nervenverletzungen. Soll, äußerlich auf frische Wunden gebracht (∅), Tetanus verhüten (Schier).
Vergleichsmittel: Arnica, Staphisagria, Calendula officinalis, Ruta graveolens. ∅–D3 und Hypericumöl.

Ignatia – Ignatiusbohne
(Tinktur, A.-G. 1/10, Dilutionen)

Auf den Philippinen heimischer strychninhaltiger Kletterstrauch. Krämpfe aller Art, hysterisch-nervöse Leiden.
Wechselnde Stimmung: Weinen, Lachen, streitsüchtig, verschlossen, leicht beleidigt. Gefühl eines Knödels im Halse. Nagelkopfschmerz periodisch. Halbseitige Kopfschmerzen mit Erbrechen und Harnkrisis zum Schluß. Stark widersprüchliche Symptome. Tabakrauch unverträglich.
Krampfbereitschaft, Zuckungen, Zähneknirschen, Krampfanfälle, Kitzelhusten, wie von Staub oder Schwefeldampf.
Geschmack bitter oder sauer; viel Gähnen. Leere und Ödigkeit in der Magengrube; Gefühl von Herabhängen. Magenkrämpfe, Verdauungsstörungen, Blähsucht, Singultus. After wie zusammengeschnürt, besonders nach Stuhl. After vorfallend. Urin viel und wasserhell mit Harndrang, besonders nach Kopfweh. Regel zu früh, stückig, dunkel, Fluor albus.
Indikationen: Folgen von Kummer, Sorgen, unglücklicher Liebe, Eifersucht u. dgl. Frauen- und Kindermittel, Spasmophilie; Globus hystericus; Migräne, Krampfhusten. Angina. Nervöse Dyspepsie. Aftervorfall.
Vergleichsmittel: Cimicifuga, Sepia, Kalium phosphoricum, Zincum. D12–D30 und höher.

Ipecacuanha – Brechwurzel
(Tinktur, A.-G. 1/10, Dilutionen)

Enthält das bekannte Ruhrspezifikum Emetin. In ihrer Heimat findet die Brechwurzel Verwendung gegen Kehlkopf- und Brustkatarrhe asthmatischer Art.
Blutungen hellrot, heftig, akut mit Brechübelkeit und Angst, Schnappen nach Luft, Ohnmachtsneigung. Fieberanfälle mit kurzem Frost, langer Hitze, dabei Magenstörungen. Haut heftig juckend. Bläschen. Augenschleimhaut gereizt, Lichtscheu, Chemosis. Knochenschmerzen wie zerschlagen.
Niesreiz bei Nasenverstopfung und Geruchsverlust. Nasenbluten. Große Schleimansammlung auf der Brust mit Schnappen nach Luft, viel Rasseln, ohne daß etwas ausgehustet wird. Krampfhusten mit Erbrechen und Blutungen. Asthmatische Anfälle, beson-

ders bei feuchtwarmem Wetter, abends und nachts. Zunge ist rein, Speichelfluß, Ekel und leeres Aufstoßen. Brechwürgen und Erbrechen nach üppigen Mahlzeiten ohne Erleichterung. Durchfälle gelb-wäßrig oder schaumig, ruhrartig mit Leibschneiden. Regelblutungen stark, hell, gußweise mit großer Schwäche.
Indikationen: Akute Krankheiten stets mit Vagusreizung. Blutungen. Malariafieber. Heufieber und Asthma: Konjunktivitis. Bronchiolitis, katarrhalische Pneumonie, Hämoptoe; Gastroenteritis, Kolik, Herbstruhr, Menorrhagie.
Vergleichsmittel: Cuprum, Arnica, Arsenicum album. D2–12 und höher.

Iris versicolor – Schwertlilie
(Essenz, A.-G. 1/3, Dilutionen)

Kopfschmerz, meist halbseitig, periodisch, nach geistiger Übermüdung, oft besonders am Wochenende oder in der Freizeit. Erbrechen bitter oder sauer, auf der Höhe des Migräneanfalles. Trübsichtigkeit oder Blindheit vor dem Anfall, Polyurie zum Schluß. Neuralgische Schmerzen, täglich, periodisch, schlimmer zu Beginn der Bewegung. Brennschmerz vom Mund bis zum After; Zunge wie verbrüht. Sodbrennen, saures Aufstoßen, Magenunbehagen. Durchfälle kopiös, gallig, wäßrig, nachts, mit heftiger Kolik.
Indikationen: Migräne und Kopfweh. Ischias; Supra- und Infraorbitalneuralgie. Dyspepsia acida. Sommerdurchfälle; Gastroenteritis mit Kolik.
Vergleichsmittel: Arsenicum album, Ipecacuanha, Podophyllum peltatum, Sanguinaria canadensis. D2–30.

Jodum
(A.-G. der Lösung 1/10, Dilutionen)

Schulbeispiel entgegengesetzter kleiner und großer Gaben. Das Jodbild sollte von der Thyreotoxikose her besser bekannt sein. Wo es in Teilen oder gar im Ganzen vorliegt, dürfen nur höhere Verdünnungen in kurzen Stößen eingesetzt werden.
Menschen mit dunklen Haaren und Augen. Große Unruhe, reizbar, ängstlich, mutlos. Heißhunger und gieriges Essen, viel Appetit, trotzdem Abmagerung. Atrophien und Verhärtungen aller drüsigen Organe. Hitze, Blutwallungen, Herzklopfen, Angstzustände, Schweiße. Fieberzustände mit Wallungen, schlimmer nachts; Frühschweiße, Gummöse Prozesse an allen Geweben mit Zerfall.

Schwellungen aller Drüsen, speziell der Schilddrüse, oder Atrophie. Schleimhäute hyperämisch; scharfe, salzige, ätzende Sekrete. Kruppöse Membranen mit Neigung zu Blutung und Geschwüren. Haut gelblich, fahl; heißes Gesicht; Neigung zu Schweißen. Kopfschmerz heftig klopfend, alter Leute, besser im Freien.
Auge unruhig, Bulbi vortretend, zitternd und zuckend. Pupillen weit, Tubenkatarrh. Herzklopfen, Herz wie gepackt, schlimmer bei Erregung und Anstrengung. Heißer Fließschnupfen oder Stockschnupfen, scharf, ätzend. Heiserkeit, Schleimrasseln, Atemnot, krampfhafte Atmung. Kitzel- und Krampfhusten trocken, nächtliche asthmatische Anfälle, Auswurf zäh, blutig, schwerlöslich, auch Aushusten von Membranen.
Zunge dick gelb belegt; Durst heftig und Speichelfluß. Speiseerbrechen, Heißhunger, Essen bringt allgemeine Besserung. Durchfälle früh wäßrig oder Verstopfung mit Hämorrhoiden. Knochen-, Gelenk- und Muskelschmerzen chronischer Art. Schwund und Verhärtung der Hoden und der Vorsteherdrüse. Regel stark, langdauernd, zu früh. Fluor scharf und fressend. Ovarien geschwollen mit Zystenbildung, hart und empfindlich. Brustdrüse welk, schwindend; Sistieren der Milchsekretion. Knoten.
Verschlimmerung durch Wärme und im warmen Zimmer. Besserung im Freien, in kühler Luft, durch Essen und Bewegung.
Indikationen: Skrofulose. Drüsenschwellungen. Knocheneiterungen; gummöse Prozesse. Atrophien, Kachexie, Struma und Basedow, Kropfherz. Chronische Katarrhe in Nase, Rachen; Mandelschwellungen. Resorptionsmittel bei serösen Ergüssen. Akne, Furunkel, Pusteln. Kopfschmerz chronisch; Manie. Dakryozystitis. Heuschnupfen; Nebenhöhlenkatarrhe; Krupp. Asthma. Pneumonie, Bronchiolitis, Pleuritis, Pädatrophie. Leber- und Bauchspeicheldrüsenschwellung. Gelenkrheuma chronisch, Tophi, Hydrops der Gelenke und Schleimbeutel. Muskelrheumatismus.
Vergleichsmittel: Hepar sulfuris calcareum (Antidot), Bromum, Mercurius, Phosphorus, Natrium muriaticum, Abrotanum. D4–D30 (s. oben).

Kalium bichromicum – Kaliumdichromat
(A.-G. der Lösung $^{1}/_{100}$, Tabletten – Dilutionen)

Die Hauptwirkung richtet sich auf die Schleimhäute der oberen Luftwege, des Magens und der Nieren. Aufgeschwemmte, hellhaarige Menschen, Pseudomembranbildungen.

Große Erkältlichkeit bei trockener Kälte; Frostigkeit; Katarrhe. Schmerzen plötzlich kommend und wandernd an Muskeln, Gelenken, Nerven; oft an kleinen Stellen auftretend. Rheuma wechselnd mit gastritischen Beschwerden und Durchfällen. Geschwüre tief, rund, perforierend, mit livider Umgebung. Gelbes, fahles Aussehen, große Hinfälligkeit; Kachexie. Hautausschläge wie Schafpocken. Schleimhäute schleichend entzündet, zu kreisrunden Geschwüren neigend. Sekrete gelb-grün, zäh, strähnig; auch Membranen. Kopfschmerz halbseitig, periodisch. Neuralgische Schmerzen, wandernd, an kleinen Stellen.
Bindehautentzündungen, Geschwüre der Hornhaut mit Chemosis bei nur wenig Schmerz. Nase geschwollen, voller Schleim; Pflöcke, Krusten. Kehlkopf rauh und wund. Husten hart und hohl bei schwerlöslichem, strähnigem, gelbem Auswurf. Zunge gelb mit Zahneindrücken. Mandelpfröpfe. Mundgeschwüre, besonders am harten Gaumen, tief, perforierend.
Magen brennend, wie wund. Erbrechen sauer, bitter. Folgen von Bierabusus. Morgendurchfälle wäßrig, braun, gallertartig. Harn wenig, saturiert, sauer, eiweißhaltig mit weißem Sediment. Geschwüre an den Geschlechtsteilen; eitriger Harnröhrenfluß. Verschlimmerung bei trockener Kälte, nachts und frühmorgens. Besserung in warmer Luft.
Indikationen: Rheumatisch-gichtische Konstitution; Kachexie. Geschwüre und destruktive Prozesse. Kopfschmerz, oft rechts über dem Auge. Nebenhöhlenkatarrhe; Ozäna. Ophthalmie. Polypen. Laryngitis und Krupp; Bronchitis. Gaumen- und Rachengeschwüre. Gastritis chronica, besonders der Biertrinker; Ulcus ventriculi; Pädatrophie. Nephritis.
Vergleichsmittel: Bromum, Hepar sulfuris calcareum, Calcium carbonicum, Antimonium crudum. D3–30.

Kalium carbonicum – Kaliumcarbonat
Pottasche
(A.-G. der Lösung 1/10, Tabletten – Dilutionen)

Kreislauf- und Muskelschwäche, Frostigkeit, Ödembereitschaft. Alle Schmerzen sind stechend. Kreuzweh mit Schwäche, Schweiß. Große Erkältlichkeit. Rheumatische, stechende Schmerzen bei mit Uraten gesättigtem Harn. Stauungen; typische ödematöse Schwellung der oberen Lider. Blutarmut und Neigung zu Blutungen, Blutwallungen, Schwäche. Schlaflosigkeit nachts oder schwere Träume.

Schleimhäute trocken, stechend, viel Durst. Stiche an den serösen Häuten, scharf, zum Schreien; Exsudation. Überempfindlichkeit des Rückens. Alles schlägt sich ins Kreuz. Schwachsichtigkeit, besonders nach sexuellen Exzessen.
Herzklopfen mit Angstgefühl und Herzstichen. Puls schwach, aussetzend. Luftwege empfindlich gegen Kälte und Luftzug. Stiche und Kältegefühl in der Brust. Rechte untere Brustseite bevorzugt: Stiche, Gefühl wie angewachsen. Liegen auf der kranken Seite verschlimmert. Husten hart und trocken, quälend, schlimmer 3 Uhr morgens. Zahnfleisch blutend, Zähne locker, großer Durst; Mundgeschwüre.
Blähsucht zum Platzen, Magenbrennen und -krampf; Sodbrennen. Stühle hart und knollig mit brennenden Afterknoten. Gelenke geschwollen, schmerzhaft, schwach. Urin brennend, urathaltig. Pollutionen nachts, schwächend; kreuzlahm nach Koitus. Regel zu früh, lang, stark oder ausbleibend. Schlechtes Befinden eine Woche vor der Regel. Kreuzweh und Rückenschwäche dabei. Erstes Wochenbettmittel. Brustdrüsenschwellung und Neigung zu Abortus bei Anämischen.
Indikationen: Psora, Anämie; nervöse Erschöpfung. Rekonvaleszentenmittel; Folgen von Blut- und Säfteverlusten, Kopfschmerz und Schlaflosigkeit chronisch. Spinalirritation, Kokzygodynie. Herzmuskelleiden, bei Extrasystolen D6, Fettherz und Herzschwäche. Katarrhe der oberen Luftwege; Pleurodynie und Pleuritis. Magenkrampf und saure Dyspepsie der Alten; Hämorrhoiden. Koxitis. Enuresis.
Vergleichsmittel: Carbo vegetabilis, Calcium carbonicum, Phosphorus, Lycopodium, Bryonia, Natrium muriaticum, Sepia. D3–30.

Kalium muriaticum – Chlorkalium

Von Schüssler eingeführt. Fibrinöse Exsudate an Schleimhäuten und serösen Häuten. Zungenbasis grau belegt. Chronischer Mittelohrkatarrh. Follikuläre Angina. Bursitis präpatell. D3–12 Tabl.

Kalium jodatum – Jodkalium

(A.-G. der Lösung 1/10, Dilutionen)

Die Pathogenese von Jodkalium ist ganz ähnlich der von Jod.

Indikationen: Rheumatismus chronicus. Iritis. Neuralgien. Ozäna. Drüsenschwellungen. Abmagerung und Kachexie mit Ödemen. Akne, Hautgeschwüre. Arteriosklerose. Koryza akut und chronisch. Bronchitis chronica mit Asthma. Pneumonie. Knochenschmerzen nachts. Ischias, mit Besserung bei Umhergehen. D1–D30.

Kalium phosphoricum – Einbasisches Kaliumphosphat
(A.-G. der Lösung 1/10, Tabletten – Dilutionen)

Entsprechend seinen Komponenten oft gebrauchtes, zuverlässiges Roborans bei muskulärer und nervöser Erschöpfung besonders jüngerer Kranker.
Nervendepression, verstimmt, zaghaft, weinerlich, melancholisch. Geistige Funktionen schwach, Gedächtnisverlust. Nervöse Schlaflosigkeit von Erschöpfung nach schweren Krankheiten. Kopfschmerz drückend nach geistiger Anstrengung. Angstzustände, Platzangst, Heimweh, Melancholie, Psychosen. Lähmigkeit, Krämpfe, Neuralgien mit großer Schwäche.
Indikationen: Folgen von Sepsis und schweren Krankheiten aller Art. Fötide nervöse Durchfälle. Retinitis albuminurica. Alopecia. Postdiphtherische Lähmungen.
Vergleichsmittel: Gelsemium, Cimicifuga, Zincum, Lachesis. D3–12.

Kalmia latifolia – Berglorbeer
(Essenz, A.-G. 1/3, Dilutionen)

Zuverlässiges Mittel bei Neuralgien und bei rheumatischen Myo- und Endokarditiden.
Schießende, reißende, rheumatische Schmerzen, wandernd von unten nach oben, an Muskeln, Gelenken, Nerven, dabei Taubheit der betroffenen Körperteile. Kopfschmerz und Schwindel bei Bewegung, speziell bei Herzleiden. Plötzliches Reißen über und unter den Augen, mehr rechts; Taubheitsgefühl. Steifheit der Lider und Herabhängen des oberen Lides. Sehschwäche. Herzschmerzen scharf und schießend mit Bradykardie. Schmerz stechend und reißend, gegen den linken Arm schießend, dabei Kribbeln und Taubheitsgefühl. Puls rasch, schwach, zitternd, aussetzend oder langsam. Herzschwä-

che. Verschlimmerung durch Bewegung, Bücken, Abwärtssehen, mit dem Sonnenlauf. Besserung in kalter, frischer Luft.
Indikationen: Rheumatismus in Muskeln, Gelenken Sehnen und Nerven. Neuralgia supra- et infraorbitalis dextra; Kopfschmerz, rheumatische Lähmungen; Ptosis. Endo- und Perikarditis; Klappenfehler und Kompensationsstörungen. Angina pectoris.
Vergleichsmittel: Acidum benzoicum, Pulsatilla, Spigelia. Nicht unter D2–D6.

Kreosotum

(A.-G. der Lösung 1/10, Dilutionen)

Ein Gemenge verschiedener Phenole, durch Destillation aus Buchenholzteer hergestellt, sein Hauptbestandteil ist Guajakol. Steht nach seiner arzneilichen Wirkung zwischen Holzkohle und Karbolsäure.
Gesicht mager, gelblich, fahl, krankes Aussehen, Marasmus. Blutungen, kleine Wunden bluten stark. Geschwürbildung. Blutwallungen; Klopfen. Schleimhäute brennen und jucken; Sekrete scharf und wundmachend. Geschwüre und Gangräen.
Augen tränend, wunde Lidränder. Nasenbluten, Geschwüre in der Nase mit scharfen Sekreten. Brustschmerzen mit Angst und Beklemmung. Atemnot und Husten. Auswurf eitrig; Fieber hektisch, Nachtschweiß. Zahnfleisch blutend. Zahnschmerz ausstrahlend.
Durst groß, unverdautes Erbrechen. Durchfälle ruhrartig mit brennendem After. Harn trüb, stinkend, zuckerhaltig. Harndrang plötzlich. Harn geht nur im Liegen. Bettnässen. Regel zu früh, lang, stark, fließt im Liegen. Nachblutungen. Abwärtsdrängen zur Scham. Fluor wundmachend, scharf. Jucken und Brennen der Teile. Verschlimmerung durch Kälte und Ruhe. Besserung bei Wärme und Bewegung, durch warme Speisen.
Indikationen: Pädatrophie. Zahnkaries. Diabetes. Gangrän. Hautgeschwüre, Furunkulose. Neuralgien, besonders bei Diabetes. Blepharitis, Hordeolum. Ozäna. Bronchitis foetida, Bronchiektasie. Hämoptoe, hämorrhagische Diathese. Nausea, Hyperemesis, Magengeschwür. Blutende Hämorrhoiden. Enuresis. Menorrhagie. Leukorrhoe. Reinigt Wunden und desodoriert bei äußerlicher Anwendung in D4 trit.
Vergleichsmittel: Arsenicum album, Phosphorus, Sulfur, Lachesis, Acidum carbolicum. D4–12.

Lachesis – Lanzenförmige Viper
(Tabletten – Dilutionen)

Das in der Homöopathie am meisten geschätzte Schlangengift einer südamerikanischen Art, angezeigt vor allem bei septischen Zuständen mit tiefer Prostration und klimakterischen Beschwerden.
Erregt und geschwätzig, vielgeschäftig; ängstlich, eifersüchtig. Blutungen passiv, Blut gerinnt nicht. Blutflecken. Wunden werden brandig, Geschwüre mit blauroter Umgebung. Blutwallungen, Schweiße. Fieber septisch oder hektisch, Schweiße klebrig. Schleimhäute bläulich, brennen, stechen, Sekrete zäh und schwerlöslich, blutig. Haut sehr empfindlich gegen Berührung, besonders am Halse. Petechien, Purpura. Schlaflosigkeit nachts: „schläft sich in die Verschlimmerung hinein".
Schwindel mit Kopfkongestion, besonders bei Schließen der Augen. Kopfschmerz, speziell links über dem Auge. Kopfschmerz vom Nacken zum Scheitel, periodisch auftretend. Delirien, Wahnideen. Gedächtnisschwäche; Zittern, Schwinden der Sinne.
Rheumatoide und neuralgische Schmerzen. Lähmungen. Sehschwäche nach Diphtherie. Ohr überempfindlich gegen Geräusch. Sekrete blutig, eitrig, stinkend. Konstriktio am Herzen, Erstickungsgefühl, Wallungen. Stirnkopfweh, besser bei Sekretion.
Atemnot früh beim Erwachen, Schleimansammlungen auf der Brust. Husten kurz und trocken; asthmatische Zustände mit Angst. Aushusten von reichlich Schleim erleichtert alle Beschwerden. Geschmack abscheulich, Foetor ex ore; Zunge trocken, erdbeerfarbig. Zahnfleisch livid, geschwürig, Speichelfluß übelriechend. Halsbeläge schmierig, stinkend, mehr links; Rachen infiltriert. Knäuelgefühl im Rachen. Erträgt nichts um den Hals. Magenkrampf. Speiseerbrechen. Durchfälle blutig, schleimig, Darmblutungen. Afterknoten klopfend, brennend. Tenesmus.
Urin eiweißhaltig, blutig. Harnzwang. Uterus sehr empfindlich bei Berührung und Druck, entzündet. Zahlreiche klimakterische Beschwerden. Besser, wenn Blutung erscheint.
Verschlimmerung nach dem Schlafen, bei Sommerhitze, in Ruhe. Verschlimmerung bei ausbleibenden Sekretionen, im Frühjahr. Besserung im Freien während der Menses. Linksseitige Wirkung ist ausgesprochen und die Beengung am Halse.
Indikationen: Folgen von Gram und Kummer, von Alkoholismus, von Lues und Quecksilbermißbrauch. Kachexie nach Lues und

Malaria. Sepsis aller Art. Hämorrhagische Diathesen. Schlimm verlaufende Infektionskrankheiten aller Art mit drohender Erschöpfung des Gehirns und Herzens. Neigung zu Gangrän; Ulcera cruris; Furunkel. Phlegmonen. Erysipel mit Typhoid. Thrombophlebitis (überquaddeln mit D12 bewährt).
Kupfernase. Kopfschmerz chronisch. Folgen von Sonnenstich. Delirium tremens. Psychosen. Epilepsie. Lähmungen. Otitis media, Herzleiden aller Art. Stockschnupfen. Asthma. Lungenabszeß. Globus hystericus. Obstipation. Basedow. D8–30.

Lapis albus – Calcium silico-fluroricum
Urgestein aus dem Achetal bei Gastein
(Tabletten)

Struma, besonders fibröse und harte. Skrofulose.
Vergleichsmittel: Silicea. D6 Tabl.

Ledum palustre – Sumpfporst
(Tinktur, A.-G. 1/10, Dilutionen)

Nordische Moorpflanze, dem Rosmarin ähnlich. Wirkt berauschend auf weidendes Vieh. Von Hahnemann gerühmt bei Keuchhusten und Engbrüstigkeit sowie bei Grippefolgen.
Mattigkeit, Schläfrigkeit, Ödemneigung. Rheumatische Schmerzen stechend, reißend, brennend in Bettwärme. Neigung zu liegen, sich zu dehnen und strecken. Schmerzen mehr an den kleinen Gelenken, von unten nach oben gehend. Gelenke geschwollen und heiß, weniger rot, eher blaß. Tophi. Verschlimmerung der Schmerzen nachts in Bettwärme, bei Ruhe, durch Wein. Besserung ausgesprochen durch Kälte, Kaltbaden, bei kaltem Wetter, obwohl stets frostig. Blutungen aus Nase, Lungen, Darm bei Trinkern und Gichtikern. Sugillationen und Blutgeschwülste nach Traumen; blaues Auge. Haut juckend, brennend, ödematös, Aknepusteln. Betäubungszustand, wie trunken, Schwindel. Nasenbluten und Bluthusten hellrot. Asthmatische Zustände. Gekreuzte Beschwerden: linkes Schulter- und rechtes Hüftgelenk.
Indikationen: Konstitution rheumatisch-gichtisch. Gelenkrheuma an den kleinen Gelenken; Gichttophi. Lumbago; Fersen- und Fußsohlenschmerz. Folgen von Stichwunden und Insektenstichen

und von Kontusionen. Blutungen bei Trinkern und Gichtischen; Hämoptoe und Nasenbluten. Asthma und Gastritis der Trinker.
Vergleichsmittel: Arnica, Bellis perennis, Hamamelis, Ruta graveolens. D2–12.

Lilium tigrinum – Tigerlilie
(Essenz, A.-G. 1/2, Dilutionen)

Altes chinesisches Heilmittel, in unseren Gärten heimische prächtige Lilie. Geschätztes Frauenmittel.
Verzweifelte, ängstliche Jungfern, zahlreiche Reflexsymptome von seiten des Uterus und der Ovarien. Ständig mit sexuellen Gedanken und sexuellem Verlangen beschäftigt, muß sich durch Arbeit ablenken.
Blutstauungen überall mit Pulsieren der Gefäße.
Schwindel und Schwarzwerden vor den Augen; Migräne. Augen kongestiv, lichtempfindlich, Sehstörungen von Blutandrang. Herzklopfen, -flattern, -zittern und Druck am Herzen. Herz wie von einer Hand gepackt; Gefühl einer Kugel in der Brust. Brustoppression, Gefühl der Kälte daselbst. Ruhrartige Durchfälle früh aus dem Bett treibend. Sehr häufiger Harndrang, zugleich mit Stuhldrang und Durchfall.
Geschlechtstrieb erregt. Pressen und Drängen vom Leib zur Vagina wie durch einen Trichter. Scharfe, schießende Schmerzen von Ileum zu Ileum. Regel verstärkt oder fließt nur durch Herumgehen. Fluor wäßrig und scharf (Trichomonas).
Indikationen: Blutstauungen überall mit Kopfweh, Augenstörungen, Herzklopfen, Atemnot. Durchfälle; Hämorrhoiden. Harndrang.
Vergleichsmittel: Cactus, Helonias dioica, Platinum, Sepia. D3–12.

Lithium carbonicum – Kohlensaures Lithium
Lithiumcarbonat
(Tabletten – Dilutionen)

Glieder schmerzhaft, steif, lähmig, Bewegung bessert. Tophi. Kopfschmerz, besser durch Essen. Herzschmerzen, -klopfen, -zittern, besser nach Harnlassen. Gelenke, besonders die kleinen, gerötet und geschwollen, schmerzhaft und steif. Harn dunkel, scharf, streng riechend, mit rotem Sand und Grieß.

Indikationen: Harnsaure Diathese, Rheuma und Gicht. Neigung der Gicht, auf das Herz zu gehen. Pyelitis, Zystitis mit Dysurie.
Vergleichsmittel: Lycopodium, Calcium carbonicum, Acidum benzoicum. D3 Tabl. und höher.

Lobelia inflata – Indianischer Tabak

(Essenz, A.-G. 1/3, Dilutionen)

Stammpflanze des Lobelin, bei den Indianern als Asthmamittel gebraucht.
Ein Vagusreizmittel, erregt Übelkeit, Erbrechen, Dyspepsie. Gastrischer Kopfschmerz. Kreuz sehr druckempfindlich. Steißbeinschmerz, kann nicht die leiseste Berührung vertragen. Zusammenschnüren der Brust, Atemnot, Ringen nach Luft. Krampf- und Keuchhusten mit Übelkeit und Würgen. Hinsein und Schwäche im Epigastrium; Magen wie ein Klumpen. Harn reich an Uraten. Zusammenschnüren und Schweregefühl des weiblichen Genitalapparates.
Indikationen: Vagusreizung mit Zusammenschnüren in Schlund, Hals, Magen, Unterleib. Asthma bronchiale. Nausea; Hyperemesis; Magenkrampf; Singultus. Spastische Harnröhrenstriktur.
Vergleichsmittel: Arsenicum album, Tabacum, Antimonium tartaricum. D3 und höher.

Lycopodium clavatum – Bärlappsamen

(Tinktur, A.-G. 1/10, Dilutionen)

Wichtiges, zuverlässiges Mittel von weitem Wirkungskreis besonders auf Nieren, Blase und Magen-Darm-Kanal.
Der Lycopodiumkranke ist hager, welk, trocken, voll von Gasen. Reizbar, herrisch, kann keinen Widerspruch ertragen, sieht älter aus, ergraut früher. Abmagerung trotz Vielessens und Heißhunger. Glieder steif und rheumatische Schmerzen, schlimmer in Ruhe und Wärme. Schleichende Leiden; magerer Oberkörper, Bauch und Beine dick. Allgemeine Frostigkeit; Varikositäten.
Haut trocken, fleckig, gelblich. Flechten brennend, juckend, Neigung zu Eiterung und Geschwüren. Schweiße nach Zwiebel riechend. Gedächtnis- und Verstandesschwäche; leichtes Versprechen. Kopfweh chronisch nach Geistesarbeit, in Wärme. Brennen, wie

von glühenden Kohlen zwischen den Schulterblättern. Kreuzweh, als wolle es brechen, und Rückensteifigkeit. Bindehaut des Auges wie wund; Trübsichtigkeit.
Nase gelb-grün sezernierend, verstopft. Nasenflügelatmen. Rasseln über der Lunge. Husten hart, schlimmer 16–20 Uhr; Kalttrinken bessert. Auswurf gelb-grün, salzig, reichlich. Geschmack sauer oder bitter; Zunge trocken, rot, rissig. Mandeln rechts geschwollen, eiternd. Heißhunger, aber satt und voll nach wenig Bissen. Blähsucht, besonders Unterbauch, Sodbrennen, Verlangen nach Süßem. Schlaf nach Essen. Obstipation hartnäckig, Stuhl trocken, nachher Gefühl, als sei eine Masse Stuhl zurückgeblieben, und Afterkrampf. Flatulenz mit Kollern und Rumpeln, Drängen nach oben. Afterknoten stark blutend, juckend und Aftervorfall.
Lebergegend empfindlich. Gelbsucht, Hypochondrische Stimmung; Aszites; Milzschwellung. Knocheneiterungen. Fisteln. Harn trübe, übelriechend mit Sand und Grieß. Harnentleerung mühsam unter Pressen oder mit Schneiden. Pollutionen nachts, Ejaculatio praecox; Impotenz bei Libido. Regel stark, lang, zu früh. Beschwerden rechts oder gehen von rechts nach links.
Verschlimmerung 16–20 Uhr; in Ruhe und Wärme. Besserung bei fortgesetzter Bewegung und in frischer Luft.
Indikationen: Psora; Lithämie, Rheuma, Gicht, Tophi; Harn- und Gallensteine. Schleichende Leiden; Drüsenverhärtungen. Varizen und Ulcera cruris; Flechten. Diabetes. Stockschnupfen; Bronchitis chronica; Tonsillitis chronica und abszedens; Dyspepsia acida und flatulenta; chronischer Magenkatarrh der Trinker; habituelle Obstipation, Hämorrhoiden. Hepatitis, Zirrhose, Aszites; Pfortaderstauungen. Zystitis. Enuresis.
Vergleichsmittel: Bryonia, Alumina, Nux vomica, Natrium muriaticum, Hydrastis canadensis. D3–30.

Lycopus virginicus – Wolfsfuß
(Essenz, A.-G. 1/3, Dilutionen)

Ungiftiges amerikanisches Herztonikum, besonders bei Hyperthyreose mit Tachykardie.
Herzklopfen und -stiche bei rechter Seitenlage und Bewegung. Stürmische Herzaktion mit Zusammenschnüren in der Herzgegend. Puls schwach, aussetzend; Herzschwäche mit Angst. Kom-

pensationsstörungen; Hydrops. Herzhypertrophie nach Überanstrengung. Neigung zu Hämoptoe bei Herzfehler.
Vergleichsmittel: Crataegus oxyacantha, Helleborus niger, Spongia tosta, Arsenicum album. ∅-D2.

Magnesium carbonicum – Basisches Magnesiumcarbonat
(Tabletten – Dilutionen)

Bekannt ist der Antagonismus zwischen Magnesium und Kalzium. Heruntergekommene, elende, ungeliebte Kinder mit trockener Haut und Frühschweißen. Zahnungsbeschwerden mit Krämpfen und Aphthen im Munde. Plötzliche brennende, reißende, zuckende Schmerzen an Muskeln und Nerven. Reizbare, ängstliche, zitterige Kinder und Frauen mit Schlaflosigkeit, Krampfbereitschaft, hysterischen Anfällen vor der Regel. Blitzartige Schmerzen längs der Nerven, nachts, zum Herumgehen zwingend. Nächtliche bohrende Zahnschmerzen. Magen ist empfindlich; Milch macht Schmerz und wird erbrochen. Saures Aufstoßen und Erbrechen. Widerwillen gegen Fleisch und Milch. Verlangen nach Brot. Durchfälle grün, sauer; das ganze Kind riecht sauer. Vor der Regel: Zahnweh, Kopfweh, Schlaflosigkeit, Angina usw. Regel zu früh, pechartig, dunkel, nur nachts fließend. Krämpfe vor Eintritt der Regel, nachher Fluor wäßrig.
Indikationen: Neurasthenie und Hysterie, Muskelrheuma, besonders am rechten Deltamuskel; Neuralgien, Zahnschmerz nachts. Chronische Entzündung des Rachenringes; Hypertonie; Dyspepsia acida, akuter und chronischer Magen-Darm-Katarrh der Kinder. D3–30.

Magnesium muriaticum – Magnesiumchlorid
(A.-G. der Lösung 1/10, Tabletten – Dilutionen)

Neben Kochsalz Hauptbestandteil des Meerwassers. Hahnemann führt die antiskrofulöse Wirkung seines äußerlichen Gebrauchs vor allem auf $MgCl_2$ zurück. In der amerikanischen Homöopathie geschätzt gegen die üblen Folgen übertriebener Seebäder.
Chronische Leberaffektionen bei lange unterleibskranken Frauen. Kann die Beine nicht ruhighalten, muß sie stets bewegen. Herzklopfen nervöser Art mit Unruhe, schlimmer in Ruhe. Kopf-

schmerzen klopfend, besser durch Druck und Festbinden. Erträgt keine Milch. Tympanie mit Herzklopfen. Stuhl wie Schafkot, verlangt heftiges Pressen. Leber vergrößert und hart, rechte Seitenlage unmöglich. Zunge schlaff, gelb belegt, zeigt die Zahneindrücke. Ikterus und Gallensteinkrankheit mit Kopfschmerz. Harn geht mühsam, muß pressen, um Harn zu entleeren. Regel schwarz, pechartig, klumpig, häufig mit Krämpfen. Fluor dickschleimig vor der Regel mit Kreuzschmerzen. Verschlimmerung nachts in der Ruhe, Besserung bei Bewegung, im Freien.
Indikationen: Neuropathie; hysterische Beschwerden, Ohnmachtsanwandlungen. Lebermittel mit Verstopfung und Unterleibsstauungen; Gallensteine. Colitis mucosa, Prostatahyperplasie.
Vergleichsmittel: Natrium muriaticum, Pulsatilla, Sepia, Thalattin. D3–12.

Magnesium phosphoricum – Zweibasisches Magnesiumphosphat
(Tabletten – Dilutionen)

Schüsslers bewährtes Neuralgie- und Krampfmittel.
Krampfige, neuralgische Schmerzen; blitzartig, schießend. Schmerzen anfallweise, oft jede Nacht kommend, die Stelle wechselnd. Koliken zum Zusammenkrümmen nötigend. Muskelzuckungen. Verschlimmerung durch leise Berührung (Druck bessert aber), nachts, Kälte. Besserung durch feuchte Wärme, Zusammenkrümmen.
Indikationen: Neuralgien; Krämpfe aller Art. Asthma nervosum. Angina pectoris et abdominalis, Magenkrampf; Singultus. Darm-, Gallen-, Nierenkoliken. Chorea. Nabelkoliken der Kinder (bewährt). Enuresis nocturna nach Katheterisieren.
Vergleichsmittel: Colocynthis, Kalium phosphoricum, Zincum. D3–12.

Manganum aceticum – Essigsaures Mangan
(A.-G. der Lösung 1/10, Tabletten – Dilutionen)

Naher Verwandter des Eisens. Die gewerbliche chronische Braunsteinvergiftung ergibt Bilder von Parkinsonismus und multipler Sklerose. Unwillkürliches Lachen, Weinen, Propulsion, stark gesteigerte Reflexe. Kranke mit paralytischen Symptomen. Für Sän-

ger und Redner, stetes Räuspern, große Schleimansammlung, Tubenkatarrhe.
Vergleichsmittel: Sulfur, Rhus toxicodendron, Argentum nitricum. D3–12.

Melilotus – Steinklee
(Essenz, A.-G. 1/3, Dilutionen)

Cumarinhaltig, getrocknet stark riechend, daher „Mottenklee". Kongestive Kopfschmerzen mit glühender Gesichtsrötung. Besserung durch Nasenbluten. Folgen von Sonnenhitze und Sonnenstich. Migräne. Morbus Werlhof.
Vergleichsmittel: Belladonna, Glonoinum. ∅–D2 und höher.

Mephitis putorius – Stinktiersaft
(A.-G. der Lösung 1/100, Dilutionen)

Der unerträglich, erstickend stinkende Afterdrüsensaft des Skunks ist hochverdünnt ein gutes Keuchhustenmittel.
Geschwätzig. Nervöse Erschöpfung nach schweren Krankheiten. Schlaflos, nervös, aber kurzer Schlaf erquickt sehr. Eiskaltes Wasser angenehm empfunden. Keuch- und Krampfhusten mit Erstickungsanfällen beim Einatmen. Verschlimmerung nachts, beim Liegen.
Indikationen: Nervosität und Neurasthenie. Rekonvaleszenzmittel. Schlaflosigkeit aus Schwäche. Husten mit Erbrechen, schlimmer nachts. D3–12.

Mercurius – Hydrargyrum
Quecksilber
(Tabletten – Dilutionen)

Hauptwirkung auf das Lymphsystem. Hellhaarige Menschen mit sukkulenter Haut. Alle Mercurialbeschwerden sind schlimmer nachts, von Bettwärme, von feuchtkaltem Wetter, während des Schweißes. Neigung zu entzündlicher Schwellung und Eiterbildung. Schwäche und Zittern bis zu klonischen Konvulsionen.
Unruhig, ängstlich, schlaflos mit Blutwallungen, lebensüberdrüssig. Gliederreißen und Steifigkeit im Nacken, bei Nässe und Kälte.

Schweiße anhaltend und leicht auftretend, besonders nachts ohne Erleichterung. Fieber katarrhalisch, rheumatisch, infektiös. Schleimhäute erkältlich, rot, geschwollen. Sekrete zuerst scharf und dünn, später dicker und milder. Geschwüre mit speckigem Grunde, schlecht granulierend, Lymphknotenschwellung, Neigung zu Vereiterung oder Verhärtung.
Haut feucht, übelriechend. Flechten nässend. Papeln, Pusteln, Bläschen, besonders an der Haargrenze. Kopfschmerz und Schwindel mit Wallungen, wie ein Reif um den Kopf. Gedächtnisschwäche, erschwertes Denken, Selbstmordideen. Neuralgische Schmerzen nachts, Zittern und Rucken durch den Körper.
Augen entzündet, Tränenfluß, lichtempfindlich. Ohrenstiche, schwerhörig, Eiterausfluß auch übelriechend. Nase rot und geschwollen mit Brennen, Sekrete wie oben, Geschwüre. Heiserkeit, rauhe Stimme, Kehlkopf wie wund beim Reden und Singen. Brust rechts unten Stiche beim Husten und Tiefatmen. Husten trocken und erschütternd, besonders bei rechter Seitenlage.
Zunge weiß, schlaff, mit Zahneindrücken. Geschmack metallisch. Speichelfluß. Zahnfleisch schwammig, blutend, geschwürig. Zähne wackeln, Zahnkrone kariös, Wurzel intakt. Zahnschmerz reißend nachts und bei Kälte. Foetor ex ore, sehr stark. Halsweh stechend, brennend mit Schlingbeschwerden. Belag grauweiß. Drüsenschwellung. Magenbrennen mit viel Durst. Durchfälle schleimig, blutig. Tenesmus nachher und Gefühl von Niefertigsein. Leber empfindlich, kann nicht rechts liegen. Ikterus.
Knochenschmerz nachts, in Bettwärme, bei Wetterwechsel. Gelenke rot, geschwollen, schmerzhaft mit Fieber und Wallungen. Urin trüb, eitrig, blutig. Harnzwang, Urin geht nur tropfenweise. Harnröhre brennt, geschwollen, Vorhaut rot und entzündet. Harnröhrensekretion schleimig, eitrig, grün. Geschwüre an den Genitalien, hartnäckig. Scheide rot und geschwollen. Fluor eitrig. Regel sehr stark, früh, lange, mit Brennschmerz und Wundsein.
Empfindlichkeit allgemein gegen Kälte; Besserung morgens, in der Ruhe.

Indikationen: Harnsaure Diathese, Rheuma; Fettsucht. Drüsenschwellungen und -eiterungen. Ekzeme, Hautgeschwüre; Phlegmonen; Haar- und Nägelausfallen. Melancholie; Psychosen; Schüttellähmung. Konjunktivitis, Keratitis, Iritis. Otitis media. Ozäna, Nebenhöhlenkatarrhe. Pleuritis sicca rechts unten. Zahnkaries, Stomatitis, Angina, Wurmleiden. Gallensteinkrankheit. Periostitis,

Gelenkrheumatismus, Nephritis, Zystitis. Peritonsillarabszeß: 1 Amp. Mercurius vivus D30 i.v. (bewährt, nach Deichmann).
Vergleichsmittel: Mezereum, Phosphorus, Kalium chloricum.
Antidote: Hepar sulfuris calcareum, Aurum. D3–12 und höher.
1. **Mercurius sublimatus corrosivus** (Sublimat). Akutestes Präparat, Dysenterie, Kolitis, Peritonitis. D6 dil. und höher.
2. **Mercurius dulcis** (Calomel). Mildes Präparat, für Gallenaffektionen bevorzugt. D4 Tabl. und höher.
Tubenkatarrh.
3. **Mercurius jodatus** besonders bei Anginen D4 Tabl. und höher.
4. **Cinnabaris** (Zinnober, HgS) bei Sinusitis front. bewährt. D4 Tabl.

Mezereum – Seidelbast
(Essenz, A.-G. 1/3, Dilutionen)

Bekannter kleiner, im Januar bis März in unseren Laubwäldern blühender Strauch. Die zart rosaroten Blüten sind wohlriechend, die Beeren giftig, die Rinde wirkt blasenziehend.
Vielerlei Schmerzen mit Frostigkeit. Neuralgische Schmerzen nachts, bei Nässe und Kälte, bei Bewegung. Schleimhäute wie wund, trocken und voll Bläschen. Hautjucken, durch Kratzen schlechter werdend und die Stelle wechselnd. Bläschen juckend, nässend und Krusten bildend. Flechten, Pusteln eiternd; heftiges Altersjucken. Zucken und Lähmigkeit der Glieder; Taubheitsgefühl.
Auge wie zu groß, Trockenheits- und Kältegefühl; Sehstörungen. Gefühl, als stehe das Ohr offen und es blase kalter Wind hinein. Brust krampfartig zusammengeschnürt; Schmerz der Brustwand. Im Mund Bläschen und Geschwüre. Zahnschmerz kariös (Wurzeln zerfallen, Krone intakt) oder rheumatisch. Speichelfluß und Schlingbeschwerden. Magen brennt, Aufstoßen, Brechwürgen. Afterschließmuskelkrampf nach dem Stuhl. Knochenschmerzen nachts am Schädel oder an der Tibia. Knochenhaut geschwollen und empfindlich bei Berührung, Kälte nachts. Ätzender Fluor.
Indikationen: Konstitution psorisch, rheumatisch, Ekzeme, juckende Hautausschläge, Pruritus senilis, Impetigo, Herpes zoster mit Neuralgien. Zahnschmerz, Infraorbitalneuralgie, Ziliarneuralgie; Ischias. Konjunktivitis. Krämpfe der Brustmuskeln bei Interkostalneuralgie.

Vergleichsmittel: Rhus toxicodendron, Mercurius, Phytolacca decandra, Guajacum. D6–30.

Moschus – Sekret des Moschushirsches

(A.-G. $^{1}/_{100}$, Dilutionen – Tabletten)

Das Sekret, aus dem präputialen Drüsenbeutel des Moschushirsches, kommt aus China zu uns.
Krampfstillend und belebend bei Hysterie, Katalepsie, Neigung zu Ohnmachten.
Hirnerregung mit Schlaflosigkeit, Lach- und Weinkrämpfe. Kopfweh nervös, pressend, mit reichlich hellem Harnabgang. Krämpfe allgemein mit Steifigkeit der Glieder, dabei Fingerbewegungen. Herzklopfen mit Wallungen zum Kopfe. Brust wie umschnürt, Atemnot; Knödelgefühl im Halse. Ekel vor Essen, Erbrechen. Geschlechtstrieb erhöht, starke Menses, Regelkrämpfe vor der Blutung.
Indikationen: Hysterie mit Krampfneigung und Ohnmachtsanwandlungen. Nervöse Schlaflosigkeit.
Vergleichsmittel: Asa foetida, Nux moschata, Valeriana, Ignatia, Ambra, Castor equi. D1–3 und höher.

Murex purpurea – Purpurschneckensaft

(Tabletten – Dilutionen)

Meeresschnecke der Adria.
Unersättlicher Geschlechtstrieb der Frauen; Nymphomanie. Jede Berührung reizt zum Koitus. Regel sehr stark, dabei Stechen und Abwärtsdrängen. Fluor dick, gelb; Unterleibsstauungen. Wundheitsschmerz im Uterus. Blutstauungen im Kopfe mit Benommenheit.
Vergleichsmittel: Platinum, Lilium tigrinum, Sepia. D3–30.

Myristica sebifera – Baumrindensaft

(Tinktur, A.-G. $^{1}/_{10}$, Dilutionen)

Der Talg-Muskatnußbaum ist in Brasilien heimisch und hat sich in der homöopathischen Schule bewährt als Antiseptikum.

Beginnende Eiterungen an Drüsen und Unterhautzellgewebe, fördert sehr die rasche Reifung und den spontanen Durchbruch des Abszesses. Geschwüre an Haut und Schleimhäuten. Panaritium; Phlegmonen. Dosis D2–3.

Naja tripudians – Brillenschlangengift

(A.-G. der Lösung 1/100, Dilutionen)

Das Gift der indischen Kobra wirkt zum Unterschied von Lachesis und Crotalus mehr auf Kreislauf und Herz.
Trübe, melancholische Stimmung mit Selbstmordgedanken. Kopfschmerz linksseitig vom Auge gegen Hinterkopf mit Nausea. Klumpengefühl im Halse. Atembeengung. Heiserkeit, Kitzelhusten bei Herzkranken.
Herz erregt, sichtbare Pulsationen, hörbares Herzklopfen. Herzschmerzen heftig, besonders bei Bewegung. Angst, Beklemmung. Puls beschleunigt, klein, fadenförmig; drohender Kollaps. Zunge gelb-weiß, trocken, Foetor ex ore, großer Durst. Übelkeit, Brechreiz, Magen sehr druckempfindlich; Aufstoßen. Eierstock links sehr empfindlich mit Schmerz bei Husten.
Indikationen: Drohender Kollaps von Herzschwäche. Herzfehler akut und chronisch mit Kompensationsstörungen. Myokardschäden nach Infektionskrankheiten. Bei Herzinfarkt sofort 1 Amp. *Naja* D10 i. v., danach Klinikeinweisung. Verhütet Ausbreitung des Infarktes und kürzt den Verlauf ab.
Vergleichsmittel: Echinacea angustifolia, Lachesis, Crotalus horridus, Spigelia. D8–30.

Naphthalinum – Destillat aus Steinkohlenteer

(A.-G. der Lösung 1/10, Tabletten – Dilutionen)

Trockener Krampfhusten bei Kindern und alten Leuten. Hustenanfälle sehr lange andauernd mit großer Atemnot. Bronchitis sicca mit Lungenemphysem; Giemen und Pfeifen. Schmerzen in Blase und Harnröhre, Harndrang, Ödem des Präputium. Nephritis. Augenlidentzündungen. Katarakta. Glaskörpertrübungen.
Vergleichsmittel: Coccus cacti, Drosera, Corallium rubrum. D3–12.

Natrium carbonicum – Kohlensaures Natrium
Man vergleiche Natrium muriaticum, das sehr ähnliche Symptome hat.
(A.-G. der Lösung 1/10, Tabletten – Dilutionen)

Große Schwäche durch Sommerhitze. Folgen von Sonnenstich. Kopfschmerzen durch geistige Anstrengung, Sonne oder Arbeiten bei künstlichem Licht. Nasenrachenkatarrh mit reichlicher Absonderung von dickem Schleim. Dyspeptische Beschwerden durch den geringsten Diätfehler, besonders von Gemüse, Milch, Mehlspeisen. Alte, empfindliche Dyspeptiker mit ständigem Aufstoßen, Magensäure, Rheumatismus, mit „Kachexia alkalina" nach chronischem Mißbrauch des natronhaltigen Bullrichsalzes. Unverträglichkeit von Sonnenhitze.
Schlafsucht am Tage, große Mattigkeit, besonders nach dem Essen. Leib voller Blähungen. Milch wird schlecht vertragen, macht Durchfall oder Verstopfung. Nervöse Erregung, Hypochondrie. Musik ist unverträglich. Verschlimmerung vor Gewittern. Besserung nach beendigter Magenverdauung und bei Bewegung.
Indikationen: Neuropathie, chronisches Kopfweh, Hypochondrie, Witterungsneurosen, Rheuma. Venöse Stauung im Abdomen; Plethora. Chronische trockene Katarrhe. Nervöse und saure Dyspepsie, Flatulenz, Darmkatarrhe. D3–D30.

Natrium muriaticum – Natrium chloratum
Kochsalz
(A.-G. der Lösung 1/10, Tabletten – Dilutionen)

Obwohl Bestandteil der täglichen Nahrung, zeigt Kochsalz doch bei labilem Gleichgewicht des Natrium- und Chlorstoffwechsels tiefgehende Arzneiwirkungen. Bekannt ist die Wirkung der Kochsalzquellen, das Kochsalzfieber, die Umstimmung durch salzfreie Diät.
Kinder: verschlossen, leiden unter Streit zwischen den Eltern. Traurig, niedergeschlagen, weinerlich; gereizt auf Zuspruch, nachtragend. Pulsationen von Blutarmut, Wallungen; meist aber frostig. Schweiße nachts mit allgemeiner Besserung, besonders des Kopfwehs. Schleimhäute trocken, brennend, heftiger Durst. Sekretionen scharf, ätzend; Speichelfluß, Rhagaden, Wundsein und Geschwüre, wo Haut und Schleimhaut zusammenstoßen.

Haut trocken, welk, gelblich, wie schmutzig. Abmagerung. Flechten schuppend und nässend; Akne und Komedonen. Bläschen an den Lippen. Juckende Quaddelausschläge.
Kopfschmerz hämmernd in der Stirn; anfallweise und chronisch, schlimmer morgens. Kopfweh halbseitig mit Schwach- und Halbsichtigkeit, periodisch. Schulkopfschmerz. Lähmige Schwäche der Wirbelsäule. Rücken empfindlich bei Berührung, Druck bessert; Kreuzweh.
Bindehaut trocken, wie Sand. Tränen scharf und viel beim Husten. Herzklopfen und -flattern. Puls aussetzend. Nasensekret wäßrig, scharf mit heftigem Niesen. Geruchs- und Geschmacksverlust; Stockschnupfen; Bronchien trocken und wie wund, Kitzelhusten. Zunge und Lippen wie taub, Brennen der Zungenspitze. Zunge rein. Bitterer Geschmack, Durst, Appetitlosigkeit oder Heißhunger, Sodbrennen. Abneigung gegen Schwarzbrot, Verlangen nach Salz und Pikantem. Stuhl trockene Brocken, Trockenheit im Mastdarm. Afterrisse. Durchfälle langwierig mit Abmagerung. Urin vermehrt; Brennen der Harnröhre; unfreiwilliger Harnabgang beim Husten. Geschlechtstrieb der Männer erhöht, aber ohne Kraft. Scheide trocken, empfindlich. Regel zu spät, aussetzend, immer schwach. Fluor wäßrig, scharf. Vorfall. Schmerz bei Beischlaf und Abneigung dagegen. Unverträglichkeit von Sonnenhitze, Basedowoid, Periodizität. Verschlimmerung von 10–11 Uhr, am Meer, durch Hitze. Besserung an der frischen Luft, durch kaltes Baden, in rechter Seitenlage. Wird ergänzt durch *Apis*, gut gefolgt von *Sepia* und *Thuja*.
Indikationen: Abmagerung, harnsaure Diathese, rheumatische Schmerzen bei naßkaltem Wetter. Anämie mit Schwäche, Herzklopfen und Kopfschmerz. Marasmus nach Blut- und Säfteverlusten. Schweiße aus Schwäche; Rekonvaleszenz. Folgen von Malaria und Chininmißbrauch. Basedow. Neuralgien. Ekzeme an Gelenkbeugen. Herpes labialis, Urtikaria.
Migräne. Blepharitis, Konjunktivitis, Katarakt. Chronische Bronchialkatarrhe und Asthma der Alten. Stomatitis. Dyspepsia acida; Ulcus ventriculi; habituelle Obstipation. Chronische Blasenkatarrhe mit Inkontinenz.
Vergleichsmittel: Apis, Ignatia, Sepia.
Antidote: Arsenicum album, Phosphorus, Conium. D3–6 Tabl., D12–30 dil.

Natrium nitricum - Chilesalpeter
(A.-G. der Lösung 1/10, Tabletten - Dilutionen)

Das Fieber- und Entzündungsmittel Rademachers. Neigung zu Blutungen, Wallungen, Gefäßkrämpfen. Bewährt bei Neigung zu Nasenbluten in der Entwicklung. Grippe, Zahnwurzelentzündungen. D3.

Natrium phosphoricum -
Zweibasisches Natriumphosphat
(A.-G. der Lösung 1/10, Tabletten - Dilutionen)

Saure Dyspepsie nach Fettgenuß, nach Milch-, Zuckerüberernährung. Saurer Geschmack, Sodbrennen, Magenschmerz. Saures Erbrechen und ebensolche Durchfälle mit Blähsucht und Kolik. Harnsaure Diathese, Sand und Grieß im Harn. Krachen der Gelenke. D6.

Natrium sulfuricum - Schwefelsaures Natrium
Glaubersalz
(A.-G. der Lösung 1/10, Tabletten - Dilutionen)

Hauptbestandteil des Karlsbader Wassers. Stoffwechselstörungen von der Leber aus. Trias: Fettsucht, Diabetes, Gicht.
Musik macht traurig. Melancholische, reizbare Stimmung, bis zu Selbstmordgedanken. Gelenkschmerzen stechend und schießend, besonders an der Hüfte links, bei Nässe und Nebel. Fieberanfälle in feuchtem Klima oder feuchter Wohnung; ebenso Asthma. Schmerz links unter den Rippen. Husten locker, aber sehr schmerzhaft. Dicker, grüner, schmerzloser Ausfluß aus der Harnröhre. Feigwarzen. Leber geschwollen, wie schwer, und schmerzt bei linker Seitenlage. Bitterer Geschmack; Ikterus. Durchfälle gallig, früh aus dem Bett treibend, auch am Tage, mit Obstipation wechselnd. Gallenstauungen. Besserung im allgemeinen bei trockenem, warmem Wetter.
Indikationen: Hydrogenoide Konstitution. Kinderasthma. Üble Folgen feuchten Klimas, feuchter Wohnung. Gallensteinkrankheit; Duodenalkatarrh. Diabetes; Wurmleiden, Pankreasleiden.
Vergleichsmittel: Sulfur, Mercurius, Thuja occidentalis. D6–30.

Nux moschata – Muskatnuß

(Tinktur, A.-G. 1/10, Dilutionen)

Rasch wechselnde Stimmung. Große Trockenheit von Haut und Schleimhäuten, kann kaum schwitzen. Neigung zu Ohnmachten, unwiderstehliche Schläfrigkeit, Trommelbauch. Urin brennend und scharf mit Schneiden in der Harnröhre; Harnzwang. Nieren- und Blasenblutungen. Zahnweh besonders der Schwangeren nachts, Wärme verschlimmert. Nervöse Erschöpfung, Krampfneigung. Kopf benommen, wie betäubt; Taumeln, wie im Rausch. Lebt wie im Traum. Alles scheint fremd, selbst bekannte Wege. Gedächtnis schwach, gibt falsche Antworten, geistig wie abwesend. Krämpfe vor und bei der Regel. Schlingbeschwerden; Geschmack sauer. Heißhunger und Ekel beim Denken an Speisen. Zunge klebt am Gaumen. Durstlosigkeit trotz trockener Mundschleimhaut. Bauch aufgetrieben und unbehaglich; große Magenschwäche. Regel unregelmäßig, meist stark, dunkel, klumpig, mit Krämpfen.
Indikationen: Hysterie, Hypochondrie, Neurasthenie. Störungen des Intellektes. Lach- und Weinkrämpfe. Ohnmachten mit Tympanie. Magenkatarrh und nervöse Dyspepsie. Sommer- und Zahnungsdurchfälle.
Vergleichsmittel: Nux vomica, Asa foetida, Ignatia. D1–6.

Nux vomica – Brechnuß

(Tinktur, A.-G. 1/10, Dilutionen)

Die strychninhaltigen Krähenaugen liefern eines der bekanntesten homöopathischen Mittel, das gern zu Beginn einer Kur gegeben wird, um nach vorhergehenden starken Medikamenten ein neues Gleichgewicht der Kräfte herzustellen.
Der Nux-Kranke ist mager, lebhaft, nervös, reizbar, hat meist vorwiegend geistige Arbeit und sitzende Lebensweise, ist Freund aller Stimulantien und ihren Folgen unterworfen. Oft ist er an Laxantien gewöhnt. Hypochondrie, Dyspepsien, Pfortaderstauungen.
Scheu vor frischer Luft, vor Abdecken, Neigung zu Frösteln. Muskeln steif und krampfig, Gelenke früh schmerzhaft und steif. Kreuz wie gebrochen, schlimmer im Sitzen und nachts, nach Erkältungen. Herzklopfen, Wallungen zum Kopfe und Neigung zu Nasenbluten. Fieber akut nach Erkältungen mit Brennen am ganzen Körper bei rotem, heißem Gesicht, will trotz Fieberhitze warm bedeckt sein.

Haut empfindlich gegen Berührung und kalte Luft; brennend abends.
Schlaflosigkeit infolge von Lebhaftigkeit und Ängstlichkeit ab 4 Uhr früh. Schwindel. Kopfschmerz dumpf, betäubend. Krämpfe tonisch im Gesicht, Nacken, Rücken, Gliedern. Müdigkeit geistig und körperlich, Unlust zu jeder Arbeit. Glieder taub, kribbelnd, wie eingeschlafen. Gürtelgefühl um die Taille, Beengung der Brust. Gang unsicher; Beinkrämpfe. Lichtscheu und verklebte Lider früh, Lidkrampf, Sehstörungen. Nase verstopft und wie trocken; Niesen. Reizhusten mit gastrischen Beschwerden und Asthma.
Zunge weiß, trocken, heftiger Durst; saurer und bitterer Geschmack. Essen macht Völlegefühl und Übelkeit, zum Erbrechen schlecht. Magendruck, wie von einem Stein, 1 bis 2 Stdn. nach dem Essen. Aufstoßen sauer, Herauswürgen von wäßriger Flüssigkeit. Erbrechen von Speisen, Schleim, Galle, Blut. Magenkrämpfe anfallweise, schlechter bei leisem Druck und Berührung. Koliken krampfig mit Stuhldrang. Verstopfung spastisch; nach der Entleerung Gefühl, als sei was zurückgeblieben. Leber vergrößert, empfindlich bei Druck; Gelbsucht.
Harnzwang und -drang mit Brennen und Schneiden am Blasenhals. Harnträufeln und nächtliches Bettnässen von Sphinkterschwäche. Häufige Pollutionen; Libido ohne Kraft; Onanieneigung. Regelblutungen lang und verfrüht, dunkel.
Verschlimmerung früh, bei Kälte, bei Berührung, nach dem Essen und nach Ärger, besonders nach Reizmittelmißbrauch und sitzender Lebensweise, während der Regel. Besserung in der Ruhe, der Stimmung nach dem Frühstück, abends.
Indikationen: Folgen von geschlechtlichen Exzessen, von Verstopfung und ausbleibenden Hämorrhoidalblutungen, von Arzneimittelintoxikationen, Lumbago, Ischias und anderen Neuralgien. Blutungen aus Nase, Lungen, Magen, Darm. Erkältungsfieber. Kopfschmerz gastrisch, biliös. Migräne angiospastisch. Epilepsie und andere Krämpfe; Spinalirritation. Konjunktivitis. Koryza akut, Bronchitis, Asthma der Trinker; Gastritis akut und chronisch, vomitus matutinus, Hyperemesis. Ulcus ventriculi. Leberschwellung. Zystitis akut und von Prostatahypertrophie. Sexuelle Reizbarkeit und Schwäche. Menorrhagie, Krampfwehen.
Vergleichsmittel: Bryonia, Graphites, Hydrastis canadensis, Kalium carbonicum. ∅–D30.

Okoubaka aubrevillei
(Tinktur, A.-G. 1/10, Dilutionen und Tabletten)

Das Mittel wird aus der pulverisierten Rinde eines Urwaldbaumes in West-Afrika gewonnen. Es ist noch unvollständig geprüft. Es wirkt stark entgiftend und abwehrsteigernd. Eine leichte antibiotische und stark Phagozytose-steigernde Wirkung wurde experimentell nachgewiesen.
Indikationen: Intoxikationen jeder Art, auch durch Insektizide, verdorbene Nahrungsmittel, Nikotin, Infekte. Leber-, Gallen-, Pankreas- und Magenerkrankungen. Heuschnupfen, essentielle Hypertonie. Arzneimittelintoxikationen und -allergien. Kopfschmerzen, allgemeine Schwäche und Mißbefindlichkeit, Übelkeit und Brechdurchfall. D1–D4.

Oleander – Lorbeerrose
(Essenz, A.-G. 1/3, Dilutionen)

Die digitalisartige Herzwirkung (Folinerin) tritt in der homöopathischen Anwendung zurück gegenüber seinem Gebrauch bei Lähmungen nach Apoplexie, bei nervöser Erschöpfung, Kopfweh, Schwindel, Ohnmachtsneigung. Nervöses Herzklopfen mit Angst und Zittern. Herzrhythmusstörungen durch gehäufte Extrasystolen (D2). Magenkatarrh mit Krampf; Durchfälle und Flatulenz. D2–4.

Opium – Mohnsaft
(Tinktur, A.-G. 1/10, Dilutionen – Tabletten)

Der Mohnsaft wird aus den unreifen Fruchtkapseln von Papaver somniferum gewonnen. Eine zweifache Wirkung ist möglich:
1. Überlebendig, alle Sinnesorgane überempfindlich, besonders gegen Geräusch, Licht und Gerüche. Schreckhaft, ängstlich, schlaflos mit Krampfneigung.
2. Betäubung und somnolent-soporöser Zustand mit allgemeiner Reizunempfindlichkeit auch gegen Schmerzempfindung. Gesicht: dunkelrot, heiß, schweißig. Lippen und Zunge zyanotisch. Atmung schnarchend, röchelnd, auch Cheyne-Stokes möglich. Obstipation. Folgen von Schreck, Angst und Ärger. Verschlimmerung durch Wärme, im Schlaf und nach dem Schlaf; Besserung durch Abkühlung und Bewegung.

Indikationen: Besonders geeignet für Kinder und alte Menschen. Bei Reaktionsmangel, wenn gut gewählte Arzneien nicht wirken. Apoplexie, Delirium tremens, Epilepsie. Atonische Obstipation (D30), Schlaflosigkeit, Sonnenstich, Harnverhaltung und Harninkontinenz.
Vergleichsmittel: Baptisia, Gelsemium, Arnica, Glonoinum.
D12–D30 und höher.

Paris quadrifolia – Einbeere
(Essenz, A.-G. $^1/_2$, Dilutionen)

Giftbeere unserer Laubwälder mit starker Wirkung auf Gehirn und spinale Nerven.
Rheumatische, neuralgische Schmerzen, stechend in allen Gliedern. Kopfschmerz vom Hinterkopf gegen die Augen hin, Sehstörungen. Kopf wie zu groß, mit Wogen. Nackenschmerz und Kreuzweh. Heiserkeit und rauhe Stimme mit reichlichem, gelbem Auswurf.
Indikationen: Kopfschmerz spinalen Ursprungs. Rheuma und Neuralgien. Nervöse Erregung mit Klatschsucht. Augenschmerzen, als würden diese in den Kopf hineingezogen. Laryngitis. D3.

Perubalsam – Balsamum peruvianum
(A.-G. der Lösung $^1/_{10}$, Dilutionen)

Rasseln reichlich über der Brust; viel dicke, übelriechende Sekrete. Abmagerung, Nachtschweiße mit hektischem Fieber. Harn trüb, stinkend, einweißhaltig. Harndrang und -zwang.
Indikationen: Entzündung der oberen Luftwege, auch Ozäna; Bronchitis feotida. Nephritis und Zystitis. D1–6.

Petroleum – Steinöl
(A.-G. der Lösung $^1/_{100}$, Dilutionen)

Die zahlreich beobachteten gewerblichen Vergiftungen zeigen die Hauptrichtung auf Haut und Darmkanal, daneben auch Wirkungen auf das Zentralnervensystem. Lang andauernde Folgen von Schreck und Verdruß. Depressiv-hypochondrischer Zustand. Halluzinationen, daß Glieder oder Personen doppelt seien.

Schleimhäute neigen zu chronischen Katarrhen. Müde, matt und zerschlagen; kalte, feuchte Füße, schwitzend. Alte Verrenkungen der Gelenke und Neigung dazu. Haut trocken, unrein, rissig, unheilsame Schrunden und Rhagaden. Flechten mit schmierigen, eitrigen Sekreten, stinkend, besonders am Ohre. Jucken und Brennen der Haut, übelriechende Schweiße. Frostbeulen.
Kopf schwer wie Blei; Hinterkopfweh gegen die Augen gehend. Schwindel bei Fahren und bei Aufwärtsschauen mit Übelkeit. Vergeßlich, zerstreut, verwirrt. Augen entzündet, wunde Augenwinkel, brennend, wie trocken. Ohren juckend, eitriger Ausfluß, Ohrensausen; Flechten ums Ohr. Nasenflügel geschwürig; Nasenbluten. Heiserkeit mit Kitzelhusten, schlimmer abends und nachts im Bett. Übelkeit, Brechreiz, Magenweh und Erbrechen von Speise und Schleim. Essen bessert. Heißhunger. Verschlimmerung aller Beschwerden bei Fahren und Bewegung. Durchfälle wäßrig, nur tagsüber hervorschießend; große Flatulenz. Verschlimmerung im Winter, durch Fahren, Besserung durch Essen.
Indikationen: Rheuma, Ekzeme, Frostbeulen. Kopfschmerz, Störungen der Perzeption. Konjunktivitis. Otitis media. Pharyngitis und Tubenkatarrhe. Laryngitis. Seekrankheit. Dyspepsia nervosa; Diarrhöen chronisch, Pädatrophie.
Vergleichsmittel: Carbo vegetabilis, Graphites, Sulfur, Phosphor. D3–30.

Phellandrium aquaticum – Wasserfenchel

(Tinktur, A.-G. 1/10, Dilutionen)

Druck wie von einem Gewicht auf den Scheitel; Benommenheit. Schwindel mit Trübsichtigkeit, Augenbrennen und viel Tränen. Schmerz der Brustdrüse beim Stillen zwischen den Saugakten. Starkes Rasseln auf der Brust, Husten mit viel Schleimauswurf, schlimmer nachts, besser in frischer Luft und bei Bewegung; Bluthusten. Auswurf mißfarbig, klebend und übelriechend.
Indikationen: Kopfschmerz mit Augenbeschwerden. Bronchitis foetida, Bronchiektasie.
Vergleichsmittel: Conium, Phytolacca decandra, Silicea. ∅–D6.

Phosphorus
(A.-G. der Lösung $^{1}/_{1000}$, Dilutionen)

Unter dem besonderen Einfluß des Phosphors stehen zarte, sensitive, asthenische Personen mit schwachen Knochen und Gelenken. Selbstbewußt, geistig lebhaft, aber rasch abgespannt; überempfindlich, furchtsam; schnelles Wachsen. Schmerzen brennend.
Herzklopfen mit Blutwallungen und Neigung zu venöser Stase. Altersschwindel. Blut gerinnt schlecht, kleine Wunden bluten stark und lang. Blutungsneigung unter die Haut und die Schleimhäute. Polypen. Venen erweitert; Brüchigkeit und Durchlässigkeit der Gefäße. Hitze läuft den Rücken hinauf. Schweiße reichlich früh beim Erwachen. Schleimhäute empfindlich gegen Kälte, trocken, brennend, blutend. Abmagerung, Haut bleich, gelblich, Bedeckung ist unerträglich. Hautgeschwüre, Fisteln mit dünnem, übelriechendem Eiter. Kopfschmerz mit Heißhunger. Sinnesorgane überempfindlich; Furcht bei Alleinsein und bei Gewittern. Schlaflosigkeit nachts, muß essen und schläft dann ein. Spannung und Abspannung wechseln rasch. Brennen zwischen den Schulterblättern. Arme, Hände pelzig, Gelenke geben plötzlich nach.
Augen schwach, lichtempfindlich, Schwach- und Kurzsichtigkeit. Gegenstände erscheinen rot. Ohrensausen und Brausen, Ohr wie verstopft, Widerhallen der eigenen Stimme.
Herzklopfen früh und abends bei Erregung und Anstrengung. Linke Seitenlage ist wegen Unruhe unmöglich. Herzschwäche zunehmend mit Rasseln in den Bronchien und Bluthusten. Nasenbluten, blutige Sekrete. Geruch oft verschärft; Wucherungen. Kehlkopf schmerzt; wie mit Pelz ausgefüllt; Heiserkeit abends, bei kalter Luft. Nervöser Kitzel- und Reizhusten. Atemnot mit Zusammenschnüren der Brust, bei trockenem Husten. Stiche links oben in der Brust. Fieber hektisch.
Zunge weiß. Durst groß auf kaltes Wasser, das erbrochen wird; saurer Geschmack. Magenbrennen nach Essen; saures Aufstoßen; Essen bessert. Erbrechen von Speisen und Blut, Speiseaufschwulken; Heißhunger nachts. Durchfälle frühmorgens, schleimig, gallig. Stühle schmerzlos, aber erschöpfend; dabei starke Blähsucht. Mastdarm schwach; Gefühl, als stehe der After offen. Auch Verstopfung, Stühle, dünn, lang, weiß, sog. Bleistiftstühle. Leber geschwollen, empfindlich bei Berührung. Gelbsucht.
Knochenschmerzen nachts; Nekrose, besonders am Kiefer; Zahnkaries. Wachstumsstörungen der Knochen, gebücktes Gehen, Kno-

chenverkrümmungen. Urin spärlich, eiweißhaltig, Blut und Zylinder führend. Geschlechtstrieb erhöht, aber Kraftlosigkeit; Pollutionen, Onanie. Regel zu früh, stark, lang; vikariierende Blutungen. Fluor scharf, auch blutig besonders bei Geschwüren und Polypen.
Indikationen: Folgen von Erkältung und Überanstrengungen, Blut- und Säfteverlusten. Folge von schnellem Wachsen, speziell Pubertätsstörungen. Alterserscheinungen mit Schwindel und Abmagerung. Hämorrhagische Diathesen. Polyzythämie. Rachitis. Fisteln und Geschwüre. Nervöse Kopfschmerzen; Gehirnerschöpfung. Kropfherz. Polypen; Laryngitis, Bronchitis, Pneumonie. Magenkatarrh. Magengeschwür; Durchfälle, Hepatitis. Knochenkaries und Nekrose. Nephritis mit Hämaturie. Menorrhagie. Antidot zu Jod und übermäßigem Salzgenuß. Kann progressive Myopie stoppen.
Vergleichsmittel: Calcarea carbonica Hahnemanni, China officinalis, Antimonium crudum, Sepia, Lycopodium, Sulfur. D12–30 und höher. Vorsichtige Einzelgaben! Das Mittel macht häufig Erstverschlimmerungen, besonders von seiten des Magens.

Phytolacca decandra – Kermesbeere

(Essenz, A.-G. 1/3, Dilutionen)

Steht zwischen Bryonia und Rhus tox. Kann helfen, wenn diese versagen.
Große Unruhe und Reizbarkeit. Wehtun überall, wie geprügelt, besonders am Rücken und im Kreuz. Muskeln zerschlagen, steif, wie wund, schlimmer bei Gehen und nachts. Gelenke geschwollen, schmerzhaft, steif bei naßkaltem Wetter. Stechen, Ziehen, Reißen längs der Nerven bei Grippe und Infektionen.
Drüsenverhärtungen an Brustdrüse, Parotis, Hoden. Haut brennend, juckend mit Knötchen und Bläschen; Neigung zu Furunkeln. Schwindel, Herzschmerzen ausstrahlend in den rechten Arm.
Hals trocken, brennend, wie wund; Zunge hinten gelb, Spitze rot. Geschwüre im Mund und Hals. Membranen weißgrau im Halse, Schlingen sehr schmerzhaft. Verstopfung mit Afterschmerz; Tenesmus. Brustdrüse äußerst schmerzhaft. Brustwarzen rissig, empfindlich, blutend. Schmerzen unerträglich beim Anlegen des Kindes. Verschlimmerung durch feucht-kaltes Wetter.
Indikationen: Rheumatische Konstitution; Neigung zu maligner Drüsendegeneration, Infekt-Arthritis. Ischias. Grippe, Angina

pectoris, Fettherz und Fettsucht, Stomatitis, Speichelfluß und Angina, auch postmerkuriell. Parotitis mit Verhärtung und Eiterung. Mastitis, Milchknoten. Mastopathie, Menorrhagie.
Vergleichsmittel: Arum triphyllum, Bryonia, Mercurius, Kalium jodatum. ∅–D30.

Platinum – Platin
(Tabletten – Dilutionen)

Vorwiegend funktionelle Wirkungen von seiten des Nervensystems und der Geschlechtsorgane. Die stark gesteigerte Erregbarkeit mit Neigung zu Paroxysmen erinnert an die reaktionsbeschleunigende, katalytische Wirkung des kolloidalen Metalls, die bis zu D8 bei chemischen Prozessen deutlich ist.
Hysterisch hochfahrendes Wesen, plötzlich wechselnd mit Niedergeschlagenheit. Psychische Symptome erscheinen, wenn die körperlichen verschwinden, und umgekehrt. Arrogant, stolz, sieht auf andere herab. Beschwert sich über das Praxispersonal wegen zu langer Wartezeit (v. Ungern-Sternberg).
Kopfweh drückend, langsam zu- und abnehmend. Taubheitsgefühl der Kopfhaut. Lachen und Weinen. Schmerzen überall krampfig, zuckend. Kribbeln, Taubheit und Kälte der Teile. Neuralgien langsam zu- und abnehmend. Stuhldrang häufig, aber erfolglos; Darm zusammengekrampft. Stühle lehmig, wie Kitt anklebend. Jucken, Kitzeln und Empfindlichkeit der Geschlechtsteile. Erhöhte Geschlechtslust der Frauen, Vulva schmerzhaft beim Coitus. Onanieneigung der Knaben. Regel stark, zu früh, klumpig mit Krämpfen zum Schreien. Fluor eiweißartig mit Jucken. Eierstöcke geschwollen und brennend. Verschlimmerung durch Coitus.
Indikationen: Große nervöse Erregung und psychische Störungen; Hysterie, Größenwahn, Krämpfe aller Art; Neuralgien.
Vergleichsmittel: Sepia, Stannum, Valeriana. D6–30.

Plumbum aceticum – Basisches Bleiazetat
(A.-G. 1/100, Dilutionen – Tabletten)

Tiefgreifendes, langsam wirkendes Mittel, sklerotische Prozesse. Nur die Anfangssymptome der bekannten chronischen Bleivergiftung mit ihren Lähmungen und Organschäden lassen noch die Möglichkeit einer homöopathischen Mittelwirkung erwarten.

Krämpfe der Muskeln, besonders am Abdomen; Zittern und Schwäche der Glieder. Lähmung der Handstrecker, Kontrakturen; Muskelentartung. Krämpfe der glatten Muskeln zum Schreien; Gefäßkrämpfe. Delirien und Krämpfe. Steifigkeit des Nackens. Wadenkrämpfe. Enge Pupillen, Nebelsehen, Netzhautentzündung. Zahnfleisch geschwollen, schmerzhaft, mit schieferfarbenem Saum. Magenkrämpfe. Kolik zusammenschnürend, als würde die Bauchdecke von einer Schnur zur Wirbelsäule gezogen. Gefühl, als würde der After hochgezogen. Leib kahnförmig eingezogen. Hartnäckigste Verstopfung, Stühle wie Schafmist oder knollig. Urin reichlich mit häufigem Harnlassen, eiweißhaltig. Verschlimmerung nachts und bei Bewegung, Besserung durch Krümmen und Druck.
Indikationen: Langsam sich entwickelnde und stetig fortschreitende Krankheitsprozesse. Muskel- und Nervenatrophien, Amaurosis. Arteriosklerose. Epileptiforme Krämpfe, Rückenmark- und Gehirnleiden; Neuritis. Schlundlähmung, Magenkrampf. Kolik und spastische Obstipation; Schrumpfniere; Urämie und Eklampsie. Parkinson.
Vergleichsmittel: Alumina, Platinum, Opium, Podophyllum peltatum, Mercurius. D6–30.

Podophyllum peltatum – Maiapfel

(Essenz, A.-G. 1/3, Dilutionen)

Biliöses Temperament, Hauptwirkung auf Leber, Dünndarm und Rektum.
Kopfschmerz betäubend und Schwindel; Hitze und Pulsieren auf dem Scheitel. Sodbrennen, saures Aufstoßen, krampfhaftes Erbrechen, Magenschmerz. Durchfälle plötzlich, frühmorgens, gußweise, schmerzlos. Leere und Schwäche im Epigastrium nachher; Aftervorfallneigung. Leber geschwollen; Verlangen, sie zu reiben. Zunge schlaff, Zahneindrücke. Stühle von Gallenmangel lehmig, wäßrig oder breiig.
Regel verspätet oder ausbleibend mit Pressen nach unten; Fluor. Neigung zu Gebärmuttersenkung und Prolaps und Hämorrhoiden in der Schwangerschaft, abwechselnd Durchfälle und Verstopfung. Eierstock rechts geschwollen mit ausstrahlenden Schmerzen. Verschlimmerung frühmorgens. Besserung durch Reiben der Lebergegend, Bauchlage.
Indikationen: Galletreibendes Mittel. Leberfunktionsstörungen. Plötzliche Blutwallungen zum Kopfe mit Kopfweh und Schwindel

und Fieber. Magenkrämpfe, Durchfälle, Zahnungsdurchfälle; Prolaps ani und Hämorrhoiden. Harnsaure Diathese; Enuresis der Kinder. Äußerlich in Urtinktur bei Warzen oder Papillomen.
Vergleichsmittel: Aloe, Chelidonium majus, Mercurius, Nux vomica, Sulfur. ∅–D30.

Populus tremuloides – Zitterpappel
(Essenz, A.-G. $^1/_3$, Dilutionen)

Verwendung finden Rinde und Saft der Zweige und Blätter.
Harn trüb und übelriechend, schleimig, eitrig; Brennen beim Harnlassen. Zystitis akut und chronisch nach Operationen. ∅–D1.

Prunus spinosa – Schwarzdorn
(Essenz, A.-G. $^1/_3$, Dilutionen)

Die Hauptwirkung der Schlehen geht auf Darm und Nieren. Die weißen, im ersten Frühjahr die Hecken schmückenden Blüten sind mild abführend, die herben schwarzblauen Kirschen dienen dagegen als Mittel gegen die Ruhr.
Obstipation mit Blähsucht; Völligkeit im Leib; Afterknoten. Harnbeschwerden aller Art; Harn wenig, dunkel mit weißem Satz. Neigung zu Hydropsien in allen Körperhöhlen; Anasarka. Stechende, herumziehende Schmerzen mit großer Unruhe.
Indikationen: Ziliarneuralgie. Unterleibsplethora mit Hämorrhoiden und Obstipation. Bei Hydrops ein gutes Diuretikum.
Vergleichsmittel: Craetaegus oxyacantha. ∅–D3.

Psorinum – Krätzenosode
(Tabletten – Dilutionen)

Von Hahnemann eingeführtes Mittel gegen die sog. psorische Konstitution, das in hochverdünnter, seltener Gabe bei den folgenden Anzeigen eine Umstimmung herbeiführen kann.
Deprimiert, traurig, hoffnungslos. Große Frostigkeit, hüllt sich im Sommer in warme Pelze. Drüsenschwellungen, Eiterungen und Fisteln, auch an Knochen. Haut trocken, juckend, aber viel Schweiß bei Bewegung; Nachtschweiße übelriechend, Fußschweiße. Gelbes, fahles Aussehen. Unheilsame Hautgeschwüre oder langwierige Hautausschläge. Jucken unerträglich, kratzt, bis die Haut blutet.

Flechten, Knötchen. Alle Se- und Exkrete stinken aashaft. Starke Schweiße bessern alle Beschwerden. Gegen kalte Luft und Wetterwechsel sehr empfindlich.
Stechende, herumziehende, hartnäckige rheumatische Schmerzen. Kopfschmerz dumpf mit Blindheit. Schlaflosigkeit aus innerer Unruhe, als sei das Bett zu hart. Atemnot und Brustbeklemmung; Husten trocken und quälend. Heißhunger selbst nachts, Obstipation chronisch oder hartnäckig, stinkende Durchfälle. Verschlimmerung von Kaffee, im Winter.
Indikationen: Psora, Lymphatismus, Skrofulose. Übler Körpergeruch trotz Waschens. Stinkende Sekretionen. Schleimhautkatarrhe und große Erkältlichkeit. Kopfweh und Migräne. Rekonvaleszentenmittel. Reaktionsmittel bei Psora. Folgen von unterdrückten Sekretionen, von Infektionskrankheiten. Hautleiden aller Art. Chronische Konjunktivitis, Otitis media. Ozäna. Pädatrophie mit Durchfällen oder hartnäckige Verstopfung. Heuschnupfen.
Vergleichsmittel: Sulfur, Hepar sulfuris calcareum, Silicea, Tuberculinum. D30 und höher.

Pulsatilla - Küchenschelle
(Essenz, A.-G. 1/3, Dilutionen)

Die liebliche Frühjahrsblume unserer Kalkberge war schon Hippokrates bekannt als menstruationsfördernd. Sie ist ein wichtiges Augenmittel, auch bei Melancholie früher gern gebraucht. Wichtiges homöopathisches Adjuvans.
Wechsel in der Stimmung und aller Symptome; meist weich, nachgiebig und weinerlich. Schleimhäute leicht erkältlich; milde, dicke, gelbe, eitrige Sekrete. Gelenke geschwollen, rot, heiß, steif, mit Schweißneigung, dabei Schmerzen reißend, stechend, springend und wandernd mit Fieber.
Venöse Stauungen, Venen blau und voll. Ödeme und schwere Glieder. Blutungen dunkel, aufhörend und wiederkommend, vikariierend. Herzklopfen (anämisch), Wallungen, Schwindel mit Sehstörungen und Pulsieren im ganzen Körper. Frostig; kalte Hände und Füße. Sehr müde und ganz erschöpft. Verlangen nach frischer Luft, leichter Kleidung und Bewegung.
Hautjucken, besonders an entzündeten Frostbeulen und nesselartigen Ausschlägen. Varizen und Unterschenkelgeschwüre. Periodische Gemütsstörungen; melancholisch, trübsinnig. Schlaflosigkeit

abends, am Tage und frühmorgens schlafsüchtig. Kopfschmerz wandernd, besonders am Hinterkopf bei Husten. Schwindel besser im Freien. Nervenschmerzen periodisch, besonders nachts; auch Zahnschmerzen. Verschlimmerung durch Wärme. Besserung durch kaltes Wasser.
Augen rot, trocken, brennend; viel Tränenfluß. Schwarzwerden vor den Augen, Trübsichtigkeit; Geschwüre an den Lidern. Ohrenschmerz nachts. Geruchsverlust; reife Katarrhe. Heiserkeit und trockener Stickhusten. Auswurf bitter, dick, zäh, gelblich, auch blutig (vikariierend).
Geschmack bitter und fad; Zunge dick-gelb oder weiß belegt. Mund trocken, aber Durstlosigkeit. Sodbrennen auf fette oder saure Speisen und Schweinefleisch. Brechreiz nach reichen Mahlzeiten, Schleim- und Galleerbrechen. Magenkrämpfe oder starkes Unbehagen 2 Stdn. nach Tisch. Durchfälle wäßrig, schleimig, gallig, wechselnd in der Farbe, schlechter besonders gegen Morgen. Harnbeschwerden nach Durchnässung der Füße, Bettnässen der Mädchen. Hoden geschwollen, überempfindlich, hochgezogen. Gefühl von Herabdrängen im Unterleib, Schwere vor der Regel. Regel verspätet, spärlich, unregelmäßig, auch ausbleibend. Krämpfe vor und bei der Regel mit Frostigkeit und großer Unruhe. Fluor mild, dick, nach Erkältung, in der Pubertät. Wehen wechselnd, krampfartig mit Ohnmachtsneigung. Lochien unterdrückt. Drohender Abortus. Brustdrüse schmerzhaft, geschwollen, sog. Milchfieber, Beschwerden beim Abstillen. Verschlimmerung abends und nachts, in der Ruhe, in Bettwärme, nach Essen. Besserung durch Bewegung im Freien, in frischer Luft, durch Kälte.
Indikationen: Mittel für anämische, nervöse Frauen und Kinder. Folgen von Eisen- und Chininmißbrauch, von Durchnässung und Erkältung, besonders der Füße; von Masern und Grippe. Lymphatismus. Wanderrheumatismus; Neuralgien; Zahnweh, Venosität, Varizen, Ulcera cruris, Phlegmasia alba dolens. Neigung zu Blutungen, speziell nach ausbleibender Regel. Fieber katarrhalisch, rheumatisch. Frostbeulen; Urticaria, gastrisch und uterin. Melancholie, Psychosen. Konjunktivitis, Blepharitis, Hordeolum, Asthenopie. Tubenkatarrhe. Reifer Schnupfen; Laryngitis, Bronchitis.
Saure Dyspepsie und Gastritis, nach Fett- und Vielessen; akute Darmkatarrhe im Sommer. Blasenkatarrh, Enuresis. Ausschlaggebend für die Mittelwahl sind die Allgemeinsymptome.
Vergleichsmittel: Cyclamen, Sulfur, Kalium bichromicum, Kalium sulfuricum. ∅–D30 und höher.

Pyrogenium - Extrakt aus faulendem Fleisch
(Tabletten - Dilutionen)

Wertvoll bei septischen Fiebern, sehr übelriechende Sekrete. Angst und Unruhe, Zerschlagenheit; Bett wie zu hart. Zunge trocken, feuerrot, großer Durst; heftiges Nasenbluten. Puls sehr rasch und schwach; Herz wie zu groß, zunehmende Herzschwäche, Nasenflügelatmen; Ödeme, Halluzinationen und Delirien, geschwätzige Unruhe. Atembeengung mit Rasseln auf der Brust, große Angst. Erbrechen von Schleim und Speisen, unfreiwillige Stühle. Blutungen passiv, stinkend aus den Geschlechtsteilen. Urin stinkend, eiweißhaltig, zersetzt, blutig. Rapider Dekubitus. Puls konträr zum Fieber: zu langsam bei hohem, zu schnell bei niedrigem Fieber.
Indikationen: Sepsis mit hohem Fieber. Typhoid; Neigung zu Herzschwäche und Kollaps. Gangrän. Grippale Infekte.
Vergleichsmittel: Arsenicum album, Carbo vegetabilis, Lachesis, Rhus toxicodendron, Echinacea angustifolia. D8-30.

Quassia amara - Bitterholz
(Tinktur, A.-G. 1/10, Dilutionen)

Eines unserer stärksten Amara, durch Rademacher eingeführt. Das geraspelte Holz ist offizinell, das Mittel ist als Fliegentöter und gegen Oxyuren beliebt. Hervorragende Leberwirkung, vermag als Aqua Quassiae Aszites bei Zirrhose zu beseitigen. Antidot nach Folgen von zu viel Zuckergenuß.
Übelkeit und trockene Zunge. Druck im Epigastrium. Völligkeit. Bauch hart und tympanitisch, klopfende und stechende Schmerzen. Lebergegend schmerzhaft, Stiche daselbst. Durchfälle. Stirnkopfschmerz, Augenschwäche.
Indikationen: Durchfälle, selbst choleraartige. Leberzirrhose und Zystitis. Wurmbeschwerden.
Dosis: Kalter Aufguß der Späne oder das Destillat als Aqua Quassiae, 3mal 20 Tr.

Ranunculus bulbosus - Knolliger Hahnenfuß
(Essenz, A.-G. 1/3, Dilutionen)

Hitzewallungen zum Kopfe, schlechter Schlaf und schwere Träume. Kopfschmerz auf dem Scheitel, Benommenheit. Reißen, Ziehen

vom Rückgrat in die Glieder. Zittern. Muskeln wie gequetscht und zerschlagen. Innenrand des Schulterblattes stechend, Stiche interkostal. Verschlimmerung durch Bewegung, Berührung, Nässe und Wetterwechsel. Husten trocken, schmerzhaft, Atemnot und Beklemmung. Nase und Hals brennend, kratzend, verstopft oder zähe Sekrete. Augen empfindlich, rot, juckend, Pupillenstarre, Nebelsehen. Flechten juckend; Bläschen und Blasen; brennende Geschwüre. Beseitigt Folgen von Alkoholabusus.
Indikationen: Gehirnreizung mit Krämpfen; Delirium tremens. Neuralgien, besonders interkostal. Muskel- und Gelenkrheumatismus; Lumbago; Pleurodynie und Pleuritis. Grippeschnupfen, Heuschnupfen, Ekzeme; Herpes zoster. Hautgeschwüre.
Vergleichsmittel: Bryonia, Croton tiglium, Mezereum, Euphorbium. ∅–D6.

Rhododendron chrysanthum – Alpenrose

(Tinktur, A.-G. 1/10, Dilutionen)

Die sibirische Schneerose wie auch unsere Alpenrose dienen in der Volksmedizin gegen Rheumatismus und Gicht.
Einschlafen der Glieder in der Ruhe, Kribbeln, schwankender Gang. Empfindlichkeit gegen Nässe, Kälte, Gewitter und Sturm im Sommer. Gelenke rot, geschwollen, plötzlich sehr schmerzhaft. Knochenhautschwellungen an umschriebenen Stellen; Gichtknoten. Hoden und Nebenhoden verhärtet, wie gequetscht, empfindlich. Verschlimmerung nachts, in Ruhe und Bettwärme, vor Gewittern. Besserung durch Bewegung.
Indikationen: Harnsaure Diathese mit Harnbeschwerden; Rheuma und Gicht; Neuralgien; Periostitis.
Vergleichsmittel: Dulcamara, Rhus toxicodendron, Natrium sulfuricum. D1–6.

Rhus toxicodendron – Giftsumach

(Essenz, A.-G. 1/2, Dilutionen)

Offizinell waren früher die Blätter dieses in Amerika und Asien heimischen, jetzt auch bei uns in Gärten gehaltenen Strauches, der schon durch seine Ausdünstung zu Rheuma und Hautleiden Veranlassung geben kann. Rhus ist in dieser Richtung in der homöopathischen Schule eingebürgert.

Spannen, Ziehen, Reißen in allen Gliedern mit großer Unruhe. Steifigkeit und Knacken der Gelenke mit Verrenkungsschmerz. Muskeln und Sehnen spannend und steif, schmerzhaft bei Anfang der Bewegung, besser bei fortgesetzter Bewegung.
Fieber mit nervöser Unruhe, typhös. Blasen und Bläschen auf der Haut, heftig juckend; Kratzen verschlimmert. Eiterungsneigung mit Brennschmerz; Schrundenbildung. Flechten nässend, juckend, brennend. Saure Morgenschweiße. Ruhelosigkeit, fortgesetzter Bewegungsdrang, was erleichtert.
Geistesverwirrung, fixe Ideen, Delirien mit Fluchtversuchen. Schwindel beim Aufstehen bei alten Leuten. Benommenheit, Schlafsucht, starkes Gähnen. Kopfweh, wie ein Brett vor der Stirne, besser durch Nasenbluten. Langsam zunehmende Schwäche mit trockener Zunge, Spitze rot. Nervenschmerzen, anfallweise auftretend an allen Körperteilen.
Auge lichtscheu, scharfe Tränen, Lider und Bindehaut geschwollen. Herzklopfen nach Anstrengung; Puls unregelmäßig, schwach. Nasenröte. Nachthusten trocken, quälend; rostfarbener Auswurf. Geschmack bitter und trockene, rissige Zunge mit roter Spitze. Durchfälle wäßrig, blutig, aashaft stinkend; auch unfreiwillig. Regel unterdrückt nach Durchnässung und Erkältung. Jucken der Geschlechtsteile, Bläschen und Stechen daselbst.
Verschlimmerung bei naßkaltem Wetter, nach Durchnässung. Verschlimmerung nachts, in der Ruhe, bei beginnender Bewegung. Besserung bei fortgesetzter Bewegung, durch trockene Wärme und Schweiß.
Indikationen: Nervinum bei großer Erregtheit und Unruhe. Rheumatische Konstitution; Muskel-, Gelenkrheuma; Lähmungen. Folgen von Verrenkung, Zerrungen, Übermüdung, von Durchnässung und Wetterwechsel zu Kälte und Nässe. Tortikollis, Lumbago; Ischias.
Ekzeme, Hautjucken, Nesselsucht, Erysipel. Rheumatische Zahnschmerzen. Augenentzündungen, Iritis; Ptosis.
Herzhypertrophie nach Anstrengungen, Herzschwäche und Kollaps. Nasenbluten; Grippekatarrhe mit allgemeiner Zerschlagenheit. Gastrische Fieber. Sommerdurchfälle, Harn- und Blasenstörungen.
Vergleichsmittel: Arnica, Baptisia, Arsenicum album, Lachesis, Hyoscyamus, Opium. D6–30.

Robinia pseudacacia - Robinie
(Essenz, A.-G. 1/3, Dilutionen)

Die Rinde des Robinienbaumes enthält ein Toxalbumin „Robin“, das bei Hyperchlorhydrie bewährt ist.
Indikationen: Dyspepsia acida, Ulcus ventriculi; Obstipation. Rheuma des Kiefergelenkes. Migräne und Kopfweh gastrischen Ursprunges. D2-3.

Rumex crispus - Krauser Ampfer
(Essenz, A.-G. 1/2, Dilutionen)

Äußerst empfindlich gegen kalte, frische Luft.
Fließschnupfen, bei trockener hinterer Nase, viel Niesen. Kitzel, Brennen und Rauheit in der Luftröhre mit Reizhusten, schlechter durch kühle Luft; steckt deshalb den Kopf ins Bett. Der Husten geht oft von einer kitzelnden Stelle im Kehlkopfbereich aus. Brust heftig schmerzend, wie wund, trockener Nachthusten. Morgendurchfälle, braun, aus dem Bett treibend. Hautausschläge stark juckend, besonders abends beim Auskleiden.
Indikationen: Grippekatarrhe; asthmatische Zustände; Kehlkopf- und Lungenkatarrhe. D3-6.

Ruta graveolens - Gartenraute
(Essenz, A.-G. 1/3, Dilutionen)

In der Homöopathie ist Ruta besonders beliebt bei Asthenopie nach Überanstrengung der Augen, selbst bei Linsen- und Glaskörpertrübungen.
Blutungen aus Uterus von Stauungen; Zahnfleischblutungen. Zerschlagenheitsgefühl an Muskeln, Knochen und Lähmigkeit. Augen brennen wie Feuer, Lider zucken, Schwachsichtigkeit. Handgelenkschmerzen rheumatisch; Stolpern wegen Beinschwäche. Alle Körperteile, auf denen man liegt, sind äußerst schmerzhaft. Verschlimmerung bei Kälte und Nässe und nachts im Liegen, Besserung bei Bewegung. Rectumprolaps beim Entleerungsversuch. Harndrang bleibt post mictionem bestehen.
Indikationen: Venosität; Varizen; Blutungen; Sugillationen, Folgen von Schlag, Quetschung, Verrenkungen, Hämatome an Kno-

chen; Ganglien an Handgelenken. Rheuma speziell an den Handgelenken, Knöchelschwäche; Lumbago; Neuralgien. Asthenopie nach Übermüdung der Augen. Menorrhagie.
Vergleichsmittel: Rhus toxicodendron, Silicea, Arnica, Phytolacca decandra. D1–6.

Sabadilla – Läusesamen
(Tinktur, A.-G. 1/10, Dilutionen)

Besonders bewährt in D6 bei Rhinitis vasomotorica.
Große Unruhe, Angst und Schreckhaftigkeit. Kopfweh in Stirn und Schläfen, Migräne periodisch; Schwindel bei Aufstehen. Fixe Ideen, Einbildung von Krankheiten; Gemütstörungen.
Hals zusammengeschnürt, Brust beengt, Reizhusten bis zum Erbrechen. Zerschlagenheit und Schwere der Glieder; Gelenk- und Knochenschmerzen. Fieberanfälle periodisch auf die Stunde, wechselfieberartig.
Schleimhäute trocken, brennend, reizbar; dabei Frost von unten aufsteigend. Scharfe, brennende Nasensekrete mit Niesen. Jucken am weichen Gaumen, Zusammenschnüren und Fadengefühl im Halse. Haut trocken wie Pergament.
Indikationen: Nervöses Temperament; Hysterie und neuropathische Anlage: Migräne; Hypochondrie und fixe Ideen; Vagus- und Rückenmarkreizung. Wechselfieber; Grippefieber und -katarrhe; Heuschnupfen; Angina. Koliken von Wurmkrankheit. D6–30.

Sabal serrulata – Sägepalme
(Essenz, A.-G. 1/3, Dilutionen)

Zwergpalme Floridas, mit deren ölhaltigen Früchten sich die dortigen Tiere mästen. Starke Entwicklung der Brüste, allgemeine Gewichtszunahme bei Frauen, tonisierende Wirkung auf die männlichen Genitalien werden häufig beobachtet.
Blase wie überfüllt, Harnröhre wie verengt. Völle im Leib. Harnzwang und -drang, stechende Schmerzen beim Harnlassen. Bettnässen hartnäckig und Harnträufeln. Blasenhalsreizung. Ausfluß schleimig aus der Harnröhre. Hoden geschwollen, empfindlich.
Indikationen: Zystitis; „der homöopathische Katheter"; Enuresis, Prostatahyperplasie.

Vergleichsmittel: Acidum phosphoricum, Ferrum picrinicum, Populus tremuloides, Thuja occidentalis. ∅–D2 und höher.

Sabina – Sadebaum

(Essenz, A.-G. 1/3, Dilutionen)

Als Abortivmittel im Volk sehr bekannte Wacholderart. Regel zu früh, sehr stark, hellrot mit wehenartigem Drang. Blutungen anfallweise, heftig mit Kreuzweh und Schenkelschmerz. Ziehende Schmerzen vom Os sacrum zur Schamgegend. Große geschlechtliche Reizbarkeit; scharfer, eitriger Fluor. Harnwege und Nieren brennend, Urin tropfenweise und eitrig, blutig. Akute heftige Schmerzanfälle in den Gelenken, besonders in der großen Zehe mit Rötung, Schwellung; Verschlimmerung in Wärme und Ruhe, bei Berührung. Fersen- und Sohlenschmerz bei ungewöhnlich kalten Füßen. Musik ist unerträglich.
Indikationen: Zystitis, Nephritis aufsteigend. Gichtanfälle und Rheuma; Knochenschmerzen. D3–12.

Sanguinaria canadensis – Blutwurzel

(Tinktur, A.-G. 1/10, Dilutionen)

Diese Papaverazee ist in Nordamerika offizinell als Emetikum, Expektorans und Purgans.
Blutwallungen zu Kopf und Brust, Pulsationen im ganzen Körper. „Gemälde in rot". Hitzeüberlaufen, trockene, brennende Haut, besonders nachts (Hände und Füße). Kopfweh klopfend, rechts über dem Auge, früh im Nacken beginnend. Erbrechen, Überempfindlichkeit der Sinne. Schleimhäute trocken, brennend, Sekrete scharf und zäh.
Viel Niesreiz, Stockschnupfen, Nasenbluten, Geruch überempfindlich. Heiserkeit mit Kitzel- und Krampfhusten. Hals innen geschwollen. Husten, besonders bei Luftwechsel; Brennen der ganzen inneren Brust. Auswurf wenig. Speichelfluß. Übelkeit, Erbrechen, Blähsucht und Durchfälle. Rechter Deltamuskel steif, kann den Arm nicht heben. Gelenke geschwollen, steif, mit wechselnden Schmerzen, wie zerschlagen. Mehr rechtsseitige Wirkung. Große Erkältlichkeit, frostig. Periodik bei Beschwerden, z. B. alle 7 Tage.
Indikationen: Vasomotorische Störungen. Migräne rechtsseitig;

Wallungen und Frostschauer. Nasenpolypen blutend, Stockschnupfen, Laryngitis mit Krampfhusten; Pneumonia dextra. Erbrechen und Blähsucht. Rheuma der Gelenke und Muskeln, speziell am rechten Deltamuskel, Lumbago und Ischias.
Vergleichsmittel: Belladonna, Iris versicolor, Lachesis, Ferrum. ∅–D12.

Secale cornutum – Mutterkorn

(Tinktur, A.-G. 1/10, Dilutionen)

Die den Giftpilz enthaltenden Getreideähren verursachen bei stark durchsetztem Mehl die Kribbelkrankheit (Ergotismus) mit Lähmung der sympathischen Nervenenden, Ergotin-Tabes, Gangrän, Abort u. a.
Schwindel mit Kopfschmerz, auch halbseitig mit Gefäßkrampf. Geistesstörungen. Rücken steif und Muskelschmerzen; Krämpfe mit gespreizten Fingern. Kribbeln, Ameisenlaufen, Taubheitsgefühl, Brennen der Glieder. Blitzartiges Zucken. Krämpfe im Gesicht, Zuckungen, Bauchmuskeln eingezogen, Wadenkrämpfe.
Pupillen weit, Linsentrübung. Magenkrämpfe mit Speichelfluß, Heißhunger, Sodbrennen. Durchfälle mit Kolik, Erbrechen, großer Angst und Schwäche. Kälte der Haut, blutleer; Finger und Zehen blau. Blutungen aus allen Organen und unter die Haut. Haut mager, blaß, trocken, Neigung zu Ausschlägen, elendes Aussehen. Geschwüre hartnäckig mit stinkenden Sekreten; Brand; Atrophie. Trotz der Kälte der Haut wird kein Zudecken ertragen.
Krampf der Blase oder Lähmung; Harnverhaltung oder Inkontinenz. Regel ausbleibend oder schmerzlose, dunkle, übelriechende Blutungen. Krampfwehen, drohender Abortus; Blutungen nach der Geburt. Fluor bräunlich, auch blutig und übelriechend. Verschlimmerung in Bettwärme; bei Bewegung; Besserung durch Abkühlung.
Indikationen: Kopfweh und angiospastische Migräne mit Erbrechen. Hystero-Epilepsie, Eklampsie; Psychosen, Tabes dorsalis, Krämpfe, Lähmungen; Katarakta.
Gefäßkrämpfe, Ischämie, Schleimhautblutungen; Geschwüre, Gangrän, Altersbrand, Arteriosklerose, Raynaudsche Krankheit; Diabetes. Magenkrampf, Singultus.
Vergleichsmittel: Arsenicum album, Carbo vegetabilis, Colchicum, Ustilago Maydis. ∅–D30.

Selenium - Selen
(Tabletten - Dilutionen)

Dem Schwefel chemisch verwandt und auch in seiner Wirkung nahestehend. Geprüft ist nur die amorphe Art des Elements, nicht die metallische, die besondere physikalische Eigenschaften hinsichtlich der elektrischen Leitfähigkeit besitzt (Selenzelle).
Schwäche, Kraftlosigkeit, große Depression. Schlafsucht am Tage, nachts leiser Schlaf, leichtes Erwachen. Kopfschmerz nervös, über dem linken Auge, nach Tee- und Alkoholgenuß. Plötzliche Anfälle von Fließschnupfen. Heiserkeit der Sänger, von Überanstrengung der Stimme; Verlangen nach Alkohol. Leberschwellung chronisch mit feinem Hautausschlag in der Lebergegend. Geschlechtlich erregt, aber kraftlos. Pollutionen ohne Erektionen. Samen dünn, geruchlos. Kreuz- und Rückenweh und Schwäche nach Samenverlust. Verschlimmerung bei heißem Wetter, durch Schlafen, durch Tee und Alkohol, durch Zugluft.
Indikationen: Folgen von schweren Krankheiten. Kopfschmerz und Migräne mit schlechtem Schlaf der Neurastheniker. Nervöser Schnupfen; Heiserkeit der Sänger. Gastritis chronica der Trinker. Dermatomykose bei Alkoholikern (v. Ungern-Sternberg).
Vergleichsmittel: Sulfur, Tellurium, Acidum phosphoricum. D6-30.

Senecio aureus - Goldenes Kreuzkraut
(Essenz, A.-G. 1/3, Dilutionen)

An Stelle des goldgelben Kreuzkrautes kann das gleichwertige, im Garten als lästiges Unkraut heimische S. vulgaris oder das in unseren Wäldern heimische größere S. Jacobaea verwendet werden. Beide sind bewährte Unterleibsmittel bei Amenorrhoe, Prostatahypertrophie, Blasenhalsreizung.
Weinerliche Stimmung blutarmer Frauen und Mädchen. Kopfweh wogend, vom Hinterkopfe nach vorne gehend. Wandernde, schneidende, periodisch auftretende Gliederschmerzen. Rücken-, Kreuz- und Lendenweh mit großer Schwäche und Schweißen. Regel schmerzhaft, krampfig mit Blasenhalsreizung. Regel ausbleibend, Folgen davon oft trockener Kitzelhusten. Eintretende Regel bessert die Blasen- und alle anderen Beschwerden.
Indikationen: Frauenmittel, stets sind Harnbeschwerden zugegen. Anämie; Melancholie, Kopfweh und anämisches Herzklopfen.
Vergleichsmittel: Caulophyllum, Sepia. ∅-D3.

Sepia – Tintenfischsaft
(Tabletten – Dilutionen)

Der besonders im Mittelmeer vorkommende Tintenfisch liefert eine Malerfarbe. Der aus einem Beutel dieser Molluske bei Verfolgung ausgestoßene, das Wasser weitum trübende Tintensaft diente vor Zeiten als Diuretikum, bei Fluor und Blasenleiden. Seine Prüfung durch Hahnemann ergab ein sehr wertvolles Mittel.
Reizbar, launisch. Gleichgültig gegen Pflichten. Hitzewallungen und Pulsieren im ganzen Körper; heftige Schweiße. Blutstauungen, frostig, kalte Hände und Füße; Zirkulation unregelmäßig. Müde und abgespannt, starke Kreuzschmerzen. Hautausschläge chronisch, juckend, brennend, besonders Bläschen an den Gelenken. Gelber Sattel über der Nase; fleckige Haut. Aknepusteln.
Gedächtnisschwäche, Schwindel; schlafsüchtig am Tage, nachts schlaflos. Kopfweh chronisch, besonders bei Unterleibsstörungen. Nasenbluten bei Regelstörungen, harte Pfröpfe in den Choanen. Starker Kitzelhusten nachts mit Heiserkeit; beengte Brust. Auswurf eitrig, blutig, oft salzig schmeckend.
Zunge weiß belegt, Geschmack sauer oder bitter, salziger Speichel. Magen öd und leer, Gefühl von Hinsein, Essen bessert nicht. Klumpengefühl im Magen, Verlangen nach Saurem, Ekel vor Fleisch. Brechreiz bei Sehen und Riechen von Speisen; Erbrechen sauer und gallig. Milchgenuß verschlimmert, ebenso Tabakrauchen und Alkohol. Völle und Druck im Abdomen, Meteorismus zum Platzen. Stuhl hart, knollig, trocken, Gefühl einer Kugel im Mastdarm. Stuhldrang vergeblich, Darm kraftlos, Jucken und Brennen im Mastdarm. Hämorrhoiden, After nässend, Blasendruck, häufiges Urinieren. Urin sauer, mit rotem, lehmigem Satz. Enuresis bei Kindern im ersten Schlaf.
Sexuelle Schwäche, häufige atonische Pollutionen; Onanieneigung. Schweiße übelriechend an den Genitalien und Bläschenausschläge. Gebärmutter empfindlich bei Berührung, vergrößert; Scheide heiß. Rücken- und Kreuzweh, Drängen nach unten, als ob der Uterus zur Scheide heraus wolle. Beinkreuzen bessert. Regel meist spärlich, dunkel, verspätet; vorher alle Beschwerden schlechter. Fluor gelb-grün, übelriechend, juckend und wundmachend. Geschlechtlich erregt, Schmerzen beim Beischlaf; Abneigung dagegen. Verschlimmerung früh und abends, in Ruhe, nach Essen, vor Gewitter. Besserung im Freien, bei starker Bewegung, z. B. Tanzen.

Indikationen: Frauenmittel, mehr chronische Leiden; venöse Stauungen im Unterleibe und Pfortadergebiete. Nervöse Erregung und Hitzewallungen. Ischias, Kreuzweh; Gliederschwäche. Chronische Hautausschläge aller Art, schlechter vor der Regel; Nesselsucht, Varizen, Psoriasis.
Kopfschmerz chronisch; Migräne; Kopfgicht; Schlaflosigkeit; Zahnschmerz der Schwangeren. Kitzelhusten, Heiserkeit, Nasen-Rachen-Katarrhe. Dyspepsia acida, chronische Magenkatarrhe. Hyperemesis; Plethora mit habitueller Obstipation; Hämorrhoiden. Zystitits, Enuresis, Dermato- u. Onychomykosen, Heuschnupfen.
Vergleichsmittel: Nux vomica, Lilium tigrinum, Sulfur, Murex purpurea. D3–30.

Silicea - Kieselsäure
(Tabletten - Dilutionen)

In der Homöopathie viel gebrauchtes und bewährtes Mittel nicht nur bei chronischen äußeren Infekten, sondern auch zur Umstimmung des inneren Stoffwechsels.
Nervös, ängstlich, Furcht vor Nadeln, schreckhaft, fixe Ideen. Kopf groß, offene Fontanellen, Körper klein und mager. Haut blaß, gelblich, immer frostig, Kinder sitzen am Ofen, anschmiegsam, aber auch widerborstig. Laufen- und Sprechenlernen spät, Neigung zu Knochenverkrümmung. Drüsen hart und geschwollen, empfindlich, neigen zu Eiterung. Knochenverdickung und -brüchigkeit, Eiterungen und Fistelbildung. Gelenke schwach und kraftlos, geschwollen, schmerzhaft; kaltfeuchte Füße.
Neuralgische Schmerzen veraltet, schlimmer nachts und bei Kälte, Neigung zu Nachtschweißen. Neigung zu Geschwüren, Eiterungen und Blutungen. Eiterungen am Zellgewebe, kalte und heiße Abszesse; Fisteln. Schrumpfung und Verhärtungen am Zellgewebe, Degenerationen.
Haut trocken, leicht verletzbar, schwer heilbar. Flechten aller Art, Intertrigo. Schweiße sauer und stinkend, besonders an den Füßen, zwischen den Zehen. Kopfschweiße der Kinder, Nachtschweiße bei hektischem Fieber. Nägel brüchig, Nagelfalzeiterungen; Nägel und Haare ausfallend.
Große nervöse Erregung, Schlaf unruhig, Schwindelanfälle. Krämpfe von Schreck und epileptiform. Kopfschmerz vom Nacken

über den Kopf bis zum rechten Auge ziehend, besser vom Warmeinhüllen, sehr kennzeichnend. Rücken steif, wie zerschlagen, schwach, muß liegen.
Auge: Geschwüre und Gerstenkörner der Lider, Tränen. Perforierende Hornhautgeschwüre. Tränensackeiterungen und -fisteln. Trübsehen. Ohrensausen und Gehör empfindlich. Nase juckend, brennend, viel Niesen, trocken oder fließend. Nasenbluten; Wucherungen. Gefühl eines Haares im Halse mit Heiserkeit und Kitzelhusten. Lungen stark rasselnd, Atembewegung, kann kaum sprechen. Husten erschütternd, erschöpfend, schlimmer im Liegen. Auswurf eitrig, schwerlöslich.
Geschmacksverlust, Mandelgeschwüre. Durst. Blähsucht. Stuhldrang vergeblich; harter Stuhl schlüpft wieder zurück. Afterfisteln. Hodensack stark schwitzend. Regel unregelmäßig; Fluor scharf. Verschlimmerung bei Kälte, Nässe, Wetterwechsel, bei Berührung, bei Neumond. Besserung durch Wärme und warmes Einhüllen.
Indikationen: Allgemeine mangelhafte Ernährung und Assimilation, Abmagerung und Neigung zu Neubildungen und Schrumpfungen am Zellgewebe. Folgen von unterdrücktem Fußschweiß, von Erkältungen und Durchnässungen, von Impf- und Serumvergiftungen. Wachstumsstörungen, Drüsen- und Knochenaffektionen, Geschwüre und Fisteln. Rheuma und Gicht, Tophi. Rachitis mit Knochenverkrümmungen. Kalte und heiße Abszesse, Granulationen, Furunkel, Panaritien, Gerstenkorn, hartnäckige Ödeme. Stinkende Schweiße.
Nachtwandeln, ängstliche Träume, Krämpfe, Epilepsie; Kopfweh und Migräne. Augenentzündung, Tränenfistel, Katarakt. Otitis externa et interna. Stock- und Fließschnupfen. Steinhauerlunge, Lungenabszeß. Zahnkaries; Abszesse in Tonsillen und Rachen. Pädatrophie; Afterfisteln.
Vergleichsmittel: Hepar sulfuris calcareum, Kalium phosphoricum, Calcium carbonicum Hahnemanni, Pulsatilla, Thuja occidentalis. D3–30 und höher.

Spigelia anthelminthica – Wurmkraut

(Tinktur, A.-G. $^1/_{10}$, Dilutionen)

In seiner Heimat Südamerika als Spezifikum gegen Spulwürmer gebraucht, jedoch sehr giftig. Von homöopathischen Tierärzten in ∅ 3mal 20 Tr. sehr gerühmt. Sonst in der homöopathischen Schule

viel benutzt wegen seiner zuverlässigen Wirkung auf das Herz, den Trigeminus und das Auge.
Nervöse Erregung, furchtsam, Furcht vor spitzen Gegenständen. Periodische Schmerzen mehr linksseitig, schießend und zuckend. Kopfweh links vom Hinterkopf zum linken Auge ziehend. Lichtscheu, Lidkrampf von Schmerzen.
Herzschmerzen scharf und stechend, zum linken Auge ausstrahlend. Herzklopfen sichtbar und hörbar mit großer Unruhe und Angst. Herzgeräusche, unregelmäßige Herzaktion, Puls aussetzend. Seitenlage links unmöglich und jede Bewegung verschlimmert. Übelkeit, Brechreiz, Schwäche im Epigastrium; Durchfälle. Wurmabgang und -beschwerden. Verschlimmerung allgemein durch Bewegung, periodisch, mit dem Sonnenlauf.
Indikationen: Das Nasentröpfeln alter Leute ist ein Hinweis auf Spigelia (Gawlik). Ziliarneuralgie, Infra- und Supraorbitalneuralgie links; Kopfweh und Migräne. Akuteste Herzleiden; Rheuma aufs Herz überspringend. Endo- und Perikarditis, Angina pectoris; Brechdurchfälle; Wurmkrankheit.
Vergleichsmittel: Aconitum Napellus, Arnica, Cactus, Naja tripudians, Spongia tosta, Cina. D2–30.

Spongia marina tosta – Meerschwamm

(Tinktur, A.-G. 1/10, Dilutionen)

Der geröstete Badeschwamm war schon lange im Gebrauch, ehe das Jod und seine Rolle in der Schilddrüse entdeckt war. Die organische Stützsubstanz der Tiere enthält bis zu 14% Jod. Das feinere Krankheitsbild verdanken wir Hahnemann.
Fließ- und Stockschnupfen mit viel Niesen, besonders bei Kälte. Hals sehr empfindlich bei Berührung; Schwellung der Drüsen. Neigung zu plastischen Exsudaten an den Schleimhäuten. Heiserkeit mit bellendem Husten, wie eine Säge durch ein Kiefernbrett klingend, trocken ohne Schleimrasseln. Atemnot, drohende Erstickung. Pfeifendes, krähendes Inspirium. Herzstiche und Blutwallungen zur Brust, Rückenlage ist unmöglich. Plötzliches Auffahren aus dem Schlafe mit Erstickungsgefühl. Pseudokrupp: Verschlimmerung beim Einatmen und vor Mitternacht. Herzgeräusche, blasende; Herzklopfen bei heiß-rotem Gesicht. Schilddrüsenschwellung mit Stechen und Klopfen, Halsbeengung. Hodenschwellung schmerzhaft, hart, empfindlich bei Berührung.

Indikationen: Koryza, Laryngitis, Krupp und Pseudokrupp, Kropf, Kehlkopfstenose. Herzfehler, Kropfherz, Aortitis. Lymphknotenschwellung.
Vergleichsmittel: Aconitum Napellus, Hepar sulfuris calcareum, Jodum, Bromum, Lachesis. ∅–D6 und höher.

Stannum - Zinn
(Tabletten - Dilutionen)

Homöopathische Prüfungen ergaben als Bild: Erschöpfung und Elendigkeitsgefühl, Verschlimmerung treppab. Kopfweh periodisch, langsam zu- und abnehmend, mit Übelkeit. Nervenschmerzen langsam zu- und abnehmend, reißend, besonders im Gesicht. Schwäche auf der Brust, kann kaum sprechen, Brust wie hohl und leer. Starkes Rasseln über den Lungen mit erschütterndem Husten. Auswurf reichlich, süß, zitronengelb. Schwächende Schweiße. Magenkrampf langsam zu- und abnehmend mit Blähsucht. Leerheitsgefühl in Magen und Abdomen. Schwäche im Unterleib, muß niedersitzen, die Beine versagen. Fluor albus mit Gebärmutterverlagerung und Pressen im Schoße.
Indikationen: Nervöse Erschöpfungszustände und Schwäche; Heiserkeit, Asthma. Enteroptose; Wurmbeschwerden.
Vergleichsmittel: Calcium carbonicum Hahnemanni, Silicea, Tuberculinum, Helonias dioica. D6–12 und höher.

Staphisagria - Stephanskörner
(Tinktur, A.-G. 1/10, Dilutionen)

Wechselnde, heftige Stimmung; hypochrondrisch, leutescheu. Blasses Aussehen, hohläugig; große Empfindlichkeit der Haut. Ausschläge brennend, juckend. Geschwüre der Haut mit übelriechenden Sekreten. Gedächtnisschwäche, unfähig zu geistiger Arbeit. Geist ist mit viel geschlechtlichen Vorstellungen beschäftigt. Früh beim Erwachen müd und elend, ohne alle Energie. Muskeln wie wund und zerschlagen; Glieder steif und schwer. Nervenschmerzen sehr heftig im Gesicht, von den Zähnen ausgehend.
Zähne schwarz und abbröckelnd, Zahnweh nachts und bei Kälte. Magendruck, Brechwürgen; Verlangen nach Reizmitteln. Durchfälle, besonders nach Ärger und Erregung. Harnröhre brennend;

Gefühl, als sei die Blase nie leer. Geschlechtstrieb erst erhöht, dann schwach, Pollutionen; Onanie. Frauen geschlechtlich sehr reizbar; Jucken und Brennen der Scheide. Fluor albus. Nachts ruhelos bei nicht befriedigtem Geschlechtstrieb. Verschlimmerung von anhaltendem Ärger und Gemütsbewegungen. Folgen von Demütigung. **Indikationen**: Psora; Folgen von Ärger, von sexuellen Exzessen und Verirrungen. Erschöpfungszustände. Hautausschläge sind typisch mit Jucken und Brennen. Gesichtsschmerz, Ischias. Blepharitis, Gersten- und Hagelkorn. Zahnkaries; Stomatitis; Gastritis der Trinker. Postoperativer Ileus D4, am besten i. v. Ileus nach Kaiserschnitt D8 i. v. (Pleuger).
Vergleichsmittel: Causticum Hahnemanni, Colocynthis, Ignatia, Acidum phosphoricum. D3–30.

Sticta pulmonaria – Lungenmoos
(Essenz, A.-G. 1/3, Dilutionen)

Schleimhäute trocken und schmerzhaft; Sekrete sehr rasch eintrocknend. Gaumen wie Leder, so daß das Schlucken fast unmöglich ist. Kopfschmerz drückend, schwerer Druck an der Nasenwurzel. Husten bellend, ohne Auswurf, schlimmer nachts, dabei schlaflos. Je mehr man hustet, desto größer wird der Reiz hoch oben im Schlunde. Gelenkschmerzen rheumatisch, stechend mit Steifigkeit. **Indikationen**: Trockene Grippekatarrhe, die chronisch werden wollen, Reizhusten. Rheumatische Form der Grippe. ∅–D6.

Stramonium – Stechapfel
(Essenz, A.-G. 1/2, Dilutionen)

Erregungszustände höchsten Grades; schwatzhaft, tobend. Gesicht hochrot, Augen funkelnd, Pupillen weit, Sehstörungen. Verlangen nach Licht; helle, glänzende Sachen verursachen Krämpfe. Verlangt nach Licht und Gesellschaft, kann Alleinsein nicht ertragen. Auffahren aus dem Schlaf mit Schreck; Delirien, Halluzinationen. Mund und Hals sehr trocken; Schlundkrämpfe bei Sehen von Flüssigkeit. Zähneknirschen, Kopfrollen, Bettzupfen, allgemeine Krämpfe. Heiße Schweiße ohne Erleichterung, will sich stets entblößen. Blasenkrampf. Zittern und Lähmigkeit der Glieder. Geilheit beider Geschlechter, schamlos in Reden und Liedern. Regel

dunkel, stark, klumpig mit Krämpfen. Schmerzlosigkeit bei den meisten Beschwerden ist typisch. Verschlimmerung im Dunkeln, durch Alleinsein, hell-glänzende Gegenstände, nach Schlaf. Besserung durch Wärme, Gesellschaft, helles Licht.
Indikationen: Akuteste Krankheiten mit schwersten Hirnsymptomen. Geistes- und Gemütskrankheiten, Delirium tremens, Epilepsie; Asthma nervosum. Husten. Stottern. D3–30.

Sulfur - Schwefel

(A.-G. $^1/_{10000}$, Tabletten - Dilutionen)

Hauptantipsorikum mit zentrifugaler Wirkung (von inneren Organen auf die Haut). Man vergleiche die aktivierende Wirkung der heißen Schwefelquellen. Verschleppte oder unterdrückte Krankheitsvorgänge werden angefacht.
Die Haupthinweise für Schwefel sind Hitzewallungen, Abneigung oder Verschlimmerung durch Wasser, trockenes, sprödes Haar, auffallend rote Körperöffnungen, Elendsgefühl 11 Uhr vormittags, sehr leiser Schlaf (Katzenschlaf).
Verlangen nach frischer Luft, verschlepptes Fieber. Hitze, besonders auf dem Scheitel; Verlangen, sich zu entblößen. Venosität, Stauungen im Pfortadergebiete, Hämorrhoiden. Brennschmerz an den kranken Teilen. Brennen der Füße nachts.
Haut rauh, runzelig, wie bei alten Leuten; trocken, wie schmutzig. Hautausschläge und Entzündungen aller Art, durch Nässe verschlimmert. Hautjucken nachts in Bettwärme. Körpergeruch und Ausdünstung widerlich. Schleimhäute brennen, alle Sekrete sind scharf; Erkältlichkeit. Brennschmerz ist charakteristisch; alles brennt, Se- und Exkrete. Kopfschmerz mit Hitze im Vorderkopf, auf dem Scheitel.
Geist und Gemüt zuerst erregt mit Angst und Furcht, später deprimiert. Gang gebückt wegen Rückenschwäche, Beine und Gelenke unsicher. Augen entzündet, tränen, Lichtscheu, Brennen. Lidränder rot. Beständig wiederkehrende Katarrhe der Luftwege bei Erkältung. Völligkeit im Magen nach wenig Essen, Aufstoßen, Magensäure, Heißhunger nachts, Verlangen nach Süßigkeiten, aber Sodbrennen davon. Trinkt viel, ißt wenig; Verlangen nach geistigen Getränken. Leber empfindlich bei Berührung und Schwellung derselben. Verstopfung oder Durchfälle, besonders früh aus dem Bett treibend, oder beides abwechselnd. After wie wund, brennend; ent-

zündete Afterknoten, vorfallend. Harn reich an Uraten, Harndrang. Bettnässen. Neigung zu Onanie und Folgen davon. Fluor scharf, brennend, mit heftigem Jucken der Scheide.
Verschlimmerung abends, nachts, in Ruhe und Bettwärme, im Stehen, bei Nässe. Besserung durch Bewegung, bei trockenem, warmem Wetter.
Indikationen: Der Nachdruck für die Mittelwahl liegt auf den Allgemeinsymptomen. Allgemeine Schwäche und Abmagerung. Leichte Rezidive von Krankheiten, langsame Rekonvaleszenz. Wechselbeziehungen zwischen Haut, Schleimhäuten und Organen. Folgen von unterdrückten Hautausschlägen und Schweißen und von ausbleibenden Sekretionen; Zwischenmittel, wenn gut gewählte Arzneien versagen; Aufklärungsmittel, wenn Arzneiwirkungen nachlassen; Resorptionsmittel bei allen Exsudaten und Infiltrationen. Folgen von Kaffee- und Alkoholabusus, von Impfung, Durchnässung, Erkältung, von Onanie und Samenverlusten, oft Einleitungsmittel bei Beginn der Behandlung chronischer Krankheiten, wenn Psora zugrunde liegt. Folgen von Quecksilber-, Blei- und Metallvergiftungen. Harnsaure Diathese, Rheuma und Gicht chronisch; Lumbago, Neuralgien. Chronische Fieber. Geschwüre mit Gewalt geheilt; Furunkulosis, Akne, Flechten aller Art. Alte Otitis media. Pneumonie mit verzögerter Resolution, Pleuritis sicca et exsudativa. Gastritis chronica; Leberschwellung, Gallenstauungen, Obstipation mit Flatulenz und Kolik; Frühdurchfälle. Zystitis, Enuresis.
Vergleichsmittel: Aconitum Napellus, Mercurius und Calcium carbonicum Hahnemanni folgen gut auf Sulfur. Lycopodium, Sepia, Pulsatilla. D3–30 und höher. Hohe Potenzen in Einzeldosen, häufig Erstverschlimmerung. Torpide Hautfälle und Exsudate D3.

Sulfur jodatum – Jodschwefel
(Tabletten – Dilutionen)

Die Pathogenese entspricht seinen zwei Komponenten; man vergleiche daselbst.
Indikationen: Resorptionsmittel bei Lymphatismus, exsudativer Diathese; Mandel- und Lymphknotenschwellung; Schleimhauthypertrophien; Colitis mucosa, habituelle Obstipation, Polypen; Hautgeschwüre und Furunkulosis. Ulcera cruris; Ekzeme, Psoriasis, Fibrome. D3–12.

Tabacum – Tabak
(Tinktur, A.-G. 1/10, Dilutionen)

Von Rademacher geschätztes Gehirn- und Choleramittel. Scharf umschriebene, bewährte homöopathische Anzeigen, von den allbekannten Giftwirkungen dieser Solanacee abzuleiten.
Kopfschmerz heftig; drückend, mit tödlicher Übelkeit. Schlaflosigkeit wegen Erregung. Schwindel, Taumeln, Zittern mit Schwächegefühl; Krämpfe. Schweißausbrüche kalt und klebrig. Erektionen und gesteigerter Geschlechtstrieb oder Schwäche und Impotenz. Präkordialangst; Herzkrämpfe. Nervöses Herzklopfen, Tachykardie, Arrhythmie. Puls anfangs schnell, später aussetzend, schwach, unfühlbar. Eisige Kälte von unten nach oben steigend, schüttelfrostartig.
Sehstörungen, Lichtscheu, Mouches. Ohrensausen mit Schwindel und Erbrechen; Ohr wie verstopft. Hautjucken, Kribbeln, Taubheitsgefühl, Parästhesien. Mund erst trocken, dann Speichelfluß; schlechter, schleimiger Geschmack. Sodbrennen, Würgen, Brechreiz, Erbrechen, Magenkrampf; Hinsein. Koliken schneidend, Meteorismus, Stuhldrang. Durchfälle; Druck in der Lebergegend; will den Leib unbedeckt haben. Verschlimmerung durch Bewegung, Fahren zu Lande und auf See. Besserung in freier Luft, nach Erbrechen und Harnabgang.
Indikationen: Kopfschmerz, Migräne mit Nausea; Krämpfe bis zur Bewußtlosigkeit, Reizung des Rückenmarkes und der automatischen Zentren sowie des Gangliensystems; Angina pectoris; Arteriosklerose und Gefäßkrämpfe. Sehschwäche, Amaurosis. Menière. Hautjucken und Schweißausbrüche. Seekrankheit, Magenkrampf. Koliken mit Diarrhoe. Chronische Dyspepsie.
Vergleichsmittel: Camphora, Arsenicum album, Veratrum album.
D3–30.

Tarantula cubensis – Kubanische Spinne
(Tinktur, A.-G. 1/10, Dilutionen)

Unter den exotischen Spinnen finden sich die giftigsten aller Tiere: Zur Tötung einer Ratte bedarf es 1 mg Klapperschlangengift, jedoch nur 0,06 mg Spinnengift der Art Latrodektus. Allgemeinsymptome weitgehend identisch mit Tarantula hispanica.

Indikationen: Karbunkel und Furunkel mit heftigem Brennschmerz, schlafraubend. Geschwüre und Abszesse mit lividen Rändern, Schorfen, unheilsam. Septische Fieber.
Vergleichsmittel: Arsenicum album, Pyrogenium, Crotalus horridus, Echinacea angustifolia, Apis. D6–30.

Tarantula hispanica – Spanische Tarantel

(Tinktur, A.-G. 1/10, Dilutionen)

Kältegefühl im ganzen Körper. Unruhe groß, Bewegungsdrang, aber Gehen verschlimmert alle Beschwerden. Kopfrollen. Erregung zum Verrücktwerden, besonders bei Musik. Zerstörungswut. Unruhe der Hände, krampfhafte Zuckungen, besser bei Reiben. Periodisches Auftreten aller Beschwerden; Bewegung verschlimmert. Geschlechtsteile hochgradig erregt; Libido mit Juckreiz. Regel profus mit Scheidenjucken und -brennen. Schmerzen sehr stark brennend. Verschlimmerung durch Bewegung, Berührung der erkrankten Teile, Geräusche und Wetterwechsel. Besserung durch Reiben der erkrankten Stellen, Musik.
Indikationen: Hysterie. Veitstanz und psychische Erregung bis zu Krämpfen; Meningitis; Schlaflosigkeit; Spinalirritation.
Vergleichsmittel: Agaricus muscarius, Cimicifuga, Cuprum, Magnesium phosphoricum. D6–30.

Taraxacum – Löwenzahn

(Tinktur, A.-G. 1/2, Dilutionen – Tabletten)

Ausgeprägte cholagoge Wirkung, Steigerung der Harnsekretion. Landkartenzunge mit weißem, abschilferndem Belag, der rote und sehr empfindliche Stellen hinterläßt. Druck und Völlegefühl in der Lebergegend, Meteorismus mit Leibschmerzen, besser durch Windabgang. Gehäufte Stuhlentleerung, danach Verstopfung. Stechende und dumpf-ziehende Schmerzen im Körper, starke Nachtschweiße. Häufiger Harndrang mit viel Harnabgang. Schlimmer beim Sitzen und durch Ruhe, besser durch Gehen.
Indikationen: Hepatitis epidemica (1 ml i. v. in D2 täglich), Cholezystitis, hepatogene Wassereinlagerung, Gastritis, gastritischer Kopfschmerz. Migräne mit matschigen Stühlen (C7 nach Deichmann).
Vergleichsmittel: Carduus marianus, China, Bryonia, Chelidonium. D1–12 und höher.

Terebinthinae oleum – Terpentinöl
(A.-G. der Lösung 1/10, Dilutionen)

Hat alten und verdienten Ruf als Choleretieum. Starke Beziehungen zu Niere und Blase, zu blutenden Schleimhäuten.
Mattigkeit und Schlummersucht. Blutwallungen; Fieberhitze und Frost wechseln; Schüttelfrost. Schleimhäute trocken, brennend, Neigung zu Blutungen. Husten trocken. Zunge glatt, glänzend und rot. Brechreiz und Erbrechen; starke Blähsucht mit Durchfällen; Koliken. Harn spärlich, dunkel, blutig, rauchig, trüb; riecht nach Veilchen, eiweiß- und zylinderhaltig; Grieß und Sand. Brennen in der Harnröhre, dumpfer Schmerz in der Nierengegend. Haut brennend, juckend, mit Quaddeln; Ödeme, Anasarka. Verschlimmerung durch Feuchtigkeit und Kälte.
Indikationen: Septische Fieber mit großer Hinfälligkeit; Blutungen. Schlummersucht. Bronchitis foetida, Bronchiektasie, verschleppte Pneumonie. Harngrieß und -sand. Zystitis, Hämaturie; Nephritis nach Scharlach; Hydrops. Blähsucht mit Enteritis. Gallenkolik. Urtikaria; Herpes zoster; Fischvergiftungen. D1–6.

Teucrium marum – Katzengamander
(Essenz, A.-G. 1/3, Dilutionen)

Viel Niesen bei trockener Nase; Pfröpfe in der hinteren Nase. Kratzen und Beißen im Rachen, wie von Pfeffer, mehr links. Blähungen viel, heiß, übelriechend. Würmerabgang.
Indikationen: Nervosität mit Schlaflosigkeit. Stockschnupfen, Ozäna, Nasenpolypen. Wurmkrankheit. ∅–D6.

Teucrium scorodonia – Wilder Gamander
(Essenz, A.-G. 1/3, Dilutionen)

Chronische Bronchialkatarrhe. ∅–D3.

Theridion – Westindische Feuerspinne
(Tinktur, A.-G. 1/10, Dilutionen)

Schwindel bei Augenschließen mit Übelkeit und Erbrechen. Heftiges Zittern innerlich mit Angst und kalten Schweißen. Kopf-

schmerz periodisch, links über dem Auge, klopfend, mit Augenflimmern, Schwindel, Erbrechen bei der geringsten Bewegung. Links oben in der Brust heftige Stiche; Atemnot, Angst und Bangigkeit. Husten mit eitrigem, übelriechendem Auswurf (auch aus der Nase). Linksseitige Wirkung; periodische Beschwerden, Verschlimmerung durch Geräusch, Bewegung, Berührung.
Indikationen: Migräneanfälle; Seekrankheit. Menière mit Schwindel, Ohrensausen, Sehstörungen. Enteroptose. D30.

Thuja occidentalis – Lebensbaum
(Essenz, A.-G. 1/3, Dilutionen)

Der Lebensbaum, in unseren Gärten viel gepflanzt, ist in der homöopathischen Schule zu einem Hauptmittel geworden bei Sykose, Grippeneuralgien, Impfschäden, rheumatischer und kanzeröser Diathese.
Rheumatische Schmerzen; Glieder ziehend, spannend, besonders bei Nässe und Kälte. Gelenke knacken und krachen beim Strecken schmerzhaft. Nervenschmerzen stechend, schneidend, brennend, wie Feuer, periodisch. Herzklopfen ohne Angst bei geringster Veranlassung; Puls aussetzend. Blutwallungen zum Kopfe, Schweiße nachts und gegen Morgen. Sekrete zäh, grün, scharf. Schleimhäute hypertrophisch, leicht blutend; Neigung zu Wucherungen. Ausschläge juckend, brennend, nässend und eiternd. Geschwüre und Papeln, Kondylome, Folgen von Tripper und Lues. Schweiße an unbedeckten Teilen, außer am Kopf, im Schlaf, hören beim Erwachen auf. Warzen zackig; Haare trocken, glanzlos; Nägel weich, rissig. Schwindel beim Schließen der Augen.
Ärgerlich, heftig, ungeduldig; Denken und Sprechen erschwert. Kopfschmerz, wie von einem eingeschlagenen Nagel, wie umschnürt. Wahnideen der verschiedensten Art, z. B. Empfindung, als sei der Körper aus Glas und könne zerbrechen, als stehe eine fremde Person an seiner Seite; große Verstimmung, Lebensüberdruß. Zuckungen plötzlich und periodisch in den Gliedern. Nasenbluten, Fließschnupfen brennend; Geruch nach Fischlake.
Mund- und Halsgeschwüre. Zähne an der Wurzel kariös; die Krone bleibt meist gesund. Schwellung der Unterzungenspeicheldrüse und der Tonsillen. Magenbeschwerden auf fette Speisen. Gefühl, als bewege sich etwas Lebendes im Bauche. Durchfälle nach dem Frühstück; meist besteht aber Verstopfung. Stinkende Sekrete aus

dem After, Feigwarzen, Afterknoten brennend. Harnröhre brennend, wie wund beim Harnen; Sekrete grün. Harndrang und erschwertes Harnen. Blase wie lahm und nicht entleert. Erektionen mit Jucken der Urethra. Präputium rot, geschwollen. Scheide juckend, brennend, empfindlich; gelb-grüner Ausfluß. Regel verfrüht, kurz, vorher Schweiße. Drang nach abwärts. Schmerz am linken Eierstock zur Regelzeit. Schleimhautwucherungen. Verschlimmerung bei wiederauftretenden Sekretionen.
Indikationen: Lymphatismus; rheumatische Konstitution; Sykosis Hahnemanns; hydrogenoide Konstitution v. Grauvogls. Folgen von Erkältung im Nassen und von feuchten Wohnungen; Folgen von Impfvergiftung und Grippe. Rheuma an Muskeln und Gelenken chronisch; hartnäckigste Neuralgien überall. Blutungen; Polypen; Epitheliome; Warzen, Kondylome; Haarausfall, Nägelverunstaltungen; Migräne und Nagelkopfschmerz. Fixe Ideen, Psychosen, Melancholie.
Konjunktivitis, Iritis, Ziliarneuralgie. Polypen in den Ohren und in der Nase; Koryza, Ozäna. Zahnkaries, Leukoplakie der Zunge und Mundschleimhaut, Frühdurchfälle, Obstipation, Afternässen.
Vergleichsmittel: Mercurius, Terebinthina (Antidote), Sabina, Cantharis, Acidum nitricum u.a. D4–D30 und höher.

Trillium pendulum – Amerikanische Waldlilie
(Essenz, A.-G. 1/3, Dilutionen)

Die amerikanische Waldlilie wird von den Indianern Geburtswurzel genannt und bei Blutungen vor und nach der Geburt verwendet. Heftige Rücken- und Lendenschmerzen, als wolle das Kreuz auseinanderfallen. Festes Zusammenbinden bessert, und die Kranken verlangen danach. Blutungen akut, heftig, hellrot, gußweise bei Bewegung. Gefühl von Ohnmacht dabei und drohender Kollaps mit Sehschwäche. Regelblutungen obiger Art, alle 14 Tage, 8 Tage dauernd.
Indikationen: Blutungen aus Nase, Lungen, Nieren, Uterus, Zahnextraktionswunden.
Vergleichsmittel: Hamamelis, Ipecacuanha, Sabina. ∅–D2.

Tuberculinum – Aus Tuberkelbakterienkultur
(A.-G. der Lösung 1/100, Dilutionen)

Die homöopathischen Tuberkuline, die übrigens schon vor Koch im Gebrauch waren als Isopathica (ähnlich wie Diphtherin, Syphilin

u. a.), haben einen erfahrungsgemäß weiten Wirkungskreis auch über die heute der Tuberkulose zugeteilten Krankheitssymptome hinaus.
Blauäugige, blonde, schlanke, asthenische Menschen mit langen, geschwungenen, dunklen Wimpern. Ständiger Wechsel der Symptome und der befallenen Organe. Große Reiselust und häufiger Ortswechsel. Verlangen nach Speck, Geräuchertem, scharf Gewürztem, Speiseeis. Furcht vor Hunden.
Fieberneigung und Nachtschweiße, Schwäche und Abmagerung. Erkältungsneigung, besonders bei Nässe, Kälte und Wetterwechsel. Schnupfen immer wiederkehrend; Tonsillenschwellung; Schleimhautkatarrhe. Appetitlosigkeit mit Erdbeerzunge; chronische Darmkatarrhe. Hautausschläge chronisch, hartnäckig, periodisch schlimmer werdend. Drüsenschwellungen hart oder auch Neigung zu Vereiterungen. Bettnässen sehr häufig nachts, Blasenschwäche am Tage.
Indikationen: Lymphatismus, exsudative Diathese, Drüsenschwellungen, Pädatrophie. Verschleppte Grippe mit Folgen. Asthma, Allergien. Neurasthenie mit Schlaflosigkeit aus Erregung; Folge von Toxinwirkungen aller Art. Wegen der Anwendung und richtigen Dosierung der verschiedenen Präparate wird auf die ausführlichen Arzneimittellehren verwiesen.
Die Wahl der Potenz und Wiederholung der Gabe bedarf großer Vorsicht und guter Beobachtung. C30 und höher.

Urtica urens – Brennessel

(Essenz, A.-G. $^1/_2$, Dilutionen)

Weiter Wirkungskreis auf Muskel- und Gelenkrheumatismen, auf allergische Quaddelausschläge, auf Milchsekretion, Zuckerbildung, Nierentätigkeit u. a.
Nesselsuchtartige Hautausschläge, brennend, juckend, besonders im Gesicht. Scharfe Ausdünstung der Haut, sauer; viel warme Schweiße. Harn wenig, dunkel, brennend, scharf; auch unterdrückt, Grieß und Sand führend; anfallweise Steinkoliken; Bettnässen. Schmerzen rheumatisch, periodisch, scharf. Milzschwellungen nach Malaria und Infektionskrankheiten mit Schüttelfrösten. Milchsekretion abnorm vermehrt, auch außerhalb der Laktation. Durchfälle chronisch, oft auch hartnäckige Verstopfung.

Indikationen: Lithämie und rheumatische Anlage; Gichtanfälle; Nierensteinleiden; Steinkoliken; Zystitis; Enuresis. Urtikaria. Verbrennungen (äußerlich).
Vergleichsmittel: Natrium muriaticum, Rhus toxicodendron, Apis, Lycopodium, Formica. ∅–D2.

Valeriana – Baldrian
(Tinktur, A.-G. 1/10, Dilutionen)

Die homöopathische Schule verwendet dieses bekannte Krampfmittel besonders gern in Verbindung mit Zincum.
Schlaflosigkeit bei allgemeiner Unruhe, kann sich nicht ruhig halten. Sinne überreizt. Kopfschmerz in der Stirne, ruckweise, plötzlich, mit Schwindel, Krämpfe und Ohnmachten plötzlich bei geringstem Schmerz. Mattigkeit und große Schwäche, besonders in den Knien und Beinen. Zucken, Ziehen und Reißen durch die Glieder, wie elektrische Schläge, schlechter in der Ruhe, besser bei Bewegung. Gesichtsschmerzen periodisch auftretend, wechselnd, sehr heftig.
Geschlechtliche Erregung, Unterleib überreizt, häufiger Harndrang. Zusammenschnüren im Halse, Gefühl von Wärme und Kratzen. Magenkrämpfe, anfallweise Sodbrennen. Übelkeit. Heißhunger, fades Aufstoßen. Herzklopfen mit Blutwallungen, fliegender Hitze und Schweißen. Schmerzen und Steifheit im Kreuz; Fersen- und Achillessehnenschmerz.
Verschlimmerung abends und nachts, in der Ruhe, nach Anstrengungen, im Stehen. Besserung bei Beschäftigung und Bewegung, durch Reiben.
Indikationen: Neurasthenie und Hysterie; Schlaflosigkeit; Kopfschmerz; Neigung zu Krämpfen und Ohnmachten; Spinalirritation, Reizung der automatischen Zentren; Neuralgien, z. B. Ischias; Verschlimmerung im Stehen, Besserung im Gehen. Lumbago, Schwäche der Beine. Nervöse Herzbeschwerden; Globus hystericus; Magenkrampf; Blähsucht.
Vergleichsmittel: Asa foetida, Crocus, Castor equi, Ignatia. ∅.

Veratrum album – Weißer Germer
Weiße Nieswurz
(Tinktur, A.-G. 1/10, Dilutionen)

Ähnlich dem Aconit eine imposante, sehr giftige Hochgebirgspflanze, deren Kräfte in ihrem ganzen Umfang nur von der Ho-

möopathie genutzt werden. Rasche Wirkung als orales Analeptikum.
Gehirnerregung bis zu Zornausbrüchen oder Depression mit Schwermut. Gedächtnisverlust und Gehirnerschöpfung mit Schwindel. Schwatzhaft, Angst und Furcht, Delirien mit Gewalttätigkeit. Geile Reden, geschlechtliche Erregung. Wahn- und Irrsinn. Verzweiflung am Seelenheile, Melancholie, Puerperalmanie.
Kollaps von Nervenerschöpfung. Gesicht verfallen, kalter Stirnschweiß. Schlund und Brust zusammengeschnürt. Wadenkrämpfe sind charakteristisch; auch Genickstarre. Herzklopfen heftig mit Angst, Oppression und Erstickungsanfällen. Ohnmachtanwandlungen und Herzkollaps mit unfühlbarem Puls. Krampf- und Keuchhusten, Schleimrasseln ohne viel Auswurf.
Zunge brennend, großer Durst, Speichelfluß. Heftige Magenkrämpfe, Übelkeit bis zur Ohnmacht, Aufstoßen. Reichliches Erbrechen von Speisen, Schleim, Galle; Singultus. Koliken schneidend, wie von Messern vor dem Stuhl, nachher Tenesmus. Durchfälle wie Reiswasser, profus geruchlos, unwillkürlich, mit Brennen im Leibe; große Schwäche, eiskalter Körper, Wadenkrämpfe. Will zugedeckt sein.
Rheumatisches Reißen mit großer Unruhe, nachts, aus dem Bett treibend, in Gelenken, Muskeln und Nerven. Verschlimmerung bei feuchtem Wetter, in Bettwärme und Ruhe. Besserung bei Herumgehen und Verlangen danach. Regelkrämpfe mit Durchfall, vor der Regel Nasenbluten.
Indikationen: Schwäche und Hinfälligkeit mit Neigung zu Nerven- und Herzkollaps. Folgen von Schreck, Ärger, Zorn oder von ausbleibenden Sekretionen. Kopfschmerz, nervöse Erregtheit, Delirien, Psychosen, Melancholie; Krämpfe aller Art. Fieber und Wechselfieber. Herzschwäche und drohender Kollaps; Stenokardie. Asthma. Bronchiolitis, Gastritis, Enteritis. Neuralgien.
Vergleichsmittel: Arsenicum album, Camphora, Cuprum, Agaricus muscarius. D4–30.

Vipera berus – Kreuzottergift
(Tabletten – Dilutionen)

Das Gift der Vipern (Crotalus, Lachesis, Vipera) enthält Hämorrhagine und Coaguline, ihr Biß verursacht heftigen Schmerz und starke lokale Entzündung, die bis zur Gangrän gehen kann. Im Ge-

gensatz dazu steht das Bild der Vergiftung durch Natternbiß (Naja, Elaps), deren Gift reich an Neurotoxinen ist, die rasch zu allgemeinen Lähmungserscheinungen führen mit Kollaps, Atemnot, Bewußtlosigkeit.
Große Unruhe, Angst mit Schlaflosigkeit; Kopf schwer benommen. Kopfschmerz zum Verzweifeln mit Brechwürgen und Krämpfen. Fieber sehr hoch, septisch mit Kopfkongestionen und Delirien. Schlund wie zugeschnürt. Herzschmerzen mit Angst; Herzschwäche, Zyanose, kalte Schweiße. Schnappen nach Luft, Erstickungsanfälle, heftige Brustschmerzen.
Venen überfüllt, dick und hart; Gefühl, als wollten sie platzen. Blut gerinnt schlecht, hellrote Blutungen; Ödeme; gelbe Flecken. Körper eiskalt, mit blassem oder blauem Gesicht, blaue Lippen. Kalte Schweiße vor Schwäche, Zunge trocken und geschwollen. Erbrechen, Durst unlöschbar auf Wasser. Geschwüre, Brand der Haut; Gesichtsröte, wie bei Rose, brennend. Alte Narben brechen nach langer Zeit wieder auf.
Indikationen: Septische Fieber mit raschem Kollaps. Erysipel. Angina pectoris, Migräne; Epilepsie, Apoplexie. Gangrän, Dekubitus, Phlebitis, Varizen, Ulcera cruris, Phlegmasia; Thrombosen. D12–30.

Zincum
(Tabletten - Dilutionen)

Rademachers großes Sedativum, von ihm „mineralisches Opium" genannt. Zink war früher als Mittel bei Epilepsie, Chorea und Krämpfen vieler Art im Gebrauch.
Große Mattigkeit, allgemeine Schwäche; Schwindel und Benommenheit. Kopfschmerz, hartnäckig, im Hinterkopfe; Druck an der Nasenwurzel. Zittern vor Schwäche bei Aufregungen, speziell nach Schreck. Nachts schlaflos, am Tage schläfrig, früh unausgeschlafen. Zucken und Rucken im Schlaf, Auffahren mit Schreck und Schreien. Zähneknirschen, Kopfrollen, Nackenstarre. Lachkrämpfe.
Große Unruhe in den Beinen, muß sie immer bewegen. Muskelzuckungen und -krämpfe; Schmerzen ruck- und stoßweise. Rücken- und Kreuzweh, speziell am ersten Lendenwirbel.
Herzklopfen nachts beim Erwachen. Blutstauungen, Venenerweiterungen; kalte Hände und Füße. Frostbeulen. Übelkeit; großer

Durst, erträgt keinen Wein. Regel stark, klumpig, unregelmäßig; Genitalien empfindlich. Regelkrämpfe, besser bei eintretender Blutung. Eierstockschmerz. Auge brennend, trocken, lichtscheu, Trübsichtigkeit; Hornhauttrübung.
Verschlimmerung nachts, in Ruhe, in Kälte, durch Weingenuß. Besserung beim Essen, bei Regeleintritt, durch vermehrte Sekretionen, durch Heraustreten von Ausschlägen.
Indikationen: Hautausschläge kommen nicht recht heraus, Folgen von Unterdrückung derselben, Folgen von Schreck. Hirnhautreizung und -entzündung; Krämpfe; Hysterie, Epilepsie; Hydrocephalus acutus. Neuralgien überall. Herzkrämpfe, Blutungen, auch vikariierend, Varizen. Blähsucht und atonische Obstipation, nervöse Bauchbeschwerden. Konjunktivitis; Pterygium. Frostschäden.
Vergleichsmittel: Agaricus muscarius, Ignatia, Argentum nitricum, Pulsatilla, Lachesis. D3–30.